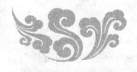

中医肿瘤临证辑要

——名中医张小玲肿瘤治验

主编　凌仕良

主审　张小玲

U0127639

上海科学技术出版社

内 容 提 要

本书总结了宁波市名中医张小玲教授 50 余年来从事中医肿瘤临床工作的临证经验和学术观点。全书分为中医肿瘤基础理论和临床实践两部分,其中基础理论部分系统阐述了中医肿瘤的致病因素、病机特点、治则治法、中医治疗优势和特色以及治未病思想等内容,重点介绍了张小玲在肿瘤治疗过程中所形成的辨证思维、临证方法和用药特点等;临床实践部分选取不同病种的典型病案,解析张小玲的临证思路,并对其在肿瘤康复养生方面的经验进行了系统讲解。

本书基于经典,源自临床,具有很强的实用性,可作为中医尤其是中医肿瘤医务工作者临床工作的参考书。

图书在版编目(CIP)数据

中医肿瘤临证辑要 : 名中医张小玲肿瘤治验 / 凌仕良主编 ; 张小玲主审. -- 上海 : 上海科学技术出版社, 2024. 6. -- ISBN 978-7-5478-6676-4

Ⅰ. R273

中国国家版本馆CIP数据核字第202451Z34S号

中医肿瘤临证辑要

——名中医张小玲肿瘤治验

主编 凌仕良

主审 张小玲

上海世纪出版(集团)有限公司
上海科学技术出版社 出版、发行
(上海市闵行区号景路 159 弄 A 座 9F - 10F)
邮政编码 201101 www.sstp.cn
常熟市兴达印刷有限公司印刷
开本 787×1092 1/16 印张 15.5
字数 250 千字
2024 年 6 月第 1 版 2024 年 6 月第 1 次印刷
ISBN 978 - 7 - 5478 - 6676 - 4/R·3038
定价:78.00 元

编委会名单

主 编

凌仕良

副主编

周利红　余　锟　胡梦奕

编 委

（排名不分先后）

叶晶琳　毛露凤　王双尔　袁春樱　洪洁琦　王建梅
席成龙　周静怡　周文伟　张　雯　王连洁　刘　蕾
刘芝亦　吴范晨　向　露　马培珍

主 审

张小玲

序 言

中医学是我国人民在长期的生产、生活以及与疾病斗争的实践中逐步形成并发展的一门学科，具有系统而又独特的理论体系，有着悠久的历史，历经千年而经久不衰，在中华民族繁衍生息的漫漫历史长河中发挥着非常重要的作用，至今仍在为保障人民的身体健康做出贡献，体现出强大的生命力。

习近平总书记指出，"中医药学是中国古代科学的瑰宝，也是打开中华文明宝库的钥匙"。要"切实把中医药这一祖先留给我们的宝贵财富继承好、发展好、利用好"。任何一门学科的发展均具有自身的内在特点和发展规律，但都离不开传承和创新两个方面，传承是对既往成果的总结，是学科创新的基石，只有建立在传承基础上的创新，学科的优势特点才能得到发展，并不断深化和提高，否则便是空中楼阁、无源之水；而创新是学科发展的核心动力，是学科永葆生命力的关键，没有创新的学科是墨守成规、一潭死水，终将会被时代所抛弃。

中医学在两千多年的发展历史过程中生生不息，传承是中医的命脉所在，独特的基础理论、深厚的文化底蕴、丰富的哲学思维、确切的临床疗效，是中医传承的主基调，贯穿中医学发展的整个过程；同时，历代医家在传承的基础上不断进行创新，是中医学的活力所在。中医学在发展历史过程中形成众多学术流派、多种辨证思维方法，名医大家辈出，创新是关键。

发展中医学是新时代每一位中医医务工作者肩负的历史使命，名中医工作室是基于中医学内在特点和发展规律所形成的一种人才培养模式的创新。张小玲名中医工作室自 2021 年 1 月成立以来，在工作室负责人凌仕良副主任中医师的带领下，做了大量的立足传承、勇于创新的工作。其中《中医肿瘤临证辑要——名中医张小玲肿瘤治验》的出版便是传承工作系列成果之一。工作室成员利用两年多的时间,全面系统总结了名中医张小玲教授 50 余年肿瘤临床工作的学术思想和临证经验。书中既包含中医肿瘤基础理论的阐述,也有临床案例的生动记载,可谓完整的中医肿瘤学术成果。这一学术成果也是中医薪火相传的重要载体。

习近平总书记强调:"要遵循中医药发展规律,传承精华,守正创新。"青年医生是中医药事业不断攀登高峰的主力军,由青年医师凌仕良主编的《中医肿瘤临证辑要——名中医张小玲肿瘤治验》一书,让我们欣喜地看到了青年医师在发展中医药事业过程中的进取和担当,也让我们对中医学未来发展更加有信心。借此受邀为著作出版撰写序言之际,我对青年医师提出一点希望:青年医师在传承和创新中医药事业发展过程中,一定要守"正",这个"正"便是中医药的发展规律,要在中医思维指导下进行创新,真正做到"传承不泥古,创新不离宗",让中医药在新的历史时期重新焕发出新的光彩。希冀青年医师们为中医学更加灿烂的明天而不断努力。

宁波市中医院院长

宁波市中医药研究院院长

2024 年 1 月

前　言

　　我自 2009 年研究生毕业参加工作以来,一直在张小玲教授的带领下从事中医肿瘤的临床和科研工作,至今已有 15 个年头,今日主编的《中医肿瘤临证辑要——名中医张小玲肿瘤治验》一书得以出版,欢喜和欣慰之情溢于言表!

　　张小玲教授是我职业生涯的领路人。忆往昔,正是在张老师的谆谆教导、循循善诱之下,我才从初入职场的懵懂少年成长为科室业务骨干。这期间每每都能感受到中医前辈对晚辈的护犊之情和殷殷期盼,一路见证着患者在危境中起死回生,看到他们的家人在恐慌中逐渐露出笑脸。更是钦佩张老师对中医学的深刻理解和高超的临证能力,在感悟中医博大精深之时,也更加坚定了走中医之路的信心。与此同时,看到了张老师作为一名中医人所独有的那份危机感和责任感,长期的耳濡目染也让我产生了一种使命感:作为一名当代青年中医师,我们能为中医事业的传承和发展做些什么呢?

　　适逢 2021 年 1 月张小玲名中医工作室在宁波市卫生健康委员会和宁波市中医院领导的支持下成立,承蒙张老师的信任,我非常荣幸作为负责人主持工作室的学科建设工作。自此,从工作室成立的那天起,我就带领工作室成员陆续整理张老师长期临床工作中所形成的学术观点和大量的临床验案。经过两年时间的总结和挖掘,在大家共同努力之下,《中医肿瘤临证辑要——名中医张小玲肿瘤治验》一书即将付梓,这是工作室学科建设的一项成果,也是我跟随张老师身边多年的一个夙愿。在成书的过程中,首先感谢张老师对自己 50 余年来学术观点和临床经验的详尽阐述,这种毫无保留的分享是中医人对发展中医事业所做的无私奉献。同时也感谢周利红教授、余锟主任对本书的辛勤付出,以及胡梦奕、洪洁琦等青年医师在整理资料过程中所做的大量工作。

"读经典，做临床"，是中医的成长之路。纵观古今贤哲名医，无不是深谙经典、勤于临证而逐步成长起来的。当代青年中医在治学过程中也需溯本求源，熟读经典，勤求古训。中医独特的哲学理论体系与临床实践之间，往往缺乏直观的连接，而历代医家对中医经典理论的理解和在临床过程中的经验感悟，便是其中的桥梁。《中医肿瘤临证辑要——名中医张小玲肿瘤治验》一书的出版，就是希望在中医基础理论与肿瘤临床实践之间架起一座桥梁，启发后人，以便让后学者少走弯路，为他们提供多一份参考，若能起抛砖引玉之用，则善莫大焉！

在中华民族繁衍生息的历史过程中，中医药曾发挥着重要的作用。如今，随着国家政策对中医药的大力支持，中医药事业更是迎来了发展的春天，但如何保护好、传承好、挖掘好、发展好中华民族这一瑰宝，我们所面临的任务仍然艰巨，前行之路可谓任重道远，需要为此不断努力，正如先哲所说："路漫漫其修远兮，吾将上下而求索。"

因编者水平有限，学术观点仁者见仁，智者见智，对于书中可能存在的问题和不足之处，恳请各位同行交流指正！

凌仕良

2023 年 12 月

目　录

第一章
肿瘤中医药治疗叙略

第一节　肿瘤的中医认识与致病因素

一、肿瘤的中医认识

1. 肿瘤的中医论述　肿瘤现已成为危害人类健康的主要慢性疑难疾病,是全球范围内人群疾病相关死亡的主要原因之一。中医对肿瘤的认识可追溯到 3 500 年前的殷商时期,殷墟甲骨文已经有"瘤"字记载,这是现今发现的中医记载肿瘤最早的文献。该字从"疒""留",说明那时对肿瘤病已有"留聚不去"的认识。"积聚"之病名首见于《黄帝内经》,其中对其病因病机、诊断及预后等方面都做了精辟的论述。《灵枢·五变》曰:"皮肤薄而不泽,肉不坚而淖泽,如此则肠胃恶,恶则邪气留止,积聚乃伤。"最早记载了"积聚"之名,介绍了肿瘤的相关病位、病性。《灵枢·百病始生》中阐述了肿瘤从局部向远处转移的过程:"是故虚邪之中人也……留而不去,传舍于胃肠之外,募原之间,留著于脉,稽留而不去,息而成积。或著孙脉,或著络脉,或著经脉,或著输脉,或著于伏冲之脉,或著于膂筋,或著于胃肠之募原,上连于缓筋,邪气淫泆,不可胜论。"《黄帝内经》还有对类似妇科肿瘤、腹腔肿瘤的描述,如《灵枢·水胀》云:"肠覃何如? 岐伯曰……其始生也,大如鸡卵,稍以益大,至其成,如怀子之状,久者离岁,按之则坚,推之则移,月事以时下,此其候也……石瘕生于胞中……日以益大,状如怀子,月事不以时下,皆生于女子。"

2. 肿瘤的中医病名　在中医古籍文献中,虽然很早就出现了"瘤"字,如《灵枢·刺节真邪》中就记载了"筋瘤""肠瘤""昔瘤"等病名。宋《圣济总录》最早对瘤的含义做出了解释,"瘤之为义,留滞不去也"。肿瘤多归属于中医学

"积聚""癥瘕"等范畴,亦有以"岩"而命名,常表现为顽固肿块,多为本虚标实之病,癌毒即此病机中关键病邪,贯穿整个疾病过程,且与现代肿瘤理论的科学内涵具有统一性。中医对肿瘤有系统的命名方式,有通过部位命名,如膈证;以症状或体征命名,如鼓胀、瘕聚、积聚、失荣、癥瘕;有通过病性结合病位命名,如脏毒;有以症状或体征结合病位命名,如舌菌、乳岩、石瘿、噎膈、锁肛痔、肾岩、骨疽等。《中藏经》最早将"癥、瘕、积、聚"共同论述并进行了区分:"积者系于脏也,聚者系于腑也,癥者系于气也,瘕者系于血也。""癥瘕积聚"后成为有明确肿瘤病名之前肿瘤的概称。

二、肿瘤的致病因素

1. 外因致病(外邪、饮食) 邪气侵袭为外因。《灵枢·五变》云:"人之善病肠中积聚者……则肠胃恶,恶则邪气留之,积聚乃伤。"《灵枢·刺节真邪》曰:"已有所结,气归之,津液留之,邪气中之,凝结日以易甚,连以聚居。"《灵枢·九针论》曰:"四时八风之客于经络之中,为瘤病者也。"认为外邪客体或为肿瘤的病因病机。外感邪气持续作用于人体,导致脏腑经络受损,若损害不断累积,同时机体正气不足,抗邪自我修复及自愈能力下降,就会导致肿瘤的发生。外邪中又以寒邪为多,《灵枢·百病始生》云:"积之始生,得寒乃生。"认为阳虚内寒,阴寒之气致血脉受寒,寒随血脉上入于肠胃,使肠外汁沫迫聚,继而形成积聚。《景岳全书·积聚》说:"不知饮食之滞……故必以食遇寒,以寒遇食……邪食相搏,而积斯成矣。"即为外感风寒后经饮食所伤,脾不运湿,聚而成痰,痰食与寒气相互搏结,渐成积聚。

2. 内因致病(七情、正虚) 七情是指人的情感表现或心理活动,属于人的本能反应。《礼记·礼运》记载:"何谓人情? 喜、怒、哀、惧、爱、恶、欲,七者弗学而能。"七情内伤指的是喜、怒、忧、思、悲、恐、惊七种情志的变化异常,导致体内气机升降失常,脏腑功能紊乱而致病。《素问·阴阳应象大论》云"人有五脏化五气,以生喜、怒、悲、忧、恐","喜伤心,怒伤肝,思伤脾,悲伤肺,恐伤肾"。《素问·举痛论》言:"百病生于气也,怒则气上,喜则气缓,悲则气消,恐则气下……惊则气乱……思则气结。"思伤脾,怒伤肝,脾为人体枢机,主运化功能,肝喜条达,主调畅气机功能,久思郁怒可致气机不畅,气能行血,气滞则血行不畅,瘀血阻络,日久形成积聚,如《金匮翼·积聚统论》曰:"凡忧思郁怒,久不得解者,多成此疾。"《灵枢·百病始生》记载:"若内伤于忧怒,则气上逆,气上逆则六输不通,温气不行……而积皆成矣。"《济生方·积聚论治》亦有言:"忧、思、喜、怒之气……过则伤乎五脏……留结而为五积。"《医宗金鉴》谓"乳岩由肝脾两伤,气郁凝滞而成",都提示了情志致病。正气指人体的功能活动以及抗病、康复能力,当人体正气旺盛,脏腑功能正常时,外邪难以入侵机体,内邪难于产生。若正气虚弱,抵御病邪的能力降低,则病邪有机可乘,乘虚而入,故而引发疾病,正气亏虚是肿瘤形成的本因。《黄帝内经》言"邪之所凑,其气必虚""正气存内,邪不可干"。《中藏经》在论及积聚的病因病机时有言:"积聚癥瘕杂虫者,皆五脏六腑真气失而邪气并,遂乃生焉。"

3. 不内外因致病 主要包括饮食、劳逸、病理等因素对人体造成侵害,如痰饮、瘀血、结石等。中医认为阴阳是天地万物的根本,阴平阳秘是机体的正常生理状态。任何导致阴阳失衡的因素皆可致癌。若阳不化气,则阴凝成形,阳气损伤,阴邪凝滞而成积聚。《灵枢·百病始生》,"卒然外中于寒,若内伤于忧怒,则气上逆,气上逆则六输不通,温气不行,凝血蕴里而不散,津液涩渗,著而不去,而积皆成矣",认为肿瘤的发生并非一时且非单一因素引起,瘀血、痰饮等均可引起肿块。饮食失调,起居失节,若用力过度,则血溢肠外,肠外有寒,汁沫与血相搏,聚而成积,如《灵枢·百病始生》言:"卒然多食饮……起居不节,用力过度……而积成矣。"亦有酒食不节,骤饥骤饱,脾胃乃伤,脾运不畅,湿浊难以运化而凝结成痰,久而成积,如《灵枢·五变》云:"人之善病肠中积聚……如此则肠胃恶,恶则邪气留止,积聚乃伤。"《医碥》作者何梦瑶说"好热饮人,多患膈证""酒客多噎膈,好热酒者尤多,以热伤津液,咽管干涩,食不得入也"。虚劳之人正气亏虚,阴阳亦皆有虚损,容易外感寒邪,气血涩滞则更易与寒气相搏,各脏腑功能失常,易生积聚,如《圣济总录·虚劳门》有言:"虚劳之人,阴阳伤损……各随其脏之气而留结,故成积聚之病。"

第二节 肿瘤的中医病机与演变特点

一、肿瘤的中医病机

肿瘤的定义是由于正气不足,病邪侵入而造成的气滞、血瘀、痰凝等形成的有形实体。肿瘤作为一种邪气,是由于机体内部不正常细胞不受控制地生长、繁殖，导致其不断生长扩散，威胁人体健康，张小玲认为肿瘤在发生、发展过程中，其病机具有以下特点。

1. 邪实(气滞、血瘀、痰凝、湿聚、热毒)　邪气停聚，不仅促进肿瘤细胞的生长和扩散，还干扰免疫系统的正常功能，阻碍其对肿瘤的识别和清除。《灵枢·五变》曰："积聚者……皮肤薄而不泽，肉不坚而淖泽，如此则肠胃恶，恶则邪气留止，积聚乃伤。"

气作为构成人体的最基本物质，升降出入、运行不息，维持人体正常生命活动，是机体强健的必要保证。气滞是指气机流通不畅而瘀滞的病理状态，泛指一切气机郁滞，运行不畅之证，由情志抑郁不舒，或因痰、湿、食积、瘀血等有形之邪阻碍气机，是引起肿瘤发病的重要因素。气道不通，五气郁结，邪无出路，邪气滞留体内则营卫失和，可导致机体免疫力下降，久则"闭"阻于脏腑之微小气道、液道，形成有形之肿块。此谓"病始于无形之气，继成为有形之质"。

中医认为有形之邪多是血瘀所致，王清任在《医林改错》中说："气无形不能结块，结块者，必有形之血也。"《医林改错》提到"肚腹结块，必有形之血"，《医学十二种》指出"噎膈之证，必有瘀血"，明确了血瘀是肿瘤形成的重要因素。《血证论》曰："瘀血在经络脏腑之间，则结为癥瘕，瘕者或聚或散，气为血滞，则聚而成形。"血瘀既是一种病理状态，又是一种病理产物，肿瘤患者本有气血亏虚，气虚不能行血，血虚不能载气，气血不畅，则瘀滞更甚。有医家认为，肿瘤患者的高凝状态与肿瘤转移互相作用，而血液高凝状态为癌细胞的侵袭和转移创造了条件。

痰是体内脏腑功能失调，水液代谢失常的病理产物，也是肿瘤形成的重要致病因素，《丹溪心法》指出："凡人身上、中、下有块者，多属痰。"痰为阴邪，可累及各脏腑经络，其性黏腻，使病势缠绵、病程较长，痰浊积聚，而又易夹杂他邪，加重了肿瘤的恶性增长，正如《金匮要略心典》云"毒，邪气蕴结不解之谓"，日久形成癌毒。痰邪可贯穿于恶性肿瘤发病和进展过程，痰凝不仅参与肿瘤的形成，还加剧痰积的病理变化，促使肿瘤生长、转移及复发。痰湿体质指的是痰浊内蕴，瘀血内生的体质特点，常伴随瘀血内生，致痰瘀互结，在某种程度上为肿瘤的滋生提供了适宜的土壤，故痰湿体质的人群相对更具有易发肿瘤的倾向性。痰饮为无形之邪，其所累及的部位具有隐匿性，与临床上恶性肿瘤引起疾病位置捉摸不定、易转移的特点也较为一致。从细胞黏附因子、细胞间质等不同角度进一步研究的文献报道显示，痰毒具有促进恶性肿瘤转移的作用。

湿邪是中医学中"六淫"之一,恶性肿瘤因于湿邪为患者甚多,叶天士云"酒客里湿素盛",湿邪长期不化,阻于食道而致噎膈,《素问·至真要大论》所言:"诸湿肿满,皆属于脾。"《灵枢·百病始生》中指出:"津液涩渗,著而不去,而积成矣。"金代医家刘完素提出"湿热毒聚,热久成瘤"。湿邪黏腻,可与其他病理产物相互搏结,导致气血运行失畅,经络受阻,发为癥瘕、积聚。

毒邪是癌症发生的主要病因,各种癌症的发生均与毒邪密切相关,《仁斋直指方论(附补遗)》中有"癌者上高下深,岩穴之状,颗颗累垂,热毒深藏"的记载,表明肿瘤的发生跟热毒密切相关。热毒可来源于外感六淫化热入里,或痰瘀等病理产物蕴结化热,热毒损伤津液或热伤血络亦能形成痰瘀之毒。热毒是肿瘤发生、发展的重要毒邪,这与"炎-癌转化"机制类似,肿瘤患者常出现感染或坏死、溃烂肿瘤相关炎性及热性表现,致炎因素持续刺激可以诱导肿瘤的形成,形成后亦可产生非可控性炎症促进肿瘤侵袭、转移,通过抑制慢性炎症相关的炎性因子及信号通路,阻断"炎-癌转化"的质变过程,是肿瘤防治的重要方法。癌邪为患,必夹毒伤人,此为癌毒。癌毒可影响脏腑经络正常功能,诱发痰湿、瘀血、郁热等病理产物,并与之胶结凝滞,形成积块,是肿瘤发生的重要因素之一。

2. **正虚(气虚、血虚、阴虚、阳虚)**　现代研究表明阳虚即"阳化气"不足,是肿瘤形成的根本原因。张仲景在《金匮要略》中提出:"若五脏元真通畅,人即安和。"这表明正气是抵御外邪入侵的内在因素。疾病的发生与转归为正邪斗争的过程,其中正气的盛衰起决定性作用。中医发病学认为"阳气不足"是生瘤之本,元阳亏虚,温煦失常,虚寒内生;阳虚不得卫外,同气相求,易受外寒侵袭。外寒损及真阳,致气机凝滞,诸邪杂生,聚而成积。内外寒合,阳化气不足而阴成形太过,促使肿瘤形成。若癌毒盘踞,郁而化热,久留不去,灼伤阴液而虚火内炽,或放化疗、手术后,脾胃受损,饮食减少而化源不足,血虚失养,阴精亏虚,最终导致水不济火而出现阴虚内热之象。诚如《脾胃论·饮食劳倦所伤始为热中论》所云:"脾胃气虚,则下流于肾,阴火得以乘其土位。"

3. **虚实夹杂**　癌毒与诸重病邪互结,多种病理因素共同存在,虚实夹杂是肿瘤病机的特点。《素问·调经论》言:"百病之生,皆有虚实。"《黄帝内经》曰"正气存内,邪不可干""邪之所凑,其气必虚"。《素问·通评虚实论》载:"邪气盛则实,精气夺则虚。"由此可见,正虚为发病的基础,邪气为发病的重要条件。

虚实者,病之体类也。虚实之象可反映肿瘤患者机体的邪正盛衰,"阳化气"不足主要表现为"衰退、松弛"等,"阴成形"太过主要表现为"有余、停聚"等。《素问·通评虚实论》言"邪气盛则实,精气夺则虚",肿瘤作为一种有形的病理产物,人整体作为肿瘤的宿主,会为肿瘤提供能量来源,如此将会加重虚损,从而出现整体虚之更虚、元气亏虚,局部邪实更实、虚实夹杂的状态。这将会促进肿瘤局部变大进展,周围侵袭转移,人体元气亏虚又会促进肿瘤远处转移扩散,从而形成了一种恶性循环局面。大部分年老体弱或经过长时间放化疗的患者,往往正气虚损,临床大多见虚实夹杂之候。

二、肿瘤的中医病机演变特点

1. **由实转虚**　中医对于肿瘤病机的认识主要分"虚"和"实"两方面,正虚和邪实贯穿其发病始终。在不同阶段,患者常呈现不同的虚实证候类型。一般而言,手术前以实证为主,手术后以虚证为主,放化疗后多为燥热伤阴,阴愈伤则燥愈炽,壮火食气,日久气阴两虚,由肺及肾,由实转虚。《医宗必读·积聚》曰:"初者,病邪初起,正气尚强,邪气尚浅,则任受攻;中者,受病渐久,邪气较深,正气较弱,任受且攻且补;末者,病魔经久,邪气侵凌,正气消残,则任受补。"早期,肿瘤患者正气尚足,抗邪能力强,肿瘤细胞易被相关免疫细胞识别并清除,此阶段宜祛邪为主,最大程度杀灭肿瘤细胞。中期,邪气深入,消耗正气,机体出现了邪正抗争阶段,肿瘤细胞侵袭能力增强,以致机体靠单纯的自身免疫不能完全清除,此阶段治疗宜扶正祛邪兼顾。到了肿瘤晚期,气血津液亏虚,进而脏腑失养,元气耗竭,机体由实转虚,进一步形成的肿瘤免疫抑制微环境诱导免疫逃逸,并促进肿瘤血管新生及肿瘤远处转移扩散,此阶段治疗宜扶正为主,辅以抗癌。

2. **由虚转实**　随着病程的发展,患者的体质状态也在发生着变化,由虚转实,即阳虚、气虚开始转向血瘀,可以理解为肿瘤的复发到扩散转移的临床过程,多提示病情发展,因此对于晚期肿瘤的治疗,在扶正固本的同时要兼顾活血化瘀。

3. **真虚假实**　李仁廷认为癌的发生以正气不足为基础,出现或虚或实的外在假象,如痰浊、瘀血等。陈浩方归纳诸多文献证型疏密情况,认为肺癌乃正虚为本,痰、瘀、毒互结为发病之机,随后的他证皆为在此之上的假实象。贾英杰认为肿瘤病机始于气血失调,形成病灶后又进一步阻碍气血运行,进一步导致了气滞血瘀,使得瘀毒搏结于体内,毒根深藏而耗伤气血,以致真实假虚,甚至表现为"至虚有盛候,大实有羸状"。肿瘤病机本于气血失调,形成病灶后又进一步阻遏气血运行,加重气滞血瘀的程度,使得瘀毒搏结于体内,恶变致癌,毒根深藏而耗伤气血,形成"真虚假实"的病理状态。因虚致瘀,瘀血既是病理产物,又是导致肿瘤复发转移的重要病因,这时就要重视辨证与辨病结合,从肿瘤的特征、发生、发展的全过程认识疾病本质,以提高治疗的疗效。

4. 真实假虚　肿瘤作为慢性消耗性疾病,中医论治不论扶正培本还是攻毒祛邪,其调理脾胃的理念贯穿始终。气机升降失司是肿瘤形成的基本原因,人体气机的升降出入推动了生长和发育,若升降运动失调,便会产生痰浊、瘀血等病理产物,久郁而化生癌毒,导致肿瘤发生。"痰凝气滞,食积水停,皆令人泻,随证祛逐,勿使糟留,《经》云实则泻之,又云通因通用是也。"故疏利法不仅仅着眼于气机阻滞诸证,更要认识到真实假虚之证,针对痰食水湿留滞而导致肿瘤发生、发展的病机,通过疏利祛邪以恢复脏腑功能,肿瘤作为有形实邪,进一步发展亦会加重阻碍水液代谢和气机升降。故治疗肿瘤在用抗癌扶正方药的同时,加入木香、香附、陈皮等开郁行气之品,在扶正的同时达到补而不滞之效。虚实有真假,因此在治疗的过程中要透过现象看本质,从证候中辨别真假,去假存真,在治疗的过程中辨证明确,才不致犯"虚虚实实"之戒。

第三节　肿瘤的中医药治则与治法

现代流行病学表明,肿瘤的发病率、死亡率是目前仅次于心血管疾病的第二大疾病,且发病率和死亡率逐年上升,2022 年 2 月,国家癌症中心发布了最新一期的全国癌症统计数据(由于全国肿瘤登记中心的数据一般滞后,本次报告发布数据为全国肿瘤登记中心收集汇总全国肿瘤登记处 2016 年登记资料),2016 年肿瘤新增病例 406.4 万,新增死亡病例 241.4 万,肿瘤的治疗迫在眉睫。目前西医主要以手术为主,辅助以放化疗、靶向治疗、免疫治疗等。同时,中医药治疗肿瘤疾病的优势也日益突出,中医学对于疾病的认识建立在"正气存内,邪不可干""邪之所凑,其气必虚"之上,肿瘤在中医学中属于正虚邪实之证,正虚为本,邪实为标,故在治疗上主要以扶正、祛邪为主。所谓"扶正",是扶助人体对"邪"的防御能力,使人体达到正常功能,即所谓"培本";所谓"祛邪",是驱逐邪气于人体之外,恢复人体正邪平衡。张小玲认为中医治疗肿瘤主要的治则治法有以下几个方面。

一、"祛邪"为主的治则治法

邪毒侵袭机体,脏腑气血功能失调,邪气瘀积而致瘤。祛邪治法主要是针对气滞、血瘀、痰凝、湿聚、热毒等病因而确立的,主要包括清热解毒法、活血化瘀法、软坚散结法、理气降逆法、化痰祛湿法、以毒攻毒法。

1. 清热解毒法　热毒是肿瘤形成的病机之一,宋代《卫济宝书》指出"癌疾初发,却无头绪,只是肉热痛",《医宗金鉴·外科心法要诀》论舌疳(舌癌):"此证皆由心脾火毒所致。"清热解毒法是中医肿瘤学的主要治法之一,是指运用清热降火、清解泄毒的中药祛除病邪。多用寒凉药物来消除或降解体内发热毒素,控制炎症,而达泻火散结、清热解毒等作用。常用方剂有黄连解毒汤、泻心汤、栀子金花汤、清瘟败毒饮、凉膈散、普济消毒饮、仙方活命饮、五味消毒饮、四妙勇安汤等。

现代研究发现清热解毒法可以消除肿瘤的炎症反应达到抑制肿瘤增殖的作用,同时联合放化疗、靶向治疗等还可以增效减毒,减轻放化疗的副作用,提高患者生活质量。清热解毒药还可通过诱导细胞凋亡、分化及逆转、调节机体免疫水平、调控细胞信号通路及传导、抗基因突变、抑制肿瘤血管生成和抗多药耐药等多种途径发挥抗肿瘤作用。

2. 活血化瘀法　肿瘤在中医学中属于"癥瘕""积聚"范畴,《金匮要略·五脏风寒积聚病脉证并治》中:"积者,脏病也,终不移;聚者,腑病也,发作有时,辗转痛移,为可治。"《血证论》中指出:"瘀血在经络脏腑之间,则结为瘕癥,瘕者或聚或散,气为血滞,则聚而成形。"血瘀贯穿肿瘤整个过程,在肿瘤早、中、晚期都是重要病理因素之一,故活血化瘀法为抗肿瘤的基础方法之一。活血化瘀法是运用活血化瘀中药以达到活化瘀块,消除血瘀的目的。常用活血化瘀方剂有丹参饮、血府逐瘀汤、鳖甲煎丸、桂枝茯苓丸等。值得注意的是,活血化瘀法在疾病的不同阶段有所不同。在肿瘤初期,正盛邪实,宜调气活血;在中期,正邪相争剧烈,邪实盛,正气受损但未衰,可在活血化瘀的基础上予以解毒;在晚期,机体正气已衰,活血化瘀同时配以扶正。

现代研究已证实活血化瘀法可调节血流、改善血液高凝状态、调节组织缺氧微环境、下调血管内皮相关生长因子及其受体表达、抑制肿瘤新生血管生成,从而抑制肿瘤的增殖转移。但同时活血化瘀法也存在着一些争议,认为它可加重或引发出血,可促进肿瘤的转移。故对于活血化瘀法的应用更要注意其适应证,精准辨证论治、四诊合参,准确使用方法,尽可能趋避其害,发挥其最大功效。

3. **软坚散结法**　朱丹溪所说"痰之为物,随气升降,无处不到",亦有百病皆由痰作祟之说,且《素问·至真要大论》曰"坚者削之""结者散之"。意在用软坚散结法治疗痰结所致病症。软坚指软化包块坚硬之势,散结指消散包块结聚之形软。广义软坚散结法是指采用各种治疗方法使人体已形成的包块、肿物、结节、硬化、增生等病灶消散或缩小的治疗方法,是标本同治的方法;狭义软坚散结法指采用咸味中药软化消散坚硬包块,以其为先导,便于其他药物发挥功效,所用中药药性强烈,属于治标之法,是中药五味中"咸味软之"的具体体现。软坚散结法主要用于因痰、毒、瘀凝聚而形成结块,《杂病源流犀烛》中提出:"积聚、癥瘕、疲癖,因寒而痰与血食凝结病也。"故现代许多恶性肿瘤疾病如甲状腺肿瘤、乳腺癌、肺癌等常用软坚散结法治疗。

软坚散结法根据其病因不同可细分为化痰软坚散结、祛瘀软坚散结、解毒软坚散结、逐水软坚散结、调阴阳软坚散结等,且多与活血化瘀、清热解毒法等联用,缓其坚之性、化其坚之形、溃其坚之气、祛其坚之痰、清其坚之血,使癥瘕积聚等有形之邪消散。

现代研究中对软坚散结法的不断探索,通过对其机制及作用成分分析发现,软坚散结中草药可溶解局部物质的团聚,使其变软,疏通隧道,对癌细胞有强大的杀伤和破坏作用。其抗肿瘤作用主要是通过调控免疫细胞的功能及细胞因子的分泌、信号通路的激活、调节肿瘤细胞增殖、凋亡基因或蛋白的表达来提高机体抗肿瘤免疫能力,促进肿瘤细胞的凋亡及抑制肿瘤细胞的增殖,且在与放化疗联合使用时可减低副作用并增强治疗效果。

4. **理气降逆法**　理气指舒畅气机,使气行通顺;降逆指气不降反升或上升太过者,使其下降,使机体恢复正常。主要适用于气滞和气逆之证。中医认为气机不畅为肿瘤生成的重要病因,《丹溪心法》说:"厥阴之气不行,故窍不得通而不得出,以生乳癌。"脾、胃、肝、胆、肺为控制气机升降的主要脏腑,脾胃气机升降失常,则饮食运化不畅,肝胆气机逆乱,则多脏腑失常,影响整个机体,故其治疗分别采用调脾和胃、降气止呕、理气消积、疏肝解郁、降气平喘等方法。气机得顺,则人体气血津液输布正常,肌肤、血肉、脏腑得以濡养,人体生命活动才能正常运行。

苍术、瓜蒌、薤白、丁香、柿蒂、半夏、木香等为常用理气降逆之中药,常用方剂有柴胡疏肝散、瓜蒌薤白白酒汤、瓜蒌薤白半夏汤等。因其致病脏腑不同,在选用治疗上也需注意对应方药。研究认为肺癌与气的关系密切,其发生、发展、转归与气的盛衰和运行是否通畅关联,故在肺癌的治疗中,理气降逆方法的应用极其重要与频繁。

5. 化痰祛湿法　从中医角度而言,无论是良性肿瘤还是恶性肿瘤,凡体内有块的,如按之尚可动,质软光滑,均属痰(痰核、痰凝)。古人言:"脾为生痰之源,治痰不理脾胃,非其治也。"朱震亨指出:"治痰法,实脾土,燥脾湿,是治其本也。"脾主运化,调节全身津液和精微,将其输注到全身脏腑。痰湿最易困脾,致使脾主运化功能下降,脾气受困,失于健运,影响精微物质的转输。两者相互影响,故化痰祛湿法主在从脾论治。

化痰祛湿法在许多肿瘤的治疗中有显著疗效,如肺癌。肺为贮痰之器,痰浊留于水之上源,阻滞肺络,痰瘀为患,结于胸中,形成肺癌,治疗中辅以化痰祛湿之方,使肺气得宣降,痰湿得化。肝癌、胃癌等也多应用化痰祛湿药物治疗。常用的化痰祛湿中药有胆南星、瓜蒌、水半夏、大贝母、前胡、炙桑皮、旋覆花、白芷、车前草、牵牛子、石菖蒲、汉防己、苍耳子、陈皮、茯苓、白芥子、生薏苡仁等;方剂主要有二陈汤、参苓白术散、六君子汤等。

现代研究证实,化痰祛湿药物抗癌的同时还具有减轻免疫抑制,提高机体免疫力的作用。

6. 以毒攻毒法　以毒攻毒是指用峻猛有毒药物攻逐癌毒邪气,使致癌之毒消散。攻毒之法源自《黄帝内经》,如毒药攻邪、大毒治病等,所论"大"指以毒物或峻烈之药物祛邪治病,即以毒攻毒之义。在唐代孙思邈《备急千金要方》、宋代许叔微《普济本事方》、明代陈实功《外科正宗》、清代王洪绪《外科证治全生集》中都有以毒攻毒方药的应用,蜞蝎丸、蟾酥丸、小金丹等都是峻猛有毒之方剂。癌毒是在脏腑功能失调、气血瘀滞的基础上,受内外多种因素诱导,邪气日久积而成癌,是导致肿瘤发生的重要因素。癌毒有阴阳寒热之分,对于癌毒表现猛烈、顽固之性,呈现阴阳交融之象,热毒壅盛之势,且患者正气强盛,则非攻不可,临床上常用以毒攻毒之法,借毒药性峻力猛以攻顽除坚,消热邪所仗,减轻热毒胶着之势。故对于邪实为主者攻毒为先。

常用的以毒攻毒药物多是虫类有毒药物,如蜈蚣、虻虫、蟅虫、水蛭等。其有攻逐走窜、通经达络、搜风除毒之效,可引药力直达病所,攻解肿瘤之顽邪,所谓"辄仗蠕动之物,松透病根"。现代药理研究表明,以毒攻毒中药通过细胞毒作用,抑制肿瘤细胞生长,诱导细胞凋亡、分化,调节及增强免疫功能等机制抗肿瘤。还可通过改善低氧微环境、抑制炎性微环境、抑制肿瘤血管生成等途径干预肿瘤微环境,发挥抗肿瘤效应。

同时还要注意以毒攻毒药物的应用,本就为有毒之品,在使用过程中会耗伤人体正气,患者后期正气多已损伤,以毒攻毒药物性猛力宏,在攻除邪毒的同时,对机体正气的损伤亦十分明显,故不能一味猛烈攻伐,要了解个体对药物的耐受性、敏感性,也要掌握药物毒性的大小,将之控制在安全用量范围之内,不可使其变为害人之毒。

二、"扶正"为主的治则治法

肿瘤疾病后期,邪气深入,正气已虚,邪长正消,无力御邪,且正气虚弱为患病的重要因素,正气不足,脏腑功能失调,邪毒乘虚而入。正气虚损是形成肿瘤的内在因素,邪毒外侵是形成肿瘤的条件,扶正之法贯穿疾病治疗始终。采用扶正之法调节机体的阴阳、气血、脏腑和经络的生理功能,以充分发挥机体内在的抗病能力,所谓"养正积自除……令真气实,胃气强,积自消矣"。扶正法主要包括益气法、养血法、滋阴法、温阳法。

1. 益气法　《素问·宝命全形论》曰:"气者,人之根本也。"气是构成人体并维持人体生命活动的基本物质之一。气根据功能分为卫气、营气、宗气、元气,根据脏腑分为心气、肺气、肝气、肾气,故对于其治疗需加以鉴别,分别论治。气具有推动、温煦、固摄、防御的作用,则《黄帝内经》所云:"正气存内,邪不可干。"《医宗必读》针对性地指出:"积之成也,正气不足,而后邪气踞之。"《外证医案》则指出:"正气虚则成岩。"正气虚是致病的根本,正气先虚,癌毒侵袭,客邪留滞,气滞血瘀,则邪毒积聚成块。肿瘤患者属本虚标实,正气方虚为本,故益气法在其治疗中占据重要地位。

常用益气中药有黄芪、人参、太子参、白术、甘草、党参等,方剂多针对脏腑,益心气予归脾丸、生脉饮;益肺气予补肺汤、玉屏风散。常用益气方剂还有补中益气汤、四君子汤等。同时益气法不只通过中药方剂,还可以配合功法与食疗,食物、药物、功法三者结合。太极拳、八段锦、五禽戏等中医传统运动,对于不宜进行剧烈活动的肿瘤患者而言无疑为最佳运动方式。

现代研究认为人体正气即机体免疫力,益气法可增强机体免疫力,抵抗外界致病因素,抑制肿瘤的增殖转移。

2. 养血法　养血法是运用具有补血作用的药物为主组方,治疗某些病因引起的气血失调,脏腑失和及由此产生的血虚病证的方法。补血法在古今医籍中都有记载,从古至今补血法都被广泛应用。张仲景在《伤寒论》中创制了补血方剂,补血法主要适用于血虚证。肿瘤属于慢性疾病、耗损性疾病,久病必耗阴血,脏腑功能失调,脾胃虚损,水谷精微不足以生血,肾气衰惫,精水不足以化血,生化乏源;且肿瘤病因有血瘀,瘀血不祛则新血不生,故在疾病后期会出现恶病质,患者往往身体虚弱,阴血不足。

养血法可分为和血补血、气血双补、补气生血、健脾生血、养心补血、益精补血、生津益血、助阳生血、祛瘀生血等。血,脾胃为后天之本,化生水谷精气为阴津,阴液渗于脉中则成为血,津血同源,养血的同时予以行气、健脾、祛瘀,气行则血行。常用的养血中药有白芍、熟地黄、当归、阿胶等,常用的养血方剂有四物汤、归脾汤、八珍汤等。

3. 滋阴法　滋阴法起源于《黄帝内经》,在《伤寒论》、明清时期得到发展补充,朱丹溪提出"阳常有余,而阴常不足"以及"相火论",都为滋阴法的发展奠定了基础。滋阴是指运用具有滋养阴液的中药治疗阴虚病证,补养人体阴液,达到阴阳平衡。根据朱丹溪理论,机体本身就长期处于阴不足状态,肿瘤疾病耗伤阴津而使阴更虚,加上癌毒这一肿瘤增殖转移的因素具有易于扩散同时易伤阴精的特性,阴液亏虚是肿瘤患者常见状态,故滋阴法在治疗肿瘤疾病中具有重大作用,在肿瘤的治疗中有着不可忽视的效果。但在治疗过程中也需注意,肿瘤疾病后期,患者气血阴阳俱虚,过度滋阴黏腻会阻碍气机,加重病情,宜补而不滞。

常用的滋阴中药有沙参、百合、麦冬、知母、玉竹等,常用的滋阴方剂有六味地黄丸、知柏地黄丸、百合固金汤、左归丸等,配以食疗山药枸杞粥、银耳莲子羹等。

4. 温阳法　巢元方在《诸病源候论》中提到"积聚者,由寒气在内所生也",阳气不足以温煦而脏腑功能衰弱,无法推动津液精血,日久转化为瘀血、痰浊等病理产物,久则停滞留聚成瘤。阳气是一身之本,天气者,主外,具有温煦、推动、兴奋、升腾、发散作用,五脏六腑的气机运行、精血津液的气化等亦赖于阳气的正常。温阳法属于"八法"中的温法,是运用温热之品治疗阳虚证候,阳药和阴药共补,阴中求阳,使阳气恢复。温阳法主要针对脾、肾二脏,肾为先天之本,肾中真阳为维持脏腑功能提供原动力;脾为后天之本,脾土居于中央,涵养万物,温补脾阳,可收敛浮越于外的虚阳。脾阳充盛,则土厚火藏,妄动之火归其位,不能助力癌毒转移。

常用的温阳中药有附子、干姜、肉桂、吴茱萸、小茴香、肉苁蓉、补骨脂、杜仲、菟丝子、怀牛膝等。常用的中药复方有附子理中丸、干草甘姜汤、右归丸、金匮肾气丸等。同时许多日常食物皆具有温阳作用,其中羊肉是大家所熟知的。常说春夏养阳,秋冬养阴,夏季三伏贴在大众中广为流传,但对于肿瘤患者使用时需要谨慎注意其副作用,以防加重患者病情。虚者不宜大补,故在滋补时需平和,切忌大补而适得其反。

"益火之源,以消阴翳",温阳扶正可以改善机体正虚环境,并可有温通行滞功效,可攻坚积、破壅滞、消痰凝、逐湿浊,使血气流通,削伐有形之积,祛瘀生新,改善患者自身免疫功能,增强自身免疫力。

三、"祛邪"与"扶正"并重的治则治法

《医宗必读》说:"积之成也,正气不足,而后邪气踞之。"肿瘤属于本虚标实,正气虚为本,癌毒为标,癌毒胶着难消,缠绵难愈而易侵袭他脏,邪毒侵袭机体,耗损人体正气,同时不断正邪交争,正不胜邪则病邪深入,症状加重。正虚和邪实贯穿疾病始终,单纯的祛邪法和扶正法并不能很全面地治疗肿瘤,扶正与祛邪法相结合在临床治疗肿瘤时具有更加明显的优势,两者并重,扶助正气固本而祛除标实邪气。常用的方法有健脾解毒法、补肾散结法、扶正化瘀法、健脾祛湿法、温阳化瘀法、益气化瘀法等。

1. 健脾解毒法　健脾解毒法是针对正气虚弱,脾失健运而邪毒旺盛所创的治法,以健脾为主。脾为后天之本,气血生化之源,人体正气来源于脾胃,脾旺盛则能抵御外邪,补土派李东垣在《脾胃论》中说:"元气之充足,皆由脾胃之气无所伤,而后能滋养元气。"同时予以解毒。外邪入侵,阻滞气机,气血津液运化失常,日久瘀积为毒。《景岳全书·积聚》中提道:"凡脾肾不足及虚弱失调之人,多有积聚之病,盖脾虚则中焦不运,肾虚则下焦不化,正气不行则邪滞得以居之。"健脾解毒法正邪兼治,攻补兼施,所谓"阴平阳秘,精神乃治",对于肿瘤本虚标实恰有疗效。

常用的健脾方如四君子汤、六君子汤等,可在此基础上加解毒药物,如白花蛇舌草、白英、龙葵、蜈蚣等抗癌解毒之品。

现代研究发现健脾解毒中药可在一定程度上延缓肿瘤的生长和转移,激发机体抗肿瘤能力,同时还可部分逆转化疗耐药及减少化疗的毒副反应,提高患者生活质量,有效延长患者的生存期。

2. **补肾散结法** 肾为先天之本,主藏精,为五脏六腑之根。肾虚,则五脏皆虚,虚则肿瘤易生,正虚最主要根源为肾虚。且肿瘤日久伤肾,肾气不足则无以抗邪。散结即消散肿块,主要针对癌肿坚硬、病邪聚积的病症,常见的肿瘤如甲状腺癌、乳腺癌、食管癌、恶性淋巴结瘤、腹腔肿瘤、软组织肿瘤、骨肿瘤等。肾气、肾阳为散结提供原动力,人体正气不足无以发挥散结之能,唯正气盛可胜邪。

补肾中药常用的有枸杞子、菟丝子、牛膝、黄精等,方剂有六味地黄丸、左归丸等,穿山甲、皂角刺、路路通消肿散结通络,高良姜、荔枝核、吴茱萸、川椒等温阳散结。

现代研究表明,补肾可以增强肿瘤患者的免疫能力,增强内分泌调节功能。这与西医目前的治疗热点免疫治疗不谋而合,可增强人体自身内在的抗邪能力,从自身出发,不断增强自体功能,是故固先天之本才是长久之道。

3. **扶正化瘀法** 瘀是毒邪侵袭而致机体受损,各种病理产物积聚而机体无力推动清除。瘀证在肿瘤疾病中贯穿始终,癌毒最易瘀积,而肿瘤这种慢性消耗性疾病,日久伤正,正虚则瘀积,瘀毒更易伤正,形成恶性循环。扶正同时化瘀,扶助机体正气抵御外邪,推动津液、精血运行而防瘀,同时对于已成瘀者予活血化瘀药物消除瘀积,正邪兼顾。扶正主要是扶助脾肾,肾为先天之本,脾胃为后天之本,先天与后天正气皆盛,则人体盛。

常用的扶正化瘀方药由扶正方剂加化瘀药物组合而成,如补中益气汤、四君子汤、桃红四物汤或六君子汤加红花、丹参、桃仁等。

4. **健脾祛湿法** 脾主运化,运化水谷精微,协调气血津液运输至全身,脾喜燥而恶湿。湿邪黏腻最易犯脾,阻碍脾胃运化,气机升降失调。脾健则津液运行通畅,循行于机体,故脾健则湿祛。本法体现了中医治疗的治病求本、标本同治原则,即《素问·阴阳应象大论》云:"治病必求于本。"

常用的健脾祛湿方剂有三仁汤、平胃散、参苓白术散等,同时配合针刺治疗脾虚湿滞效果显著,常选丰隆、阴陵泉、足三里、三阴交等穴。日常生活中注意饮食,少食甜腻、油腻食物,宜食清淡,还可饮用祛湿茶等。

5. 温阳化瘀法　人之阳气温养机体,使得生命生、长、壮、老、已;阳气维护五脏气机的正常运行,推动气血津液的循环周流,是生命的主宰、原动力。肿瘤疾病后期气、血、阴、阳俱虚,阳虚则无以温煦津液、精血,阳气无以推动血运,寒凝则血瘀,瘀积于体内,形成邪毒,更加损害人体正气。《调经论》:"血气者,喜温而恶寒,寒则泣而不能流,温则消而去之。"温阳则血瘀得散故宜温阳扶正,化瘀祛邪,正邪兼治。

常用的温阳化瘀药有川芎、丹参、黄芪、桂枝、小茴香、桃仁等,常用方剂有桂枝茯苓丸、少腹逐瘀汤、温经汤等。日常饮食也可食用一些补助人体阳气之品,多食瓜果蔬菜。

现代研究认为温阳化瘀法可抑制肿瘤细胞的增殖,诱导肿瘤细胞凋亡,促使其分化,抑制肿瘤微血管的形成。

6. 益气化瘀法　王清任认为"无论外感、内伤,所伤者无非气血",所以"治病之要诀,在明白气血"。气为血之帅,血为气之母,气能行血,气行则血行,血能载气,血足则气足。气虚可致血瘀,血瘀日久,络脉不通,血亏气耗,也可致气的病损。气不得血,气无所依附,血不得气,血不得流通,血气不和,百病丛生。气虚血瘀是肿瘤转移的重要病机之一,气虚而瘀积,气虚则失于固摄,诸邪随之灌注其他脏腑而转移。

益气化瘀法萌芽于先秦时期,在后期的《黄帝内经》《仁斋直指方论》《临证指南医案》中都在不断完善关于从气血论治疾病。益气治本,化瘀治标,益气化瘀法标本兼顾。

常用的益气化瘀药有黄芪、人参、太子参、丹参、赤芍、红花、鸡血藤等,因患者本已气虚,故不可应用或少用活血力强的药物,如破血药水蛭、三棱、莪术等,以防出现出血现象。

第四节　中医药治疗肿瘤的优势和特色

传统中医对于肿瘤的认识可以追溯到 2 000 多年前。在先秦时期,《周礼》中就提出"疡医"这一概念,当时的疡医指治疗"肿瘤"的外科医生,这里的"肿瘤"广泛地包含了一切肿物,也包括现代医学概念里的"恶性肿瘤"。对于"瘤"

的治则,在《黄帝内经》一书中也有明确记载:"坚者削之,结者散之"。西医学治疗肿瘤的主要手段包括手术,即坚者削之;放化疗等辅助治疗手段,即结者散之。因此,我们发现传统中医思想与西医学的治疗思想可以说是不谋而合。

肿瘤是全身性疾病的局部表现,因此治疗肿瘤需从整体论治,小到人的整体,大到人与社会和自然的整体。中医作为一门整体的医学,对于肿瘤的治疗有其独到的认知和手段,张小玲认为中医药治疗肿瘤具有显著的优势和特色,分别阐述如下。

一、中医药治疗肿瘤的优势

如今,在西医学肿瘤治疗指南中,手术是肿瘤治疗的主要手段,对于病理分期中后期的恶性肿瘤患者,通常在手术后需进行辅助治疗以降低肿瘤进展和转移的可能,这些辅助治疗手段包括放疗、化疗、免疫治疗、靶向治疗、内分泌治疗和介入治疗。这些治疗擅长调整和控制患者可视化的指标,对于肿瘤局部的抑制具有良好的疗效,但同时它们对患者由治疗导致的不良症状难以控制和减轻。

在这个越来越注重生活质量的社会,肿瘤患者的生活质量更值得我们关注。中医作为关注"人"本身的一门医学,高度重视患者的自身感受,与西医所擅长的消除病灶形成互补之势。中医擅长治未病,可以防治癌前病变;中医联合西医治疗手段可有效减轻患者治疗中的毒副作用,提高生存质量;对于不适宜手术甚至不适宜放化疗的患者,中医可以减轻患者痛苦,延长生存时间;同时中医还能够通过扶正固本等增强机体免疫力的方式,有效抑制肿瘤进展和转移。

1. 防治癌前病变　恶性肿瘤的病因病机不外乎内因和外因,外因包括四时不正之气导致的六淫,内因包括先天禀赋不足和后天情志、饮食因素。癌前病变也是内外因共同作用导致的,病机为本虚导致邪气积聚,相较于病发的癌症,正气还有余力阻挡邪气积聚。

癌前病变是形容一类尚未形成肿瘤,但容易进一步发展为肿瘤的病变。对于有家族史的患者而言,癌前病变的治疗可以有效降低肿瘤发生率。治疗癌前病变符合中医"治未病"思想,调节机体阴阳平衡,改善患者易患结节、息肉等癌前病变的体质,将疾病扼杀于萌芽阶段,预防癌前病变进一步发展。

（1）结节：结节病变范围广，可累及全身各组织脏器，其中肺结节、乳腺结节、甲状腺结节为常见的癌前病变。中医认为结节为气虚气滞，痰、湿、瘀互结所致，因此治疗结节的基本治则为疏肝解郁化痰。中医治疗结节可以分为内治法和外治法，根据患者的不同症状和体征，常采用针刺、艾灸、耳豆压穴、汤药、敷贴等方法，补肺气，祛痰湿，行气化瘀。

乳腺结节属于中医"乳癖"的范畴，多因情志不畅，肝郁气滞形成，临床多采用疏肝理气法，通过汤药、针灸和药膏治疗，通常具有较好的疗效。肺结节属于中医"肺积"的范畴，其病因属于外邪霾毒隐袭犯肺，病机为气滞、湿滞、痰瘀内阻，肺气亏虚，当气滞瘀痰胶结日益加重化毒，则形成肺癌，本质为本虚标实。中医常采用补气行气，祛痰化瘀等治法治疗肺结节。甲状腺结节属于中医"瘿瘤"的范畴，与乳腺结节病机类似，与情志密切相关，因此疏肝解郁是常见治法，同时根据患者症状辨证以活血化瘀、祛痰理气，抑制甲状腺结节变大甚至恶变，扶正祛邪，标本兼治。

（2）息肉：息肉通常指生长在人体黏膜表面的赘生物，也被称为良性肿瘤，但部分息肉具有恶变倾向，如腺瘤性息肉病，属于癌前病变。这类息肉常见于胃肠道、子宫、食道等部位。这类癌前病变与遗传密切相关，通常认为有息肉家族史的患者更容易患息肉病，因此这类患者需要定期检查和治疗，以免息肉受长期刺激后癌变。

结直肠是最常见的息肉病发部位，通常认为结直肠腺瘤病机为本虚标实，以脾胃虚弱为本，痰、湿、瘀互结为标。研究发现，通过祛痰解毒、软坚散结、涩肠止血等中药治疗可以降低结直肠腺瘤复发率。

（3）溃疡：溃疡病是胃、十二指肠溃疡的统称，也是常见癌前病变。大多数胃溃疡是良性疾病，但如果不规范治疗，导致迁延不愈、反复发作，在反复的修复、损伤过程中，会出现不典型增生，即出现肠上皮化生、异型增生，甚至发生癌变。胃溃疡的出现常由于患者长期饮食不调、情志不遂，加之六淫外邪侵袭所致。胃溃疡患者症状多为上腹部不适，有灼烧感和恶心呕吐等症状，中医药治疗从本质上调节患者情绪，配合抗胃黏膜损伤，减少胃酸分泌治疗，来抑制胃溃疡的进一步发展，减少胃溃疡癌变可能。

（4）肌瘤：子宫肌瘤也是常见癌前病变之一，这类疾病与人体内分泌密切相关，属于中医"癥瘕""石瘕"等范畴，临床表现为月经异常、下腹包块、有压迫感等。子宫肌瘤病机多为情志不遂，气机不畅，冲任不调，导致阴阳失调，痰瘀互结,利用汤药、针灸、敷贴调节阴阳,化痰祛瘀以利于子宫肌瘤的消除。

2. 减轻治疗不良反应,提高疗效　手术和术后辅助治疗是现代医学治疗恶性肿瘤的标准方案,这些治疗方式是通过物理或化学手段缩小或切除肿瘤存在的病灶,但这些方法在消除肿瘤病灶的同时也会损害人体正常细胞和器官,使人体产生不良反应。放化疗等辅助治疗的毒性不仅杀死了肿瘤细胞,部分正常细胞也会被杀死,因此造成白细胞减少等不良反应,常见副作用还包括恶心呕吐、头晕乏力、食欲不佳等,这些反过来又导致恶性肿瘤患者治疗依从性下降。为解决此类问题,近年来随着中西医结合学科的发展,中医药配合西医治疗,可以有效减少患者的不良反应,提高治疗效果。中医药贯穿恶性肿瘤治疗的每一个环节,更利于患者的恢复和治疗。

例如,手术后患者气血津液消耗大,患者面唇色白,常出现乏力头晕、四肢供血不足、气短等临床表现,急需补气养血,中医治则多为扶正为主,辅以祛邪。放疗在中医学理念中可视为"火""热"之邪侵袭,火邪炎上,因此患者常因放疗火热之毒而耗伤津液,阴虚火旺,产生头痛头晕、口唇溃疡等症状。中医常采用清热解毒,滋阴养血的药物减少火热之邪对机体的进一步破坏,缓解一系列症状。化疗过程中化学药物通过血管进入血液,血液经过病灶使毒性药物发挥作用,化疗药物的治疗作用通常被中医视为用"苦寒肃杀之气"以攻伐邪气,同时损伤了患者的正气,如产生骨髓抑制,即导致白细胞、红细胞、血小板等减少。白细胞减少会导致患者免疫力下降,乏力倦怠、容易感冒,甚至合并感染,需根据患者症状利用血肉有情之品补气补血,以促进产生白细胞;红细胞减少,会导致唇甲苍白、头晕乏力、气短健忘等,中医可以辨证用药,补气养阴,补阳健脾,缓解症状;血小板减少患者会产生皮下黏膜出血、伤口难愈等症状,不及时治疗会有生命危险,中医通过健脾以摄血,调节患者身体状况。免疫治疗是指通过激活人体免疫系统,依靠自身免疫力杀灭癌细胞和肿瘤组织。这种增加免疫调节的方式类似于中医扶正祛邪的概念,对于正气尚存的患者,免疫治疗具有较好的疗效,利用中药和针灸同步治疗可以增强机体免疫力,缓解皮疹、恶心等不良反应。但对于肿瘤负荷较大的患者而言,免疫治疗产生的机体免疫紊乱,导致出现斑丘疹、瘙痒、胃肠道不适等不良反应是极大的负担。

3. 延长生存时间,提高生活质量　中医药治疗疾病有悠久的历史,但囿于历史条件的限制,中医对于恶性肿瘤的认识在 20 世纪 60 年代才较为系统。

癌症是一种变化较快的疾病,尤其是肺癌和胰腺癌,不及时治疗则进展极其迅速。恶性肿瘤之所以在现代社会叫人谈之色变,除高致死率外,在肿瘤生长和治疗过程中给人带来的生理和精神上的折磨也让患者无比痛苦。与西医治疗相比,中医最大的特点是"带瘤生存",这一概念已经存在良久,但由于这与西医学缩小肿瘤的理念不符,很晚才受到认可。随着对癌症认识的深入和各种各样辅助治疗手段的更新,延长患者生存时间和提高患者生存质量逐渐被列入了肿瘤疗效评价的重要指标。

肿瘤患者的癌性疼痛大部分是由肿瘤发展侵犯压迫神经、脏器等导致的,对于轻度疼痛的患者采用中药治疗可以看到较好的疗效,但对于中重度疼痛患者,需要化疗药物结合中药同步使用,从物理层面减小肿瘤、缓解压迫,同时扶正以固本,提高免疫力。在治疗和研究癌性发热的过程中,我们发现中医药治疗起效较慢,但维持时间长,不易复发;中成药在这方面也发挥了相当重要的作用,双黄连口服液、安宫牛黄丸等都是临床常用的药物;不只是中药,中医外治法如针刺在癌性发热中运用得当也会取得良好的急性治疗效果。针刺放血以退热,不良反应小,退热效果佳。肿瘤患者中癌性疲乏可以说是非常常见的症状。在各种手术或辅助治疗之后,患者都会产生疲乏之感,同时肿瘤在生长过程中与人体正气相对抗,耗伤阳气,这类疲乏非一日可消,中药可以长期服用,调养患者身心,改善其体质。

4. 抑制恶性肿瘤患者术后复发转移　恶性肿瘤是全身性疾病,即使去除原发病灶也无法彻底消除肿瘤,因此抑制恶性肿瘤的复发转移也是肿瘤治疗的重要一环。复发和转移是两个复杂且连续的过程,也是两个不同的概念。肿瘤复发是指在肿瘤原发灶经治疗摘除后,再次出现与原发瘤相同类型的肿瘤;肿瘤转移是指肿瘤通过血液、淋巴、体腔等系统进入到身体其他各处再生长。西医学普遍认为肿瘤复发转移的主要途径为血管新生、细胞外基质降解、细胞黏附、肿瘤微环境形成等。基于西医学关于肿瘤复发转移的观点,中医药实验研究也证实了中药具有抑制肿瘤复发转移机制的作用,目前也逐渐应用于肿瘤的治疗中。

二、中医药治疗肿瘤的特色

中医依托于阴阳五行的理论基础,重视整体观念,即"天人合一"。中医不仅从生物结构层面认识人,更从思维和能量方面认识生命。中医认为精、气、神是生命的本质,这些理念是中医养生治病的独到之处。

基于中医独特的治疗理念,中医治疗肿瘤强调加强自身的能量以对抗癌毒,强调因时制宜、因地制宜、因人制宜,即治疗肿瘤的药物与季节、地理位置、人的情绪密切相关;同时中医强调辨病和辨证相结合,扶正和祛邪相结合;中医强调维稳观,要把病情放到稳定的状态,不以肿瘤病灶的减少和缩小为目标,而是着眼于提高生活质量,延长生存时间。

1. 病证结合 病证结合即辨病与辨证相结合,辨病和辨证都是认识疾病的过程。辨病是辨别疾病的类型,确定疾病的诊断;辨证是辨别证候的类型,确定证候的性质和病位,来制定治法和方药。中医学理论认为相同的病源会因机体的体质、季节、心态的不同造成患者的症状也各不相同,同时不同的病源可能也会使机体产生某些症状的相同,因此中医有概念为"同病异治""异病同治"。

同病异治是指相同的疾病在不同自然环境、社会环境、机体体质和时间等影响下出现的临床表现各不完全相同,采用的治法也在不断调整。异病同治则是指不同的疾病在内外因素的作用下可能会产生相似或相同的症状,这一阶段的治法也类似。这两个治疗原则恰好体现了中医学"病症结合"的思想理念,也是中医学辨证论治的重要优势。

2. 微著相参 微著相参即整体与局部相结合,是中医学的传统思维。中医学认为人体的各个组织、器官、脏腑之间是相互联系的统一整体,人体和自然环境、社会环境相互联系、相互影响,即机体局部的疾病是整体中的局部改变,也是特定环境造成的整体改变,因此不能片面地只看见病灶,而忽视整体调整。

中医擅长结合局部以了解整体,也擅长治疗整体以改善局部。望、闻、问、切中"切脉"就是典型的以小见大,通过脉搏的变化判断患者的气、血、阴、阳,再辅以望、闻、问加以佐证;在治疗过程中主要的方药常针对整体的调节,辅以局部症状改善药物,诸药相互作用,促进疾病的痊愈。

3. 正邪同治 正邪同治即扶助正气与祛除邪气相结合,两者都是指导临床治疗的重要原则。"虚则补之",扶助正气适用于虚证患者,包括益气、补血、养阴、温阳等方式补足五脏阴阳正气,养精气神,补精津液。"实则泻之",祛除邪气常用于实证患者,这类患者通常受邪气攻伐,但正气尚存,这类治法包括发汗、涌吐、攻下、清热、散寒等治法,祛除六淫邪气、痰瘀虫毒等。

正邪同治包括先祛邪、后扶正，先扶正、后祛邪和扶正、祛邪并重，治法的选择常需关注机体内正邪关系，把握主要矛盾，灵活运用。在恶性肿瘤患者的治疗中最常见的就是祛邪的同时佐以扶正药，固护脾胃以助机体正气，同时促进了药物祛邪的作用。

4. 标本兼治　标本兼治即治标与治本相结合。标是指表面的症状，本是指造成疾病的本源，《素问·阴阳应象大论》说"治病必求于本"，即在治疗疾病的过程中，须找出引发疾病的根本原因制定治则。

临床上针对患者的主次矛盾，常采取"急则治标，缓则治本"的治则。急则治标通常适用于疾病突发且病情严重，或疾病出现类似于大出血的危及生命的症状，抑或是疾病发生呕吐泄泻等不处理则无法下一步治疗的症状；缓则治本适用于症状不危及患者生命，在治疗疾病"本"的同时也利于"标"的改善，如慢性病、长期患病的恢复期等都是此原则的应用范围。但无论是哪种治疗原则都不可绝对化，因病而异、因时而异。

5. 内外同调　内外同调即内治与外治相结合，中医内治法包括服用汤剂、丸剂、散剂、药膳食疗等，外治法包括针刺、艾灸、敷贴、按摩、熏蒸等。中医内治法是根据辨证论治将药物配伍结合对症下药，不同内服剂型各有适应证；外治法是运用药物或器械直接作用于患者体表或孔窍局部的方法。两种方法相互配合，内外同调可以更有效地调动患者体内正气，以抵抗邪气，调动机体存在的能量，这是中医学治疗疾病的特色。

第五节　中医药治疗恶性肿瘤的疗效评价

近年来，随着医疗卫生事业的快速发展，中医治疗恶性肿瘤的应用越来越多，对于患者的治疗效果也较为显著，在很大程度上促进了患者生存周期的延长及生活质量的提升。由于中医药的独特性，其在改善恶性肿瘤患者临床症状、减轻放化疗毒副作用方面起到了巨大的帮助作用，但其对于恶性肿瘤的治疗效果评价却有较大的缺陷，从而难以准确评估中医药的治疗效果。

当前，对于中医治疗恶性肿瘤尚未形成统一的疗效评价标准，但大多数的临床评价指标均包括肿瘤大小变化情况、临床症状改善情况、生活质量提高情况、生存周期改变情况等，以此作为评价中医治疗恶性肿瘤的标准。但此种评价指标在很大程度上忽视了中医治疗对于肿瘤细胞生长情况的遏制,这与西医学肿瘤疗效评价的要求仍有差距。随着医疗卫生事业的快速发展,中医药在治疗恶性肿瘤疾病中的效果越来越显著,其凭借不良反应小、疗效显著的特点赢得了广大恶性肿瘤患者的青睐,但对于其疗效评价标准却难以真正反映出治疗效果,对此需要进行改进和完善。

中医学认为,肿瘤是一种全身性疾病的局部集中性反应,主要是通过辨证治疗的方法对患者内在环境进行平衡调节,以对患者起到良好的治疗效果。但中医与西医的治疗方法是有很大区别的,如中医用证候来表示患者治疗情况,主要是指对患者实行治疗前后的症状、体征变化情况,主要采用症状分级方法进行衡量,如将体征和症状分为轻度、中度、重度,并对此进行评分,从而得出疗效。但当前中医治疗肿瘤的症状分级量化标准尚未形成,对此应当统一症状量化标准,并将其加入疗效评价当中,以更好地评估患者的治疗效果。

近年来,越来越多的中医临床研究开始将生存质量列入中医肿瘤的疗效评价当中,这在很大程度上更加客观地反映了中医治疗的特点,但也存在着一些不足,如当前应用的疗效评定量表主要是由国外引进,并不能够确切反映中医治疗恶性肿瘤的临床效果。但中医治疗恶性肿瘤的特色就在于体现患者生存质量的改善情况,因此应当创建中医相关的生存质量评价量表,并将此纳入疗效评价当中。

卫生经济学评价主要是指从经济学角度对治疗方案进行评价,以确保治疗方案的经济性,这对于实现医疗卫生资源的优化配置具有重要意义。当前,很多恶性肿瘤患者在确诊病情时已经处于中晚期,因此需要选择放化疗方法进行治疗,此种治疗方法的费用非常昂贵,而且对于患者的有效率较低,难以充分发挥其对患者病情改善的促进作用。但中医药治疗恶性肿瘤的效果较为确切,而且经济,在很大程度上缓解了患者的痛苦,同时也减轻了患者的经济负担和精神压力,因此,应当将经济学评价纳入疗效标准当中。

医学发展是多元化的、多样化的,无论是中医治疗还是西医治疗,都应当有自己的理论及治疗体系,因此应当建立明确的疗效标准评价体系,以明确各种治疗方法对于患者的治疗效果。通过对中医治疗恶性肿瘤的疗效评价研究现状进行分析,张小玲提出将证候、生存质量、卫生经济学等指标纳入疗效评价标准当中,以更好地凸显中医治疗恶性肿瘤的特色,从而更好地分析中医治疗恶性肿瘤的临床效果,以积极开发关于中医的各项新治疗技术及药物,更好地满足恶性肿瘤患者进行疾病治疗并延长生命周期的需求。张小玲认为中医药治疗恶性肿瘤的疗效评价主要体现在以下几个方面。

一、中医药治疗肿瘤疗效评价体系

中医治疗肿瘤的临床疗效评价体系主要包括症状改善情况、生化指标改善情况、影像学检查结果、生存期延长情况和复发率降低情况等方面。这些指标的综合评价可以更全面地了解患者的治疗效果,从而为中医治疗肿瘤提供有力的依据。

1. 症状改善情况　在中医治疗肿瘤的过程中,症状改善情况是评价治疗效果的重要指标之一。肿瘤患者可能出现多种症状,如疼痛、食欲不振、乏力等。因此,记录患者治疗前后的症状变化,可以全面反映患者的生存状态。

2. 生化指标改善情况　生化指标改善情况是评价中医治疗肿瘤效果的重要指标之一。这些指标包括红细胞沉降率、C反应蛋白、肿瘤标志物等。在中医治疗过程中,这些指标的降低或恢复正常,可以显示肿瘤病情的缓解程度,从而证明中医治疗的疗效。

3. 影像学检查结果　影像学检查结果是评价中医治疗肿瘤效果的重要指标之一。这些检查结果包括CT、MRI、PET等。通过这些检查结果,可以了解肿瘤在中医治疗下的变化情况,判断肿瘤病情的缓解程度,从而证明中医治疗的疗效。

4. 生存期延长情况　生存期延长情况是评价中医治疗肿瘤效果的重要指标之一。在中医治疗过程中,如果患者的生活质量得到提高,同时生存期得到延长,则证明中医治疗具有明显的效果。因此,记录患者的无进展生存期、总生存期等数据非常重要。

5. 复发率降低情况　复发率降低情况也是评价中医治疗肿瘤效果的重要指标之一。肿瘤的复发率直接关系到患者的治疗效果和生存质量。如果中医治疗能够降低肿瘤的复发率,那么这种治疗方法就是有效的。因此,记录患者复发率的变化情况非常重要。

二、实体瘤的中医疗效评价指标

一个理想的疗效判断标准既应评价肿瘤本身,同时更应评价患肿瘤的人。

其构成要素一般应以生存时间和生存质量指标为主要疗效指标,同时包含瘤体评价在内的多种疗效评价指标;既包含硬指标(客观指标),即主要基于临床肿瘤变化评价的指标,这部分指标主要由医护人员根据临床检查、检验所测得的数据获得;又应包含软指标(主观指标),即主要基于患者主观感受评价的指标,这部分指标主要由患者和(或)其家属通过填写相应的量表进行测评而获得。既要包含近期疗效指标,如客观缓解率(ORR)、疾病控制率(DCR)、临床获益率(CBR)等,又要包括中远期疗效指标,如总生存期(OS)、无病生存期(DFS)、无进展生存期(PFS)、肿瘤进展时间(TTP)等。

此外,疗效评价标准要与时俱进,应能反映最新的医学进展,一些有明确临床证据的分子微观指标作为疗效评价指标也应通过积极论证达成专家共识而被吸纳入疗效评价标准体系之中。随着现代检测技术的飞速发展,通过ctDNA、CTC等新技术检测微小残留肿瘤等可望成为新的临床预后判断指标与疗效评价指标。

1. 客观指标(硬指标)　客观指标(硬指标),主要基于临床肿瘤变化评价的指标,这部分指标主要由医护人员根据临床检查、检验所测得的数据获得。客观指标主要包括总生存期(OS)、无病生存期(DFS)、无进展生存期(PFS)、肿瘤进展时间(TTP)、客观缓解率(ORR)、疾病控制率(DCR)、临床获益率(CBR)等,见表1。

表1　肿瘤疗效客观指标(硬指标)及其定义

肿瘤疗效指标	指标缩写	全　称	定　义	备　注
总生存期	OS	overall survival	研究开始到因各种原因导致患者死亡之间的时间	肿瘤临床试验中最佳的、最可靠的疗效终点指标;但需要更大样本、随访期较长,往往研究周期长,成本高,也容易受到交叉治疗和后续治疗的影响,以及存在非肿瘤死亡等问题,从而可能干扰生存期的分析

肿瘤疗效指标	指标缩写	全　称	定　义	备　注
生存率	SR	survival rate	指某种肿瘤经过各种治疗后，生存时间超过所设定时间患者所占比例。常用年或月生存率表示	根据不同肿瘤疗效不同，会采用1年、3年、5年、10年生存率等表示疗效
无病生存期	DFS	disease-free survival	研究开始时间直到肿瘤复发或因各种原因出现死亡	常用于根治性治疗后研究，是目前多种肿瘤辅助治疗的药物审批可接受的终点指标
无进展生存期	PFS	progression-free survival	研究开始至第一次发生疾病进展或任何原因死亡的时间	常作为OS的替代指标，被称为中间指标
肿瘤进展时间	TTP	time to progression	从研究开始至出现肿瘤进展或死亡的时间	与PFS类似，常作为OS的替代指标，被称为中间指标
完全缓解	CR	complete response	所有靶病灶均完全消失（结节性疾病除外）	包括所有非目标病灶消失或缩小至正常大小（如淋巴结），且肿瘤标志物水平正常
部分缓解	PR	partial response	靶病灶最大直径之和相比基线缩小≥30%	与CR一样，需在至少4周后重复评估确认。微效（minimal response，MR）目前在临床中已不常用
肿瘤进展	PD	progressive disease	靶病灶最大直径之和增加≥20%	根据RECIST标准，出现任何新发且明确的恶性肿瘤病灶也均认为是PD

肿瘤疗效指标	指标缩写	全　称	定　义	备　注
肿瘤稳定	SD/NC	stable disease/no change	靶病灶最大直径之和减小及增大的程度介于 PR 和 PD 之间	病灶如持续存在或肿瘤标志物高于正常上限,通常定义为非 CR/PD
总缓解率/客观缓解率	ORR	objective/overall response rate	CR+PR	有时也表述为有效率。作为一种直接衡量药物抗肿瘤活性的指标,ORR 是较常用的作为药物审批加速或常规通过的替代指标
疾病控制率(稳定率)	DCR	disease control rate	CR+PR+SD	除乳腺癌外,其他肿瘤中与临床受益率(CBR)概念一致
临床获益率	CBR	clinical benefit rate	CR+PR+SD,≥6个月	在乳腺癌中与 DCR 两者有区别

（1）总生存期：总生存期（overall survival, OS）指患者自治疗/入组开始至任何原因导致死亡的时间。OS 被认为是肿瘤临床试验中最佳的疗效终点,如果看到一个药物临床试验数据报告 OS 时间越久,就说明药物给患者带来的生存期越久。中位生存期（mOS）,也可以称为"半数生存期",在生存曲线上,生存率为 50% 所对应的生存时间,即参与试验 50% 的个体存活的时间。

（2）无病生存期：无病生存期（disease free survival, DFS）指从肿瘤的随机发生到肿瘤复发、转移或出现肿瘤相关疾病的时间,通常用于辅助治疗。适用于能获得根治的肿瘤的生存评价,如乳腺癌、结肠癌的手术后评价。无病生存期的提高可被接受作为反映受试者临床受益的指标,根据肿瘤治疗的结局差异,还可分析无复发生存率、无远处转移生存率等,但评价时应当关注这种受益的程度与所遭受的毒性的比较结果,应需要关注随访时间,随访时间的密度是否足以发现的 DFS 的结局,如果缓解期比较长。在某些情况下,DFS 也可以替代 OS,因为长时间保持无病的患者可能已被治愈。

（3）无进展生存期：无进展生存期（progression-free survival，PFS）是指肿瘤疾病患者从接受治疗开始,到观察到疾病进展或发生因为任何原因的死亡之间的这段时间。PFS 越长意味着患者有质量的生存时间越长,活得越好。但 PFS 包含疾病进展这一概念,而不同肿瘤进展的定义不同,这就造成不同临床研究在判断肿瘤进展时容易产生偏倚。

（4）肿瘤进展时间：疾病进展时间（time to progression，TTP）是从随机分组开始到第一次肿瘤客观进展的时间。与 PFS 唯一不同在于 PFS 包括死亡,而 TTP 不包括死亡。因此 PFS 更能预测和反映临床收益,与 OS 一致性更好在导致死亡的非肿瘤原因多于肿瘤原因的情况下,TTP 是一个合适的指标。

（5）客观缓解率：客观缓解率（objective response rate，ORR）是指肿瘤体积缩小达到预先规定值并能维持最低时限要求的患者比例。缓解期通常是指从开始出现疗效直至证实出现肿瘤进展的这段时间。一般定义客观缓解率为完全缓解加上部分缓解之和（CR+PR）。完全缓解（CR）：病灶完全消失,未见新病灶,肿瘤标志物正常,维持超过 4 周。部分缓解（PR）：肿瘤最长直径之和缩小超过 30%,维持超过 4 周。稳定（SD）：肿瘤最长直径之和缩小不超过 30%,或增加不超过 20%。进展（PD）：最大直径增加超过 20%,或出现新的病灶。

（6）疾病控制率：疾病控制率（disease control rate，DCR）是指肿瘤缩小或稳定且保持一定时间患者的比例,包含完全缓解（CR）、部分缓解（PR）和稳定（SD）的病例,即 DCR=CR+PR+SD。

（7）临床获益率：临床获益率（clinical benefit rate，CBR）是指肿瘤缩小或稳定且保持 6 个月以上时间的患者的比例,即 CBR=CR+PR+SD,≥6 个月。疾病控制率（DCR）和临床获益率（CBR）在乳腺癌中的定义不同,而在其他肿瘤中,两者的定义是一样的。

2. 主观指标（软指标）　主观指标（软指标）,即主要基于患者主观感受评价的指标,这部分指标主要由患者及其家属通过临床症候量表或者口头叙述由医护人员协助填写后获得。主观指标包括如症状积分评估（或症状群评估）、各类生存质量量表测评、体力状况以及直接来自患者的自评结果。

（1）症状积分评估（或症状群评估）：多种单一症状或症状群的集合,包括肿瘤相关症状和非相关症状、治疗相关症状等,具体包括中医症状积分量表和中医证候积分量表等。

（2）生存质量量表测评：临床上对癌症患者生存质量进行标准化的量表测定的方法，主要有 QLQ－C30 测评、FACT 测评或 WHOQOL 测评等。

1）QLQ－C30 测评：EORTC 生活满意度测定量表（QLQ－C30），是一种常用的评估癌症患者生活质量的量表。它由欧洲癌症研究与治疗组织（EORTC）开发，被广泛应用于临床试验和研究中。该量表包含了多个维度的问题，用于评估患者的体能状况、情绪状态、社交功能、疼痛感知、恶心和呕吐、经济困难等方面。通过对这些方面的评估，可以全面了解患者在癌症治疗期间的生活质量状态。

2）FACT 测评：FACT(functional assessment of cancer therapy)量表系列，是由美国芝加哥 Rush-Presbyterian-St.Luke 医学中心的 Cella 等研制出的癌症治疗功能评价系统。该系统是由一个测量癌症患者生命质量共性部分的一般量表（共性模块）FACT－G 和一些特定癌症的子量表构成的量表群。FACT－G(第 3 版)由 34 个条目构成，分为躯体状况（8 条）、社会/家庭状况（8 条）、与医生的关系（3 条）、情感状况（7 条）和功能状况（8 条）五个部分。其中，每一部分的最后一个条目都是患者对该部分的一个总的评价（作为总评价和加权计分用），在计算各部分的得分时均不包括这些条目。特定癌症的量表则由共性模块加各自的特异模块构成（特异模块中也有一个总的对该部分的评价条目，不包括计分时）。目前已经或正在开发的特异模块有肺癌（FACT－L，实际上 FACT－L 已经包括 FACT－G 和肺癌的特异模块，下同）、乳腺癌（FACT－B）、膀胱癌（FACT－Bl）、脑瘤（FACT－Br）、宫颈癌（FACT－Cx）、结肠癌（FACT－C）、头颈癌（FACT－H½26N）、卵巢癌（FACT－O）、前列腺癌（FACT－P）等。

3）WHOQOL 测评：WHOQOL 量表是由世界卫生组织研制而成的用于测量个体与健康有关的生存质量的国际性量表。该量表不仅具有比较好的信度、效度、反应度等心理测量学性质，且具有国际可比性，即在不同文化背景下测定的生存质量得分具有可比性。

（3）体力状况测评：肿瘤治疗前应该对患者一般健康状态做出评价，一般健康状态的一个重要指标是评价其活动状态（performance status, PS）。活动状态是从患者的体力来了解其一般健康状况和对治疗耐受能力的指标。体力状况评分，通常采用 ECOG(PS)评分、KPS 评分或 QOL 评分。

1）ECOG(PS)评分：ECOG(PS)评分是由美国东部肿瘤协作组（Eastern

Cooperative Oncology Group，ECOG)制定的一个较简化的活动状态评分表。将患者的活动状态分为 0～5，共 6 级。一般认为活动状况 3、4 级的患者不适宜进行化疗(表2)。

表 2　ECOG 活动状态评分表

Zubrod-ECOG-WHO（ZPS，5 分法）	
体 力 状 况	分 级
正常活动	0
症状轻,生活自在,能从事轻体力活动	1
能耐受肿瘤的症状,生活自理,但白天卧床时间不超过 50%	2
肿瘤症状严重,白天卧床时间超过 5%,但还能起床站立,部分生活自理	3
病重卧床不起	4
死亡	5

2) KPS 评分：国际常用的有 Karnofsky 活动状态评分表。如果 Kamofsky 氏活动状态评分在 40% 以下,治疗反应常不佳,且往往难以耐受化疗反应(表3)。

表 3　KPS 活动状态评分表

体 力 状 况	评 分
正常,无症状和体征	100
能进行正常活动,有轻微症状和体征	90
勉强可进行正常活动,有一些症状或体征	80
生活可自理,但不能维持正常生活工作	70
生活能大部分自理,但偶尔需要别人帮助	60
常需人照料	50

续　表

体　力　状　况	评　分
生活不能自理,需要特别照顾和帮助	40
生活严重不能自理	30
病重,需要住院和积极地支持治疗	20
危重,临近死亡	10
死亡	0

得分越高,健康状况越好,越能忍受治疗给身体带来的副作用,因而也就有可能接受彻底的治疗。得分越低,健康状况越差,若低于 60 分,许多有效的抗肿瘤治疗就无法实施。

3) QOL 评分:我国于 1990 年参考国外的指标制定了一个草案,其标准如下(括号内为得分),见表 4。

食欲:① 几乎不能进食;② 食量<正常 1/2;③ 食量为正常的 1/2;④ 食量略少;⑤ 食量正常。

精神:① 很差;② 较差;③ 有影响,但时好时坏;④ 尚好;⑤ 正常,与病前相同。

睡眠:① 难入睡;② 睡眠很差;③ 睡眠差;④ 睡眠略差;⑤ 大致正常。

疲乏:① 经常疲乏;② 自觉无力;③ 有时常疲乏;④ 有时轻度疲乏;⑤ 无疲乏感。

疼痛:① 剧烈疼痛伴被动体位或疼痛时间超过 6 个月;② 重度疼痛;③ 中度疼痛;④ 轻度疼痛;⑤ 无痛。

家庭理解与配合:① 完全不理解;② 差;③ 一般;④ 家庭理解及照顾较好;⑤ 好。

同事的理解与配合(包括领导):① 全部理解,无人照顾;② 差;③ 一般;④ 少数人理解关照;⑤ 多数人理解关照。

自身对癌症的认识:① 失望,全不配合;② 不安,勉强配合;③ 不安,配合一般;④ 不安,但能较好地配合;⑤ 乐观,有信心。

对治疗的态度:① 对治疗不抱希望;② 对治疗半信半疑;③ 希望看到疗

效,又怕有副作用;④ 希望看到疗效,尚能配合;⑤ 有信心,积极配合。

日常生活:① 卧床;② 能活动,多半时间需卧床;③ 能活动,有时卧床;④ 正常生活,不能工作;⑤ 正常生活工作。

治疗的副作用:① 严重影响日常生活;② 影响日常生活;③ 经过对症治疗可以不影响日常生活;④ 未对症治疗可以不影响日常生活;⑤ 不影响日常生活。

面部表情:分①~⑤个等级。

表4　目前试用的生活质量分级对比表

生活质量得分	生活质量评级
60	满分
51~60	良好
41~50	较好
31~40	一般
21~30	差
<20	极差

目前试用的生活质量分级:生活质量满分为60分,生活质量极差的为<20分,差的为21~30分,一般为31~40分,较好的为41~50分,良好的为51~60分。

(4)患者的自评结果(patient-reported outcomes,PROs):基于患者报告的临床结局,直接来自患者的PROs量表在国际上已应用于包括疗效评价在内的临床试验中,并广泛应用于卫生政策的制定、卫生资源效益的评价等方面(表5)。

表5　肿瘤疗效主观指标(软指标)及其定义

肿瘤疗效指标	指标缩写	全　称	定　义	备　注
症状积分或症状群评估	symptom	symptom (cluster)	多种单一症状或症状群的集合	包括肿瘤相关症状和非相关症状,广义概念也包括治疗相关症状

肿瘤疗效指标	指标缩写	全　称	定　义	备　注
患者报告的临床结局/自评结果	PROs	patient-reported outcomes	基于患者报告的临床结局	直接来自患者的 PROs 量表在国际上已应用于包括疗效评价在内的临床试验中，并广泛应用于卫生政策的制定、卫生资源效益的评价等方面
体力状况	PS	performance status	体力状况评分	通常采用 PS，或 KPS 标准
生存质量量表	QOL	quality of life	标准化的量表测定方法	QLQ－C30，或 FACT，或 WHOQOL 等

3. **新兴指标**　随着现代分子生物学的持续进步和检测技术的飞速发展，一些有明确临床证据的分子微观指标也可以作为疗效评价指标，如 ctDNA、CTC 等新技术检测微小残留肿瘤（minimal residual disease，MRD）等可望成为新的临床预后判断指标与疗效评价指标。

（1）循环肿瘤 DNA：循环肿瘤 DNA（ctDNA）是一种无细胞状态的胞外 DNA，存在于血液、滑膜液和脑脊液等体液中，其主要是由单链或双链 DNA 以及单链与双链 DNA 的混合物组成，以 DNA 蛋白质复合物或游离 DNA 两种形式存在。它是一种具备广泛应用前景、高敏感性、高特异性的肿瘤标志物，且适用于多种肿瘤。与蛋白类标记物相比，ctDNA 检测很少出现假阳性，因为 ctDNA 来自肿瘤细胞基因组突变。另外，ctDNA 半衰期短，能准确反映肿瘤当前情况。

ctDNA 作为一种新的肿瘤标志物，将在肿瘤的诊断、治疗及预后检测等方面发挥重要作用，尤其对于一些不具有典型临床症状、检查无特异性和诊断困难的肿瘤，可避免复杂的、具有创伤性的活检。对于发现早期或癌前阶段肿瘤踪迹具有重要意义，为肿瘤的治疗提供时机，基于 ctDNA 的超早期肿瘤基因检测（ultra-early tumor screening，U-ets）将是未来肿瘤疾病预防、治疗的研究和发展方向。

（2）循环肿瘤细胞：循环肿瘤细胞（circulating tumor cell，CTC）是指恶

性肿瘤在发展过程中播散并存活于外周血中的肿瘤细胞,与肿瘤的转移和预后密切相关。循环肿瘤细胞检测是指对肿瘤患者外周血中的循环肿瘤细胞进行分析的方法,有助于肿瘤转移患者的诊断、监测术后患者肿瘤的复发与转移、评估抗肿瘤药物的敏感性与患者预后以及选择个体化治疗的策略。

循环肿瘤细胞在肿瘤患者外周血中数量稀少,一般在106～107个白细胞中仅含有1个。循环肿瘤细胞检测在乳腺癌、肺癌、结直肠癌及前列腺癌等转移性实体瘤的微转移、监测术后复发、疗效评估与预后及个体化靶向治疗等方面有重要作用。目前,对于循环肿瘤细胞的检测和分析比较困难,研究主要集中在寻找循环肿瘤细胞的特异性标志物并提高检测手段的敏感性和特异性。

三、实体瘤的中医疗效评价标准

目前公认的实体瘤临床疗效评价标准(response evaluation criteria in solid tumors,RECIST)及其改良标准是以瘤体大小变化为评价核心的、指标单一的疗效评价标准,临床对于恶性肿瘤的疗效评价通行的做法是采用多个单一指标联合评价的模式,往往存在不同临床指标间不一致,甚至相互矛盾的现象。其原因是缺乏统一的、客观有效的综合评价标准。通行的肿瘤疗效评价标准不能准确反映中医治癌疗效,不利于中医肿瘤学科的发展。广州中医药大学"国医大师"周岱翰牵头起草制定了第1版《中医肿瘤疗效评定标准》,是率先建立的一个综合的实体瘤疗效评价标准体系。该标准于1999年在中华中医药学会肿瘤分会贵州会议拟定,迄今已经20余年。2023年,该团队对该评审标准进行了优化,提出了以下实体瘤中医疗效评价标准的新方案。

总疗效评分(10分以内)= 瘤体变化(权重系数0.3～0.4)+ 症状评分(权重系数0.1～0.2)+ 体力状况评分/生存质量积分(权重系数0.1～0.2)+ 生存时间/疾病无进展时间(权重系数0.3～0.4)。

显效:8分及以上;有效:5～7分;稳定:3～4分;无效:0～2分。

注:① 各要素权重根据临床分期而不同,具体权重详见各要素评分标准;② 恶性肿瘤临床分期标准原则上参照TNM分期标准,个别病种根据临床实际情况参照国内通用的临床分期标准,如原发性肝癌分期标准可参照中国抗癌协会临床分期标准。

1. 瘤体变化　Ⅰ期、Ⅱ期患者权重系数0.4;Ⅲ期、Ⅳ期患者权重系数0.3。
CR:完全缓解(8～9分);PR:部分缓解(4～7分);NC:稳定(2～3分);

PD：进展（0～1 分）。

注：① 瘤体评估标准原则上参照 RECIST 实体瘤临床评价标准；② 分子靶向药物或免疫治疗者，可参照 mRECIST 或 irRECIST 标准；行 PET/CT 检查者可参照 perRECIST 标准。

2. 临床症状　Ⅰ期、Ⅱ期患者权重系数 0.1；Ⅲ期、Ⅳ期患者权重系数 0.2。显效：8～9 分；有效：5～7 分；稳定：2～4 分；无效：0～1 分。

注：症状评分标准可参照临床症状积分标准或症候群标准进行评估。

3. 体力状况/生存质量量表评分　Ⅰ期、Ⅱ期患者权重系数 0.1；Ⅲ期、Ⅳ期患者权重系数 0.2。

显效：8～9 分；有效：5～7 分；稳定：2～4 分；无效：0～1 分。

注：① 体力状况评分参照 KPS 标准评分或按 Performance Status 分级标准评分；② 生存质量量表可采用 EORTC QLQ - C30 量表系列、世界卫生组织与健康有关生命质量测定量表（WHOQOL - 100 和 WHOQOL - BREF 量表）、FACT 量表系列等国际通用生存质量量表进行评定。

4. 生存时间（OS）/无进展生存时间（PFS）　Ⅰ期、Ⅱ期患者权重系数 0.30；Ⅲ期、Ⅳ期患者权重系数 0.40。

OS≥5 年以上，或 PFS≥4 年以上，8 分或以上；OS≥3 年以上，或 PFS 2 年以上，6～7 分；OS≥1 年以上，或 PFS≥0.5 年以上，4～5 分；OS≥0.5 年以上，或 PFS≥0.25 年以上，2～3 分；OS＜0.5 年，或 PFS＜0.25 年，0～1 分。

第六节　治未病思想在肿瘤治疗中的应用

肿瘤的发生、发展是漫长且复杂的过程，往往是多个因素共同作用的结果。近年来关于肿瘤的治疗理念已经逐渐向预防为主的方向转变。在临床治疗上，我们既要未病先防，又要既病防变。中医学的"治未病"思想有着突出特色和基础理论，在中医学术思想中占据着重要的地位。最早记载于先秦至西汉时期的著作《黄帝内经》中，"上工治未病，不治已病"。《金匮要略》又曰："夫治未病者，见肝之病，知肝传脾，当先实脾。"到了唐代，孙思邈就将"治未病"思想阐述为"上医医未病之病，中医医欲病之病，下医医已病之病"，说明了"治未病"的重要性。到了清代甚至发展出了"冬病夏治"的防病思想。"治未病"其内涵包括了"未病先防""既病防变"以及"瘥后防复",对于肿瘤的防治有着重要的指导性意义。WHO癌症专业委员会认为"通过卫生教育计划,预防已知的致癌因素,1/3的癌症是可以预防的",张小玲认为中医肿瘤治未病思想主要体现在以下几个方面。

一、未病先防

肿瘤是一种人群中常见的多发疾病,尽管肿瘤的病因很复杂,但是可以根据已有对于肿瘤的流行病学、地区分布情况、发病率和病死率来制定和采取一些具体措施加以预防。

1. 明确癌症高危人群　肿瘤的高危人群指的是在流行病学范围中易患肿瘤的人群。通过明确肿瘤高危人群,才能对癌症进行有效的预防。肿瘤的高危人群包括老年人、从事易接触致癌物质工作的人群、癌前病变患者、有肿瘤家族史的人群等。针对以上人群首先要积极地进行对于肿瘤相关知识的科学普及宣传以及预防知识的指导。其次肿瘤易感人群需要定期检查和复查,如果出现与肿瘤相关的疾病要及时尽早治疗。

2. 避免并消除环境中的致癌因素　绝大多数的肿瘤的发生与自然界环境以及人体生活环境中的致癌因素相关,所以采取措施避免并消除这些环境中的致癌因素对肿瘤的预防起到至关重要的作用。

(1) 加强对职业环境和自然界环境的保护:对于从事易接触致癌物质工作的人群,应该加强劳动防护。对于已经明确可以致癌的有害物质,应该加强检测,做到控制与消除。例如,肺癌与石棉有关,白血病与汽油中的苯有关,木屑与肝癌、肾癌和喉癌相关。还需要重视保护和改善环境,针对工业中的"三废"(废水、废气、废渣)的处理应该加强,尽量做到综合利用,化害为利。

(2) 合理地使用医药用品:不能滥用任何医疗措施和药物,应该保有慎重的态度。因为放射线也有致癌作用,长时间不合理地照射,容易引起皮肤癌、白血病、骨肉瘤等。特别妊娠期妇女应该避免放射检查。某些性激素类药物以及某些抗肿瘤药物也具有致癌作用。

(3) 重视食物的致癌作用:食物中的亚硝酸盐在胃中可合成致癌作用很强的亚硝胺类化合物,可以采取措施阻止其合成,降低患癌风险。食物的霉变不仅会破坏其营养价值,还会引起食物中毒和霉菌感染。例如,遭到黄曲霉毒素污染的食物可以引起癌症。烟熏的食物、烧焦的食物也会诱发肿瘤。所以食物在储藏时,要注意尽量减少霉菌的污染,并且尽量避免食物长期地储存。尽量少食烟熏食物和烧焦的食物,多吃富含维生素的蔬菜和水果,平时也要增加摄取人体易缺乏的微量元素,严格控制精制糖的摄取,改变不良的饮食习惯。

3. 调整机体的内环境,增加自身抗癌能力　在《素问遗篇·刺法论》中有提道:"正气存内,邪不可干。"其中正气是指机体的抗邪能力,而邪泛指的是各种致病因素,强调了肿瘤的发生除了外界"邪气"的影响外,还与机体的自身状态相关。

(1)控制烟酒,坚持体育锻炼:据统计,烟草中大约有60多种致癌物质会引起基因的永久性改变,从而导致恶性肿瘤发生。有证据表明吸烟可导致患肺癌、喉癌、胃癌等的风险增加。同时,经研究发现被动吸烟比主动吸烟的危害更大。戒烟以及避免被动吸烟能够明显降低这些癌症的发病风险。此外,过量的饮酒也容易导致胃癌、食管癌。所以在平时的生活中应该注意戒烟、戒酒。

此外,平时可以通过体育锻炼来增强体质。如我国中医传统的太极拳、八段锦以及气功等都可以预防保健,在一定程度上阻止肿瘤的发生。

(2)提高自身免疫力:提高自身免疫力,是防治机体"正气不足"的重要一环。在《素问·上古天真论》中有记载:"女子七岁,肾气盛,齿更发长;二七而天癸至,任脉通,太冲脉盛,月事以时下,故有子;三七,肾气平均,故真牙生而长极;四七,筋骨坚,发长极,身体盛壮;五七,阳明脉衰,面始焦,发始堕;六七,三阳脉衰于上,面皆焦,发始白;七七,任脉虚,太冲脉衰少,天癸竭,地道不通,故形坏而无子也。男子八岁,肾气实,发长齿更;二八,肾气盛,天癸至,精气溢泻,阴阳和,故能有子;三八,肾气平均,筋骨劲强,故真牙生而长极;四八,筋骨隆盛,肌肉满壮;五八,肾气衰,发堕齿槁;六八,阳气衰竭于上,面焦,发鬓斑白;七八,肝气衰,筋不能动,八八,天癸竭,精少,肾藏衰,形体皆极,则齿发去。肾者主水,受五脏六腑之精而藏之,故五藏盛,乃能泻。今五藏皆衰,筋骨解堕,天癸尽矣。故发鬓白,身体重,行步不正,而无子耳。"其中肾为先天之本,在中医理论中认为老年人易发肿瘤的原因是因为老年人肾气不足,先天之本损伤,从而导致机体的抵抗力下降。所以可以从中医"补肾"方面出发,扶正益气,提高免疫力,从而预防肿瘤的发生。

4. 重视并积极治疗癌前病变　肿瘤是一种多因素长期作用下的慢性疾

病,从一开始的癌前病变到肿瘤的发展需要一定的时间。所以预防癌症一大重点就是要重视并且积极地治疗根除癌前病变。

常见的癌前病变有黏膜白斑、肺结节、乳腺增生、胃肠道息肉、肝硬化等。健康人群要重视机体一些异常的表现,出现癌前病变一定要及时治疗。

二、既病防变

对于肿瘤而言,既病防变的意思就是要预防癌细胞进一步扩散和转移。肿瘤转移指的是癌细胞在远离其原发器官的远端器官中生长的一种现象。减少肿瘤的转移可大幅提高肿瘤的治疗效果。

1. 肿瘤转移的原因和主要方式 由于癌细胞有无限增殖的能力,其分裂次数没有上限。此外,癌细胞具有相互接触后其运动和分裂活动不停止的特点。同时癌细胞间的纤黏连蛋白比起正常细胞的表达显著下降甚至消失,所以癌细胞在体内更容易分散和转移。基于以上癌细胞的特点,癌细胞在体内更容易发生转移和扩散。肿瘤转移主要的方式大致可以分为直接扩散、血道转移、淋巴道转移以及种植转移。

2. 肿瘤转移的防治 在中医理论中,脾胃为后天之本,气血生化之源,正气的亏虚大多是脾胃之气的亏虚所造成的。《脾胃论》中有提道:"天地之邪气,感则害人五脏六腑,及形气俱虚,乃受外邪,不因虚邪,贼邪不能独伤人,诸病从脾胃而生。"《黄帝内经》也说过:"五脏者,皆禀气于胃;胃者,五脏之本也。"可见脾胃之气对于正气的产生至关重要,正气的强弱与疾病的发展也密切相关。在临床上可以多使用顾护胃气以及补益的中药来扶正培本,增强机体正气来防止肿瘤的转移。

此外,在临床中肿瘤发生转移,往往代表病情的进展,可以提前掌握疾病传变的规律,延缓肿瘤的转移,有效延长生命周期。在《金匮要略》中就有说道"见肝之病,知肝传脾,当先实脾"。所以在临床上治疗肿瘤时,可以从整体出发,考虑脏腑传变趋势,提高未病变脏腑的正气,防治肿瘤的转移。总之,对于消除肿瘤转移最好的方法还是早期及时诊断,并且及时治疗。

三、瘥后防复

一些早期被发现而且得到及时正确治疗的肿瘤患者完全可以做到根治肿瘤并且康复,而且针对一些晚期癌症患者,通过积极、有效的治疗,其病情也能得到很好的控制,生活质量可以得到大幅提高。对于肿瘤患者来说,即使已经获得根治或者长期缓解,仍需要进一步巩固疗效和长期随访,防止肿瘤的复发。可见,瘥后防复对于肿瘤患者来说十分重要。

1. 定期复查 所有的恶性肿瘤患者,经过治疗以后都应该定期复查,了解病情,查看有无复发。除了对原发肿瘤部位进行检查(观察区域淋巴结是否肿大、局部包块有无复发)以外,对于肺、肝、脑、骨等容易转移的部位也需要检查。此外,患者机体的免疫功能情况也需要关注,如发现免疫功能低下,需要及时给予纠正。定期复查,建议一开始每 2~3 月 1 次,稳定下来后每半年复查 1 次。

2. 中医药治疗 肿瘤是慢性复杂性疾病,尽管已经消除可见的肿瘤,但是患者残留下来的余毒在短时间内很难以被消除,后期仍有复发的可能性。所以肿瘤病愈的初期需采取巩固性治疗和预防性措施,防止复发来延长生存期。可以通过药物、针灸、气功等方法,通过扶正益气来调节机体脏腑功能以及阴阳气血的平衡,使机体达到“阴平阳秘”的状态。

3. 养生 首先在《素问•上古天真论》中有记载:“虚邪贼风,避之有时;恬淡虚无,真气从之,精神内守,病安从来?”可见保持精神乐观,减少情绪波动对于肿瘤患者的病情是否复发、恶化非常重要。患者尽量要保持精神愉快和乐观。其次,在《素问•上古天真论》又有:“上古之人,其知道者,法于阴阳,和于术数,饮食有节,起居有常,不妄作劳,故能形与神俱,而尽终其天年,度百岁乃去。”康复患者的工作、生活作息时间要有规律,避免过度劳累导致免疫力降低,成为肿瘤复发的诱因。适当的锻炼也可以增强体质,调理气血、阴阳和脏腑功能。此外,《素问•生气通天论》中也强调:“是故谨和五味,骨正筋柔,气血以流,腠理以密。如是则骨气以精,谨道如法,长有天命。”在日常饮食中,不能偏于某一味,五味需要调和才能更健康。禁止暴饮暴食,过量饮食也会对身体造成危害。

参考文献

[1] 程海波,周仲瑛.癌毒病机科学内涵的现代诠释[J].南京中医药大学学报,2021,37(5):637-641.

[2] 郁仁存.活血化瘀与肿瘤治疗[J].北京中医,1992(1):21-25.

[3] 姚海强,王济,李玲孺,等.痰湿体质与肿瘤的相关性探讨[J].环球中医药,2016,9(5):

596－598.

［4］李鑫,卫蓉.中医中药治疗胃癌的研究进展[J].贵阳中医学院学报,2012,34(1)：116－119.

［5］梁玉莹,黎静.痰证与细胞黏附因子在肿瘤转移机制中的相似性初探[J].新中医,2006(12)：5－7.

［6］廖文豪,牟钰,赵茂源,等.基于毒邪致病理论治疗肿瘤疾病的思考[J].中国中药杂志,2023,48(5)：1413－1419.

［7］朱潇雨,吴喆,高瑞柯,等.从"阳虚毒结"角度探讨化疗耐药形成及温阳法干预机理[J].中医杂志,2021,62(8)：672－676.

［8］千维娜,李治,李仁廷,等.培元化瘀抗癌汤联合 FOLFOX4 化疗方案治疗大肠癌术后疗效及对血清 VEGF、MMP－9 及免疫功能影响[J].辽宁中医药大学学报,2020,22(6)：41－45.

［9］陈浩方,雷旭东,党会芬,等.中医专方治疗肺癌用药规律研究[J].甘肃医药,2022,41(2)：134－136.

［10］王孟超,欧妍,王晓群,等.贾英杰运用通腑泄浊法治疗恶性肿瘤经验[J].中医杂志,2023,64(16)：1637－1640.

［11］侯超,林伟波,周岱翰.清热解毒法历代演进与解毒治癌十法[J].中华中医药杂志,2016,31(11)：4604－4606.

［12］唐德才.活血化瘀药在抗肿瘤及转移中的运用思考[J].南京中医药大学学报,2019,35(1)：1－4.

［13］王栋,高宇,张佳,等.软坚散结类中草药治疗恶性肿瘤的研究进展[J].中国实验方剂学杂志,2020,26(23)：219－225.

［14］王政燃,张伟.论朱熹的理气观[J].河北学刊,2013,33(2)：218－221.

［15］余阳.肿瘤从痰论治的现代研究进展[J].中药与临床,2012,3(3)：63－65.

［16］谭峰,李柳,沈卫星,等.基于癌毒病机理论辨治肿瘤组方思路探讨[J].南京中医药大学学报,2021,37(6)：837－840.

［17］郑羽,樊卫,张建华,等.益气固本汤联合化疗治疗晚期非小细胞肺癌患者临床研究[J].辽宁中医药大学学报,2023,25(12)：175－178.

［18］胡玥,吴存恩,邵杰,等.益气健脾解毒方治疗中晚期胃癌疗效及对免疫功能和不良反应的影响[J].现代中西医结合杂志,2022,31(24)：3463－3457.

［19］亓琦,王瑞雯,梁红娟.补肾壮元胶囊对肾阳虚小鼠性激素水平及免疫功能影响的实验研究[J].中国中医药科技,2015,22(5)：493－495.

［20］王亚坤,谢长生.治疗晚期肿瘤应重视温阳[J].中医学报,2015,30(3)：319－321.

[21] 张北平,钟彩玲,梁宝仪,等.调肠消瘤方治疗结直肠腺瘤患者术后1年复发情况——176例随机对照临床观察[J].中医杂志,2020,61(22)：1971-1976.

[22] Correa P，Haenszel W，Cuello C，et al. A model for gastric cancer epidemiology[J]. Lancet，1975，2(7924)：58-60.

[23] 伊日贵,徐晓艳,李时荣.肿瘤侵袭转移机制研究进展[J].中华实用诊断与治疗杂志,2014,28(10)：937-939.

第二章
肿瘤的中医治则治法

第一节 辨 证 思 想

一、以整体观为中心的辨证论治

中医学认为人体是一个不断运动的有机整体。人以五脏为中心,通过经络系统将五脏、六腑、九窍连结,人与自然界及社会环境之间是不可分割的整体。中医强调"天人合一"的整体观思想,即人体形神统一、与自然统一、与社会统一。所以,任何一种肿瘤的发生,病因都不是单一的,它受内因、外因共同影响,是阴阳消长动态变化的过程。

神依形而存,神寓于形中,只有形神相俱才能成为人。如《灵枢·天年》:"血气已和,荣卫已通,五脏已成,神气舍心,魂魄毕具,乃成为人。"又如《淮南子·原道训》:"形神气志,各居其宜,以随天地之所为。夫形者,生之舍也;气者,生之充也;神者,生之制也。一失位则三者伤矣。"强调了形神是生理上相互为用,病理上相互影响的统一体。

水文、地貌、生物、土壤、气候、微量元素等自然事物所形成的环境都是人类赖以生存的重要组成部分,但随着经济社会的快速发展,人类活动给生态环境带来了一系列污染,同时各种污染也通过不同方式影响着人类生活及健康,导致肿瘤发病率呈现上升的趋势。如"癌症村"的出现与水体污染有紧密关联;长期处于电离辐射环境可引发白血病、皮肤癌等严重的恶性肿瘤。《素问·至真要大论》:"审察病机,无失气宜,此之谓也。"强调了人与自然界的统一性,生态环境变化对于肿瘤病机认识的重要性。

人是社会的组成部分,人能影响社会,社会的变化也能影响人体,如经济条件、社会地位、人际关系、婚姻状况、情志调节、行为习惯、生活方式等社会因素在肿瘤的发生、发展中不容忽视。正如《灵枢·百病始生》所云："内伤于忧怒，则气上逆，气上逆则六腑不通，温气不行，凝血蕴里而不散，津液涩渗，著而不去，而积皆成也。"《金匮要略》曰："凡饮食滋味，以养于生，食之有妨，反能为害……若得宜则益体，害则成疾，以此致危。"强调了人与社会的统一性，社会因素亦是肿瘤病机发生的重要因素之一。

肿瘤是一种复杂的多基因疾病，它有着特殊的发展规律，虽然肿瘤主要在局部病变，但能够反映全身脏腑情况，是全身性疾病的局部表现，其病程长，变化多。张小玲认为对肿瘤的判断需从中医整体观视角出发，通过观察局部病变，分析整体病理反应，实现局部与整体病理反应的有机统一，并关注局部病变及关联部位、病变部位对其他器官系统造成的影响，强调局部与整体的辨证统一。因此，在肿瘤的治疗中不仅考虑到局部，更要考虑到整体。例如非小细胞肺癌，西医采取治疗前首先需要做各项检查，不仅仅要评估肿瘤的大小、形态、个数、位置，更重要的是评估全身状态，包括年龄、各脏器功能、肿瘤转移情况等，否则即使手术，其预后也不尽如人意，这无不体现了整体观的重要性。在患者全身状态允许下，早期患者可以通过手术局部切除，但术后往往部分患者会遗留有乏力、气喘、咳嗽、胸痛等诸多症状，且癌症的早期阶段的 5 年生存期只有 80％。这说明局部的治疗固然重要，但仍需考虑患者体质、症候表现、肿瘤种类及发展、预后等综合因素。术后中医不仅可通过辨证论治改善症状，而且可以通过调整体质以改善肿瘤内环境，从而减少肿瘤复发。

辨证论治是认识疾病和解决疾病的过程，是理论与实践相结合的体现，是理法方药在临床上的具体运用，是指导中医临床工作的基本原则。肿瘤的治疗当然也离不开辨证论治法。在整体观的视角下，张小玲非常重视"证"与"治"，认为中医在辨证的过程中应分析整个疾病发生、发展规律，在治病用药的过程中应强调整体阴阳平衡，在中药的使用上应重视组方和科学配伍，因此只有正确掌握中医辨证施治的治疗原则和整体观的辨证思维，认真实施中医辨证施治的特色优势，才有可能攻克"肿瘤"。

同一种肿瘤在不同发展阶段，证也是不同的，因机体生命活动状态和精神、情绪、生活环境、遗传基因等因素都不一样，如果脱离了中医辨证论治的原则，对整体与局部、邪气和正气、外因与内因等多种因素的错综复杂的影响，以及正邪双方的动态发展就无从把握。因此，辨证是否正确、论治是否正确，都是关键。如患者痰湿内阻,需辨病情虚实、寒热,遵循"实则泻之,虚则补之"的治则以祛之,且湿性黏滞,缠绵不愈,勿予滋阴碍胃的抗癌中药,否则必然加重湿困痰结的程度,甚则出现气滞、血瘀、毒火等相关性的症候群;如血虚者常用破气活血的抗癌中药,则必然加重其亏虚的程度,甚则可能出现气血双亏、气不摄血等病情加重趋势。因此,张小玲认为一定要正确辨证,选药合理,方能有效施治。如果脱离了整体观的指导原则,仅把攻邪作为癌症治疗的唯一手段,或不顾病情,以剧烈有毒的中药作为治癌的法宝,那必将导致病情加重,后果不堪设想,此法绝不可取。当然,如果体型强壮、癌毒壅滞,可以适当选择剧烈有毒的中药配伍用之,但需遵守《黄帝内经》"大毒治病,十去其六",以防正气亏损过甚,加重病情。

二、辨病论治与辨证论治相结合

"病"即疾病,是指在六淫、七情、劳逸等致病因素作用下,机体与外环境的关系失调,机体内部平衡紊乱,正常的生理功能与生命活动受到破坏而出现的病理活动过程。它是一个动态变化过程,是对疾病全过程特点与规律的概括,具有较明确的病理特点与固定的临床症状组。

清代徐灵胎在《医学源流论》中指出:"欲治病者,必先识病之名,能识病之名,而后求其病之所由生,知其所由生,又当辨其生之因各不同,而病状所由异,然后考虑其治之法,一病必有主方,一病必有主药。"提示了辨病的重要性。张小玲认为,现在中医肿瘤虽采用西医的命名方式,但中医的辨病不等同于西医的诊断,它不仅仅包括辨西医病名,还包括辨中医病机,辨病是强调在中医整体观的理论基础上全面认识和把握疾病及本质性病机,以便于更好地辨证施治。因此,辨病论治注重的是每个肿瘤独特的发生、发展及转化的全过程,着眼于贯穿疾病全过程的基本矛盾。不少患者在肿瘤早期无任何不适症状,从中医的角度来说就是无证可辨,但我们可以通过"辨西医病名、辨患者体质"的辨病模式来确定治疗原则与方药配伍。在辨体质用药的基础上,我们可以根据前人的经验总结,选用专病专方或专病专药,如胃癌可选择四藤汤(大血藤、野葡萄根、菝葜、藤梨根);肺癌可选择白花蛇舌草、石见穿、石上柏、天葵子等中药;乳腺癌可选择半枝莲、王不留行子、蜂房等中药……由此可见,辨病论治具有易学易用、疗效确切、不受中医证型局限等优点。

肿瘤有其特殊的病理性质与特点,癌毒是一种特殊的毒邪,具有腐蚀性、侵袭性、变化性、消化性特点,因此肿瘤是一种易复发、易扩散、预后差的顽疾。不同的肿瘤,出现了相同的证,可以采用异病同治,尽管是同治,仅仅是针对某病的某一阶段而言,并非某病的整个病程,单纯地辨证,易犯"盲人摸象"的错误。疾病的认识越全面,治疗的针对性就越强。如肺癌、胃癌均辨证为痰湿中阻型,均可选用二陈汤为主方;根据疾病不同,可加用专病专药;根据疾病的发展特点,可加用防患于未然的中药,如肺癌患者久病易伤肾,可加用山药、淫羊藿等补肾之品,胃癌患者久病易脾胃虚,应加用陈皮、六曲、红曲等健脾胃助消化之品。相同的肿瘤,因肿瘤分期不同出现不同的证,可采用同病异治,才能获得良好的治疗效果。在肿瘤早期术后阶段,处于正气亏虚,癌毒已去时,应选用薏苡仁、山药、木香、党参、黄芪等中药加强健脾助运之力,以益气扶正而达到防癌之功;在中期阶段,处于癌毒炽盛时,应选用莪术、鳖甲、浙贝、牡蛎、半枝莲、天葵子等中药加强软坚散结,消肿解毒之力,从而达到祛邪抗癌之功。在晚期阶段,正虚、癌毒俱盛时,当主以扶正,辅以祛邪以达到扶正祛邪兼顾,从而延缓病情发展、改善患者的生活质量。根据辨病论治全程可加用辨病方以治之。当然相同的肿瘤,出现了相同的证,当以同病同治,但因患者体质的差异、西医治疗方式不同,治疗亦有所区别。如同为脾虚痰湿型肺癌,均可选用六君子汤健脾化湿;如患者正处于化疗、放疗等治疗期间,应暂缓抗癌之品以防损伤正气,导致不能按期完成西医治疗,应以顾护脾胃,益气扶正为主以协助西医治疗顺利完成;如无其他西医治疗,当以加强解毒祛邪之品以防癌、抗癌。因此,在治疗过程中应重视辨病,根据病理特性及发展规律、预后及转归特点,及早干预以防患于未然,预防肿瘤形成、复发、转移。

"病"是对疾病全过程特点与规律的概括,是由若干证组成。"证"是对四诊所收集的资料、症状、体征进行分析、综合,对疾病发展过程中某一阶段所出现症状的概括。它是对疾病某阶段临床症状与病机的综合概括,包含了病变的部位、病因、病性及邪正盛衰变化等内涵,并揭示病变的机制和发展趋势。没有离开"病"而独立存在的"证",两者都是认识疾病的思维过程。张小玲认为,辨病论治肿瘤是认识和解决疾病全过程的基本矛盾,辨证论治肿瘤则是认识和解决疾病过程中某一阶段的主要矛盾,两者结合既有助于全面地了解肿瘤的总体规律,又能灵活地反映肿瘤某一阶段的具体情况,符合肿瘤动态发展的演变过程,对中医肿瘤临床实践具有极大的指导意义。因此,对于肿瘤这一类疾病,病因复杂、病程漫长、病情烦冗,应采取辨病论治与辨证论治法相结合,证从病出,病随证立,病证结合,才能取得更大的疗效。

实际临床中要结合影像医学、核医学、生化检验、病理检测等技术,为肿瘤的定性、定位提供可靠依据,明确肿瘤的性质及发生部位对病情的预后转归也就有了大概判断。例如"癌中之王"胰腺癌,平均生存期仅 4～6 月,很多患者就诊时仅仅以腹痛为主症,在没有西医各项技术的诊断下,单纯靠望、闻、问、切四诊确诊论治,导致辨证不识病,即使辨证对了,临床症状缓解或消失了,也不能判断疾病是否治愈了,同时可能会延误病情而失去最佳手术时机。当然疾病明确了,不管阴阳、表里、寒热、虚实,也不管脏腑、气血的功能变化,就选用几味所谓有"抗癌"作用的中药或专病方,虽然明确了疾病却不辨证,生搬硬套,胡乱用药,疗效肯定不尽如人意。可见,辨病论治与辨证论治都有其优越性,也有各自的局限性。针对胰腺癌治疗,早中期当在手术、化疗、放疗、靶向药物等治疗的基础上,辨证论治与辨病论治相结合以减少西医治疗的毒副反应、防止肿瘤复发;晚期当在西医治疗基础上,中医药辨证论治与辨病论治相结合以减少病痛、控制肿瘤、提高生活质量、延长寿命。因此,在明确疾病的情况下,辨病方可全程使用,辨病施治针对癌症整个发展进程进行积极有效的干预,是治本之法;辨证方需随证之,辨证施治可迅速缓解病情,能够起到截断扭转的作用,是治标之法;两法合用,点面结合,标本兼顾,既体现了癌症的长期性、复杂性和顽固性,又反映了中医治癌的稳定性、灵活性和多样性。

张小玲认为,我们应根据当前医学的发展,借助西医优势把疾病诊断清楚,吸收西医学现有的成果,辨病论治与辨证论治相结合,取长补短,标本兼治,有的放矢,能更全面地认识及解决疾病,以达到未病先防、已病防变、瘥后防复的目的,丰富和发展中医肿瘤学的内容。

三、辨证论治与辨病机论治相结合

《神农本草经》说"凡欲疗病,先察其源,先候病机。"又有张景岳:"机者,要也,变也,病变所由出也。"说明辨病机在疾病治疗中的重要性。病机即病之机要,它是疾病发生、发展之枢机,是机体脏腑、气血、阴阳运动失衡的结果,包括病理因素、病位、病性、病势四个病机证素。① 病理因素:是疾病病变过程中因脏腑功能失调所产生的致病因子,又可直接或间接地导致多种病症,应注意与病因的区分。病理因素包括风、寒、湿、燥、火、热、痰、水、饮、瘀、郁、毒等。② 病位:主要在五脏、六腑、经络、表里,也可在卫气营血、上中下三焦等。人体是一个不断运动的有机整体,是以五脏为中心,配以六腑,通过经络系统外合五体、五官、九窍、四肢百骸,并借助气、血、精、津液的作用,完成机体统一的功能活动。故辨别病位所属应以"五脏"为核心。而辨识病位不仅要确定五脏所属,还应进一步分析各脏腑气、血、阴、阳病机变化状态,如肺气不足、肝气郁结、心阳不振、肾阳亏虚、脾气不足等。③ 病性:即病理变化的本质属性,包括阴、阳、寒、热、虚、实。《素问·通评虚实论》曰:"邪气盛则实,精气夺则虚。"提示邪正盛衰决定病证的虚实,而病因和机体阴阳失调决定病证的寒热。识病性是辨证论治之要,只有准确辨识病性,方可确立基本治疗原则和治疗方法。④ 病势:是指病机转化的趋势,即疾病发生、发展、转归等过程中病情的轻重缓急,或邪正交争所致的病机动态演变的趋势。它是病机分析过程中重要的一环。同一病邪可多向转化,导致多种病邪杂合。如痰邪化热而成痰热,痰邪得寒而成寒痰,痰邪郁而化火而成痰火,痰邪阻络则痰瘀互结等多种转化趋势。

张小玲认为:① 病机具有多变性的特征。即使是同一种病邪,也会受患者体质、感邪时间或轻重、当令时节或气候、居住环境或地域、个人生活习惯、养生调摄、诊治情况等因素的影响,发生不同的病变,演化为不同的病机。因此,抓病机要求从动态的、时间的、相互关系的、综合的角度看。② 病机具有潜隐性的特点。当疾病发生时,人体内的气血、津液、脏腑、经络的病变会通过症状、体征或各种征象表现出来,即"有诸内者必形诸外",通过人体的外在表现可"司外揣内"。正如《灵枢·本脏》指出:"视其外应,以知其内脏,则知所病矣。"但在病机分析过程中需要"见微知著",就是通过微细的临床征象,抓住影响疾病发展的微小变化,从而准确地判断疾病的内在本质和发展趋势。不少肿瘤患者症状不明显时会"无证可辨",而抓病机就能"握机于病象之先"。如《诸病源候论·积聚候》曰:"积聚者,由阴阳不和、脏腑虚弱,受之风邪,搏于脏腑之气所为也。"又如陈藏器所说:"夫众病积聚,皆起于虚也,虚生百病。"根据肿瘤的病理特性、疾病演变过程及历代医家的临床经验,说明肿瘤的病机是在正虚的基础上,多种致病因素互相作用,导致机体阴阳失调,脏腑、经络、气血功能失调,引起病理产物聚结成癌毒。另外,从《金匮要略·脏腑经络先后病脉证》所述"见肝之病,知肝传脾,当先实脾",也体现了病机的潜隐性。这一特性对于肿瘤的治疗具有指导意义,如中晚期肺癌,易出现脑、肾上腺、肝、淋巴结等脏器转移,用药过程中可预先采用针对性的中药以防变,如预防脑转移,可选用天葵子、胆南星、石菖蒲等中药，如预防肝转移，可选用半枝莲、岩柏草、白花蛇舌草等中药。当然根据病机中蕴涵的疾病演变发展趋势，亦可采用相应的中药来预防，如肺癌久病伤肾、久病致瘀和虚，故治疗可兼以补肾、补虚、活血化瘀。由此可见，病机分析是认识疾病的关键环节，故辨识病机在临床诊疗中尤为重要。

辨病机论治肿瘤就是依据对患者的临床征象进行尽可能全面的采集和细致的审察，而后从病机证素来分析病机，从而揭示肿瘤发生、发展、演变的规律，并确定肿瘤的治法方药。张小玲认为，辨证论治的实质就是"审症求机，辨机论治"。肿瘤辨证的过程是对每种肿瘤不同层次的病机进行推演、分析、归纳的过程。其病机包括基本病机、病类病机、疾病病机、证候病机、症状病机。① 基本病机，就是肿瘤发生、发展与变化的一般规律。尽管肿瘤病情错综复杂，它的发生多由正虚，致病邪气互相作用并损伤正气，使机体阴阳、脏腑、经络、气血功能紊乱。因此，基本病机大致可概括为正虚邪盛、阴阳失调、脏腑失调、气血失常等。② 病类病机是指一类肿瘤发生、发展、变化的病机，如肺癌的主要病机为肺气宣降，清肃失常；胃癌的主要病机为脾胃运化，升降失常；肝癌的主要病机为肝疏泄，藏血失常等。③ 疾病病机是指某一肿瘤发生、发展、变化的机制，如肺癌的主要病机为素体正气亏虚，肺、脾、肾等脏腑功能失调，致使痰浊内生，痰、瘀、毒、虚相互胶结致病。④ 证候病机是指肿瘤在某一阶段所表现证候的发生机制，如肺癌痰热阻肺证的病机为肺失宣降，痰湿不化，郁而化火，痰热互结。⑤ 症状病机是指患者所表现的某一症状、体征的发生机制，如咳嗽是由肺气上逆所致，呕吐是由胃失和降所致。肿瘤是不断变化的动态过程，正确辨识病机对辨证至关重要。从中可见，只有辨证论治和辨病机论治相结合，才能确定针对性的治法，依法选方用药施治，疗效方能满意。

中医的"证"是某一疾病在某一阶段的症候的综合概括，是静态的；而病机是某一疾病整个发病过程的综合概括，是动态的。某些肿瘤的症状也许很容易通过辨证论治得到解决，但对于患者的预后、疾病的转归，不要囿于四诊而耽误病情。如中期肺癌术后，起始多见于肺脾气虚证，多有神疲乏力、咳嗽、气喘、便溏、舌淡苔薄白或薄腻等征象，通过辨证论治后症状得以缓解，如果舌、苔、脉均正常，提示疾病有好转趋势；但如果出现新的症状如胸痛、咯血、苔厚腻或夹有瘀点瘀斑等，提示可能存在肿瘤进展趋势。从这个例子说明"证"不是一成不变，其证候的可变性、时相性、交叉复合性，也并非固定不变的程式。

这是因为疾病本身就是一个动态变化的过程,在不同的阶段具有不同的病理改变和临床表现,不同阶段的转化过程就是"证"的转化,其实质就是病机的转化。因此,辨证必须有系统的病机分析,在不同的阶段针对不同的病理改变采取相应的治则方药才能获得良好的治疗效果,也能预知疾病转化的趋势和结局转归。张小玲认为,肿瘤是一种治疗周期长且易反复、易复发的疾病,需要长期乃至终生服药,只有把握正确的病机来辨证论治,才不会因暂时的疗效不佳,怀疑药不对症而频频改方;也不会因暂时的疗效显著,认定疾病的治愈而终止服药,使肿瘤治疗功亏一篑。

因此,张小玲认为中医辨证的重要性在于把握肿瘤总的病机和治疗原则,具有提纲挈领的作用,中医辨证是对肿瘤发病过程中所处一定阶段的病因、病位、病性及病势等做出具体概括,是对疾病当前病机的客观判断,是治疗的直接依据。肿瘤疾病复杂多变,临证过程中只有辨证论治与辨病机论治相结合,抓住这些要点及内在联系,精准辨之、综合治之,才能取得满意的疗效。

四、中医肿瘤六经辨证体系

张仲景著作《伤寒论》开创了六经辨证理论体系,体现了中医的"整体观"和"辨证观",六经辨证具有独特的辨证体系,其根据外感病的发病规律,以人体脏腑经络、营卫气血的生理病理变化为指导,在不同阶段将脏腑经络生理、病理有机地联系起来,用以反映病位之所在、病性之所属、正邪之虚实。其病位有表、里、半表半里之别,病性有阴、阳、寒、热、虚、实之分。清代柯琴在《伤寒翼论》中说:"仲景之六经,为百病立法,不专为伤寒一科,伤寒杂病,治无二理,咸归六经之节制。""盖伤寒之外皆杂病,并不能脱六经,故立六经而分司之。"如此可见,百病皆可归于仲景六经辨证体系内。亦诚如著名中医肿瘤学家周岱翰所说:"《伤寒论》奠定了中医对肿瘤认病辨证施治原则的基础"。六经辨证不仅适用于外感病的辨证,也同样适用于肿瘤疾病的辨证。

六经辨证,就是对疾病发生、发展过程中的症状进行分析、归纳,以此判断疾病处于何种病理阶段、证候的性质与特点以及疾病转归的趋向,从而深刻阐述疾病的内涵和演变规律。张小玲认为,肿瘤病情复杂多变,往往累及多个脏腑,具有表里相兼、寒热错杂、虚实夹杂的病理特征,虽不属于外感病,但在其发生、发展的过程中可出现六经相应的症候群和病机特点,所以可以采用异病同治法。正如张仲景告诫:"大匠示人以法,而不令人巧。"因此,对于疾病的诊治,不囿于一病一方或一证一方,应学会治疗疾病的思维方法,才能对变化无穷的病症灵活辨治。

张小玲提出六经辨证论治肿瘤,借鉴六经辨证的思路,首辨病,再辨证,"谨守病机,各司其属",证药合机,药专力宏。① 太阳病证治:太阳统摄营卫,主一身之表,为诸经之藩篱。恶性肿瘤患者发病之本为正气亏虚,部分患者经手术、放化疗、靶向等治疗后导致气血亏虚,营卫失调,常出现自汗盗汗、肢冷恶风、低热头痛等症状,证机同于《伤寒论》第 6 条:"太阳病,发热汗出者,此为荣弱卫强,故使汗出,欲救邪风者,宜桂枝汤。"故此类均可归属于桂枝汤证。② 阳明病证治:阳明经为多气多血之经,阳明病四大症为大热、大渴、大汗、脉洪大。少数肿瘤患者经免疫治疗后合并免疫性肺炎,导致表里俱热、津液不足,出现高热不退、口干咽干、口渴喜饮、干咳或咳痰等症状,证机同于《伤寒论》第 60 条:"伤寒若吐若下后,七八日不解,热结在里,表里俱热,时时恶风,大渴,舌上干燥而烦,欲饮水数升者,白虎加人参汤主之。"故此类均可归属于白虎汤证。如恶性肿瘤患者表现为腹部胀满、便秘、谵语等症状,可选用承气汤以治之。③ 少阳病证治:少阳病为邪居半表半里,邪正相争,正气虚弱不能抗邪外出则往来寒热,治当以和解表里为主。多数患者确诊恶性肿瘤后易情志不舒,心中烦闷,不欲饮食,口苦胁痛,潮热、怕冷交替,证同于《伤寒论》第 70 条:"伤寒五六日中风,往来寒热,胸胁苦满,默默不欲饮食,心烦喜呕,或心中烦而不呕……小柴胡汤主之。"又如肝癌及其并发症也有此类证机,均归属于柴胡汤证。④ 太阴病证治:"实则阳明,虚则太阴。"太阴病属里虚寒证,故治以温补法为主。消化道肿瘤在使用卡培他滨、伊立替康等药物后损伤脾胃,出现顽固性腹泻、大便呈水样、无腹痛发热等症状,证机同于《伤寒论》第 81 条:"自利不渴者,属太阴,以其藏有寒故也,当温之,宜服四逆辈。"可选用四逆汤、理中汤等。太阴经属脾属土,故消化道肿瘤大多归属脾胃虚寒证,当以四逆辈治之。⑤ 少阴病证治:少阴病提纲证为"脉微细,但欲寐"。如肝癌伴有大量癌性腹水患者,久病肝阴亏虚,阴虚火旺,水热互结,出现腹泻、心烦、呕吐、口渴等症状,证机同少阴热化证,可选用猪苓汤治之;如晚期肿瘤患者,出现下利清谷、四肢厥冷、脉微欲绝等一派阳虚寒冷之症状,证机同少阴寒化证,可选用通脉四逆汤治之。⑥ 厥阴病证治:厥阴病为三阴病之末,是六经病症之最后阶段,属半表半里之阴证,以上热下寒、寒热错杂为主要特征。大肠癌患者使用奥沙利铂联合卡培他滨化疗后导致邪正相争于半表半里,出现大便稀薄,遇冷加重、口舌生疮、烦躁、纳差等症状，证机同厥阴病证，可选用乌梅丸清上温下治之。六经辨证是一个动态的辨证过程，不同阶段所表现出的证候，都可以六经为框架，随证加减而治之，邪去正复，阴阳自和，恢复机体阴阳平衡，从而改善肿瘤患者临床症状，提高生存质量，延长生存期。正如胡希恕所言："临床事实证明，尽管疾病的种类繁多，致病的因素复杂。但是，大凡疾病的发生和发展，均不外八纲和六经辨证的范围，可于此做出原则性的施治大法。"

《伤寒论》六经辨证阐述了外邪侵入机体后的传变规律，其传变规律为：太阳→阳明→少阳→太阴→少阴→厥阴。恶性肿瘤原发部位侵犯其他内脏、组织或恶性肿瘤转移，类似于六经辨证之传经规律。传经即病邪从外侵入，逐渐向里传播，由这一经的证候转变为另一经的证候，传变与否主要取决于受邪的轻重、患者的强弱以及治疗是否得当。如里邪出表、由阴转阳的传变方式表示正气渐复、病有向愈的征象。如肝癌患者，伴有口干、口苦、呕吐、便秘、腹部胀满等症状，应考虑少阳、阳明合病，不应一病治之，当以大柴胡汤少阳、阳明同治。张小玲认为，肿瘤病情复杂，发展迅速，病机多元化，常受外感、误治、传变等影响呈现诸经合病、并病等变证，出现多脏器、多系统损害，掌握肿瘤的传变规律，可弥补辨治基础病机的局限性，预测在疾病进程中证候的演变，洞察其变化及转归，从而提高辨证的准确性和临床疗效。

另外，张小玲发现有一些症状会在较固定的时间段发作、加重或缓解，这种时间特征与《伤寒论》中"六经病欲解时"理论契合。"六经病欲解时"理论的源头为《黄帝内经》的"天人相应"，如《灵枢·岁露论》云："人与天地相参也，与日月相应也。"体现了疾病的整体观。《伤寒论》认为六经病在一天十二时辰皆有相对应的欲解时，也就是在相应时间段其病情有缓解或加重的现象，说明"六经病欲解时"是肿瘤病情加重或痊愈的关键时间节点。因此，辨证论治肿瘤可考虑从"欲解时"来快速精准定位病变经。六经病各主其时，借助天势，转枢阴阳，顺应天时，选用伤寒经方化裁，就能促进病邪外出，利于肿瘤缓解或治愈。如肿瘤相关性咳嗽，如咳嗽发生于21点至凌晨1点，临床上可以采用顾植山所创的开阖枢针法，针刺太阴，引太阴来驱邪外出而改善咳嗽症状，符合《伤寒论》之说："太阴病，欲解时，从亥至丑上。"当然结合辨病论治肿瘤，病证同治，疗效更佳。

六经辨证的实质，是以人体脏腑经络、营卫气血的生理、病理变化作为辨证的客观依据，以阴阳、表里、寒热、虚实的发病规律为辨证的纲领。因此，肿瘤当以六经辨证法来论治,法随证出,方随证立,方证对应,随证变化用方。由此可见,六经辨证体系为中医肿瘤学辨治肿瘤提供了纲要和准绳,经方方证对应则为肿瘤的治疗指明具体遣方和用药策略。

第二节　治　则　治　法

一、祛邪治疗与扶正治疗

正与邪两者矛盾对立,如同水火,《医宗必读》:"正气与邪气势不两立,若低昂然,一胜则一负,邪气日昌,正气日削,不攻去之,衰亡从及矣。"对于肿瘤患者,邪正的关系决定了疾病的发生、发展、转归及预后。首先,肿瘤的发生与人体正气亏虚有关,《黄帝内经》"正气存内,邪不可干""邪之所凑,其气必虚"。《医宗必读》:"积之所能成也,正气不足,而后邪气踞之。"《素问·六元正纪大论》有"壮人无积,虚人则有之,脾胃怯弱,气血两虚,四时有感,皆能成积"。正气亏虚为本,气血亏虚,肺脾气虚,卫外不固,加之寒温失节,外受四时不正之气,进而气血瘀滞,脾失健运,湿、食、浊邪内生,交互凝滞,结聚体内,积久不消,日久成毒,形成癌毒,进而消耗人体正气,形成本虚标实之证。其次,邪气日益增长,耗散正气,影响预后,《诸病源候论》"癥者,寒温失节,致脏腑之气虚弱,而食饮不消,蕴结在内,逐渐生长……若积引岁月,人即柴瘦,腹转大,遂致死",到了终末期,正气衰败而邪气鸱张,预后极差。

在肿瘤的发病过程中,正邪交争的胜负,决定了治疗中的扶正祛邪的总体原则:在肿瘤的任何阶段,正气亏虚始终存在,因此扶正治疗应贯穿始终,而祛邪治疗则因机而动。何任的"始终扶正,适时祛邪,随证治之"十二字方针可谓扶正祛邪方法的总则。《医宗必读·积聚》"初者,病邪起初,正气尚强,邪气尚浅,则任受攻;中者,受病渐久,邪气较深,正气较弱,任受且攻且补;末者,病魔经久,邪气侵凌,正气消残,则任受补"。张小玲认为在肿瘤治疗过程中,正邪关系存在一个不断消长变化的动态过程,因此辨证施治需要随时调整,综合望、闻、问、切、检所得诸象,判断邪正虚实关系,决定相应治则。肿瘤早期,尤其一些癌前病变,患者虚象并不明显,甚至无明显临床症状,仅有实验室检查结果,其正气亏虚的判断可以根据病灶所在,结合脏腑生理特点加以判断。如肺癌,肺为娇脏,司气之开合,为贮痰之器,易伤及气阴,扶正治疗以益气养阴为主,而化痰活血散结为祛邪之法,此时正气尚存,应以祛邪为主,扶正为辅,祛邪不伤正,强调祛邪过程中顾及气阴以免伤其正;又如消化系统肿瘤,脾胃虚弱为本,往往体现在脾胃的升降失司,常出现脾失健运,胃失和降,食积不消,湿热浊邪不化,治疗以健脾助运和胃为扶正之法,清热化湿通脏腑泄浊为祛邪之法,对于息肉积聚则辅以软坚散结,活血消癥的方法;如肝癌,肝体阴用阳,主疏泄,宜调达,易犯脾,因此,"见肝之病,知肝传脾",治宜疏肝健脾为扶正之则,理气活血,消癥散积为祛邪之法;又如女性乳腺、子宫、卵巢肿瘤,常与肝、肾、气、血关系密切,扶正注重调畅气机,疏肝理气,益肾健脾,补益气血,祛邪则以活血化瘀,破气消积。

当然,扶正不是单纯补益,而是根据脏腑阴阳五行关系,补虚泻实,使之生克制化有权。《说文解字》"扶,佐也",有帮助之意,通过补虚泻实,帮助恢复脏腑正常生理功能,使五脏元真通畅,人体安和。《素问·六微旨大论》有"非其位则邪,当其位则正",当阴阳五行失其偏颇,无法职司其位,则邪盛而正虚,扶其不正,使之归位,复其生克制化之权,为扶正祛邪之本意。一方面,"虚则补之",肿瘤患者正气必虚,包括脏腑气血亏虚,脏气功能减退,"至虚之处,必是容邪之所",所以,在辨证的基础上,可以根据不同部位肿瘤及患者临床表现,判断虚之所在而补之,如肺癌多有肺之气阴亏虚,消化道肿瘤常有脾气亏虚,泌尿生殖系统肿瘤常有肾虚等。另一方面,根据患者的不同阶段入手,如术后多见气血亏虚,施以补益气血;放疗后常见气阴两虚,多予益气养阴;化疗期间常见脾胃受损,以健脾和胃为主;化疗后骨髓抑制,从补肾益髓,益气养血入手。其次,实则泻之,祛邪以安正,祛邪之法多以化痰祛湿、解毒散结、活血消癥等为目标,通过改变肿瘤生长微环境,抑制局部病灶,改善压迫、阻塞、疼痛、出血等症状,从而为扶正创造条件,而扶正也是为了更好地祛邪。张小玲认为,中医治疗的优势不在于消除肿瘤,在于以人为本,改善生存质量及延长生存期,中医治疗的目的在于使患者达到"阴阳调和"的状态,包括人体自身和谐,人体与自然及社会的和谐,身体和谐包括阴平阳秘、五行生克制化有权、气血旺盛且通畅。为此,治疗通过补益气血,调整脏腑气机升降出入,扶阳化阴,调整脏腑虚实关系,达到脏腑气血通畅且充沛,保证"五脏元真通畅",使人安和。

因此,扶正和祛邪是相辅相成的,两者并非独立的,需要在治疗肿瘤过程中不断调整。《济阴纲目》："前证若形气弱,须先调补脾胃为主而佐以消导,若形气充实,当先疏导为主,而佐以补脾胃。"《素问·六元正经大论》："大积大聚,其可犯也,衰其大半而止,过者死。"告诫我们在诊治过程中要抓住矛盾之侧重点,尤其重视正气,始终以正气为主,祛邪则适可而止或间断交替进行,以免伤及正气,要灵活把握。诚如《古今医统大全》："在医者以意推之治之,量其虚实,权其重轻消失之而已矣。"

在临床实践中,张小玲认为西医手术、放化疗及靶向、免疫治疗,其目的是消除肿瘤,属于中医的祛邪治疗。因此,在以西医治疗为主的阶段当以扶正为主,佐以中医祛邪,而此时之祛邪,视痰、浊、瘀、湿、毒之轻重,针对性选药,以期更精准用药,更注重增效减毒之目标。而对于带瘤生存,中医治疗为主的阶段当辨病与辨证相结合,视具体情况而决定攻补之比例,更重视辨证论治。至于扶正治疗,张小玲认为要重视调整五脏气机,强调调理脾胃升降,顾护肾精元阳,维护肺之宣肃、肝之疏泄。

综上,张小玲提出,扶正治疗中要注意:重视脾胃后天之本,注重保护肾精元气;注意扶助阳气,尤防寒凉药伤阳;调理气血,保障气血充盛调达;防止祛邪过度,伤其正;重视五脏生克制化有权,顺五脏六腑之性而调之使和。总之肿瘤的治疗在于时时扶正,适时祛邪,灵活机变。

二、局部治疗与整体治疗

肿瘤是全身性疾病的局部表现,体现为癥瘕积聚。发生机制多认为在于正气亏虚,阴阳失调,感受外邪,气血瘀滞,痰湿浊瘀交互凝滞,结聚不散,日久形成癌毒,进一步耗散人体正气,形成寒热虚实夹杂的复杂病理状态,常表现为全身之虚与局部之实,全身的寒与局部的热。《四圣心源·杂病解中·积聚根原》"癥瘕之病,多见寒热,以气血积聚,阳不外达,故内郁发热,阴不内敛,故外束而恶寒,气统于肺,血藏于肝,气聚者,多下寒,血积者,多上寒",指出积聚之寒热属性。

肿瘤患者就诊,多是因为局部肿块就诊,而局部肿块的形成,与患者的全身状态密切相关。全身表现为正气亏虚,所谓"至虚之处,必是容邪之所",即使患者并无气血亏虚的表现,于肿瘤患者而言,也多存在正气内虚的事实,需根据患者病情而定,而脏腑虚弱,更多是因阳气不足,"阳化气,阴成形"。"积之所生,得寒乃生,厥乃成积",寒邪所生,也与阳气不足有关,又或寒邪损伤人体阳气,阳气无以化阴,阴邪凝滞,而成积聚。其次,全身表现亦体现在患者体质上。研究表明,痰湿体质、气郁体质、阳虚体质更易得肿瘤,说明局部的病变可能与体质相关,肿瘤形成之邪为阴邪,阴性体质也更易发病。因此,肿瘤虽然是局部病变,治疗却需从全身入手,根据肿瘤性质,结合患者症状、舌脉、体质,进而辨证分型,明确其痰、湿、瘀、寒、热、虚、实程度或兼夹情况,施以方药,全身调治。

在治疗上,整体治疗与局部治疗密不可分。整体治疗体现在中医扶正治疗,调整患者体质,配合饮食、情志、导引锻炼等综合治疗上,从整体出发,突显中医治疗之优势。中医强调整体观念,以其统一性、完整性及关联性来思考问题,更关注肿瘤患者的生存质量和生存期,而不是重点关注瘤体大小。如有的患者带瘤生存,在中医治疗的过程中,患者的肿瘤未得到控制,仍在缓慢增大,肿瘤指标也在升高,但通过治疗,患者生活质量及生存期优于同样西医治疗者,这正是中医整体治疗的优势所在。

局部治疗是针对病灶治疗,尽可能消除肿瘤。西医治疗为其长,如手术切除、介入、射频、冷冻、热疗等,对于早期肿瘤患者,尽可能予手术切除,术后配合化疗、靶向、免疫等综合治疗,或通过其他局部治疗,消灭或缩小肿瘤。因此,西医以局部治疗为主,且优势明显。但同时不可避免带来不良反应,此时配合中医整体治疗,达到增效减毒、提高疗效的目的,这已经成为肿瘤治疗的共识。此外,局部治疗,中医也有不少方法,如中药外敷、蚀疮、针刺、艾灸、火针、刮痧、穴位注射等。通过局部治疗,刺激经络穴位,激发患者免疫系统,促进气血经络通畅,改善肿瘤微环境,起到缓解疼痛肿胀、出血等临床症状的目的。此外,结合西医学,采用中药注射液如华蟾素体腔灌注以减少胸腹水生成,瘤体局部注射以缩小瘤体体积,中药外敷以减少胸腹水,穴位注射以减轻化疗反应,火针治疗体表肿块及肿大淋巴结等,临床已证实其安全性及有效性。

整体治疗和局部治疗并不是独立分割的,而是相互配合、相互协调、有机整合的。如手术包括微创介入治疗前,患者常紧张焦虑失眠,通过中医疏肝理气、养血安神等治疗,可以缓解症状,利于患者康复;手术造成患者气血经络损伤或伴随腑气不通、虚弱疼痛等,中医予补气活血、通腑理气、宁络健脾等治疗,可以促进伤口愈合,恢复脏腑功能,及早拔管,促进早日康复,顺利进入下一单元治疗,其间可辅以针灸、外敷等局部治疗,提高疗效;又比如化疗后,患者常首先出现胃肠道反应,进而出现脱发、骨髓抑制或其他脏器损伤,表现为脾、肾先、后天为主的损伤,中医辨证施治予以健脾和胃、益肾生髓、补气摄血等方药内服,以达到减毒增效,减轻化疗反应,提高生活质量,保障化疗顺利完成的目的,也常辅以针灸、穴位注射、穴位贴敷等提高疗效;再如经过西医靶向、免疫治疗,患者常常出现诸如手足综合征、顽固性腹泻、皮疹、免疫相关性疾病等不良反应,通过汤药、中药外洗、艾灸等治疗方法,可起到减毒增效的效果。

张小玲指出,整体和局部是不可分割的,整体治疗以中医扶正为主,局部治疗以西医抗癌为主,还可结合中医适宜技术的局部治疗。整体治疗是对人进行整体调控,局部治疗是对病灶进行局部治疗,整体治疗副作用小,有助于提高生存质量,但短期效果可能不明显,而西医局部治疗短期疗效明显,但副作用大,整体治疗在于动态把握、调理体质、以人为本,治疗靶点不是很明确,而局部治疗靶点明确。因此,两者各具优缺点,相互配合可以取长补短,取得更好的临床疗效。

三、阶段治疗与长期维持治疗

肿瘤作为一种发病隐匿、进展迅速、病情险恶的疾病,不断耗损人体的正气,形成本虚标实,寒热错杂之复杂病机,治疗棘手,需要长期治疗,而长期治疗是由不同的治疗阶段组成的,如何合理安排,是肿瘤治疗的策略和艺术。对于肿瘤分阶段治疗,清代医家李中梓《医宗必读·积聚》中提到积聚治疗分为初、中、末三期:"初者,病邪初起,正气尚强,邪气尚浅,则任受攻;中者,受病渐久,邪气较深,正气较弱,任受且攻且补;末者,病魔经久,邪气侵袭,正气消残,则任受补。"可以作为现代肿瘤阶段治疗的指导性意见。

1. 分阶段治疗策略

(1) 前期病变阶段:病证结合,祛邪为主,扶正为辅。随着医疗的进步,国民对健康的重视,很多人在体检时发现癌前病变,如慢性萎缩性胃炎、肺磨玻璃样结节、结直肠腺瘤性息肉等。此阶段虽未形成肿瘤,但有可能演变或发展为恶性肿瘤。对于癌前病变,西医学尚无理想有效的措施。发病多因起居失常、饮食不节,损伤脾胃,脾失健运,胃失和降,聚湿成痰,或肝气不舒,气机郁滞,痰、瘀、郁互结日久成毒,但程度尚浅,尚未形成癌毒。此时正气尚旺,治疗以祛邪为主,结合病机本质,予活血化瘀、祛湿化痰、通络软坚散结,以逆转癌前病变。

(2) 手术后阶段: 祛余邪, 调气血, 以促进修复。手术是肿瘤最有效的治疗方法, 早期手术可望获得治愈。但由于个体差异或病情复杂, 仍有可能见到各种并发症或意外, 且手术虽然可以清除有形之积, 却无法清除痰、湿浊邪, 亦无法改变体质, 手术造成的机体气血紊乱、气血损伤、经络受损, 需要中医调治以促进气血恢复正常运行, 清除残余之邪, 改变体质以促进机体康复, 防止复发。此时也需根据不同情况辨证施治, 首先需要恢复胃肠升降出入功能, 促进经络气血运行, 其次逐渐促进机体正气恢复, 气血旺盛, 而后考虑扶正祛邪并施, 以清余邪, 改变体质。

有些患者在此阶段表现出腹胀便秘、气短乏力、咳嗽、胸痛、自汗、头晕耳鸣、心慌、腰膝酸软、纳差等气虚症状。临床上常选用四君子汤、参苓白术散、八珍汤、补中益气汤、人参养荣汤等补益方剂作为基础方, 常选用党参、人参、白术、茯苓、黄芪、黄精、山药、牛膝等药物以培补术后患者身体之虚损, 并在此基础之上加用健脾助运之陈皮、鸡内金等, 改善患者食欲, 提高生存质量。消化道手术后促进胃肠功能恢复, 也可短期应用承气汤类方以促进六腑通降功能。在扶正治疗的基础上, 也可根据患者具体情况少量使用抗肿瘤中药, 如半枝莲、白花蛇舌草、山慈菇、鬼箭羽、石见穿、南方红豆杉等药物。

(3) 放化疗、靶向治疗、免疫治疗阶段: 以扶正减毒为主论治。对不能进行手术根治或术后患者需要进行放化疗或靶向、免疫治疗者, 此治疗虽然可以清除残留肿瘤病灶或消除肿瘤负荷, 防止肿瘤复发和转移, 但强烈的放化疗及靶向、免疫治疗打击, 可导致机体阴阳平衡失调, 出现各种相关不良反应, 如胃肠道反应、骨髓抑制、手足综合征等。此阶段的主要病机为正气亏虚, 兼有药毒, 中医药治疗并不在于抗癌治癌, 而在于扶正减毒, 解决放化疗、靶向、免疫等西医治疗导致的不良反应, 提高患者生活质量, 帮助患者完成有效的疗程。针对患者的不同毒副反应, 予以个体化治疗。

化疗相关胃肠道反应主要有恶心呕吐、腹泻、便血、腹胀、便秘、腹痛等症, 而以呕吐最为常见。"吐下之余, 定无完气", 严重的呕吐可导致脱水、电解质失调、神经衰弱和体重减轻, 使患者难以承受甚至中断治疗。此时患者由于素体脾胃不足, 加之化疗类"攻毒药"的以毒攻毒治疗, 进一步损伤脾胃之气, 导致脾胃气机升降失常, 故治疗以健脾理气, 和胃降逆为主。脾胃为后天之本, 主运化水谷, 转化精微, 肾为先天之本, 受五脏六腑之精微而藏之。若攻毒药甚者、久者,可直走少阴,伤及先天之本,出现肾精不足,气化失常,表现为乏力、腰酸、头晕、耳鸣、出血、骨髓抑制等。"损其肾者,益其精""精不足者,补之以味",常选用黄精、女贞子、补骨脂、盐杜仲、鹿角胶、怀山药、熟地黄等补肾填精药物,兼以健脾助运,以后天补先天,促进药物吸收运化。

放射线在中医学中属于"火毒"之邪,最易耗伤人体气阴。肺为娇脏,喜润恶燥,放射线在杀死肿瘤细胞的同时也会损伤人体正常细胞,表现为热毒伤阴之象,如口干便秘、纳差乏力、干咳无痰或咳嗽痰黏难以咳出、胸痛、发热、舌干红少津、脉细等症状。治疗以益气养阴,清热解毒为法,治以清燥救肺汤、生脉饮、沙参麦冬汤等化裁,常用太子参、南北沙参、麦冬、阿胶、天花粉、生地黄、玉竹、芦根、桑叶、百合等。同时,津气的亏耗,导致血行瘀滞,故常加少量三七、红花、丹皮等活血化瘀。

靶向药物及免疫治疗是中晚期肿瘤的行之有效的治疗方法,为肿瘤患者带来了新的希望,尤其靶向药的应用,大大减轻了患者的病情,但是依然不可避免地会产生一些不适症状以及耐药等诸多问题。此阶段的病机与化疗后相似,以辨证施治为主,常以健脾补肾,益气养精,佐以解毒,以减少靶向药物及免疫药物的不良反应及耐药性的出现。

张小玲认为,在肿瘤西医治疗为主的不同阶段,应以扶助正气为主,结合辨病论治,针对治疗所造成的机体损伤,或健脾益肾,或和胃降逆,或益气养阴,或清热凉血,或温中扶阳,兼清余邪药毒,帮助患者顺利完成西医治疗,减轻不良反应,重视脾胃、肾精先后天之本,达到增效减毒,维护正气,提高疗效,改善生活质量的目的。

2. 长期治疗　中医关注生病之人,注重作为主体的人的生活质量,阶段治疗重于疾病,而长期治疗重于治人。西医治疗后病情稳定的患者,需要长期中医综合治疗,包括中医辨证治疗、辨病治疗、辨体质治疗及中医养生康复治疗。需辨别邪正盛衰、气血强弱,注重调理脾胃、益肾固精、调畅气机,尤其强调调理中焦脾胃在治疗中的意义。正如《脾胃论·脾胃虚实传变论》所言:"元气之充足,皆由脾胃之气无所伤,而后能滋养元气;若胃气之本弱,饮食自倍,则脾胃之气既伤,而元气亦不能充,而诸病之所由生也。"说明脾胃之气在疾病发展过程中的重要地位,肿瘤患者多经西医多种手段治疗加之情志影响,多有脾胃气机失调之象。临床治疗上以益气健脾、理气和胃、调补气血作为肿瘤患者长期调理的基本治则。这一阶段患者病情平稳,不进行其他抗肿瘤治疗,可结合辨病论治,适当使用抗肿瘤中药来防止肿瘤复发转移,如使用白花蛇舌草、半枝莲、半边莲、南方红豆杉、山慈菇等,可以几组药物交替使用,减少药物不良反应蓄积或耐药。癌症从细胞发生变异到基因突变而致肿瘤形成,并导致机体功能失调,实际上是一个漫长的过程,要纠正这种状态,需要较长的时间。对于防止癌症术后复发与转移,调整机体免疫状态,稳定内环境平衡,改变体质,中药发挥着十分重要的作用,通过长期扶正治癌,可以有效起到防止复发转移,提高生活质量或长期带瘤生存的目的。

中医治疗肿瘤,遵循"国医大师"刘嘉湘的"扶正治癌"思想及何任的"不断扶正,适时祛邪,随症治之"十二字原则,不离"扶正"与"祛邪",两者相辅相成,扶正可以加强祛邪的作用,祛邪是为了保存正气。张小玲认为,中医治癌,需要结合病证,目前以西医治病为纲,全面把握疾病发生、发展及预后规律,在不同阶段,合理选择中西医治疗,中医贯穿肿瘤预防、治疗及康复的全过程,在养生预防,防止肿瘤发生,防控高危人群中,借助现代技术以期早发现、随访监测,在逆转癌前病变、减毒增效、姑息期带病延年、防止复发转移方面发挥中医特色及优势。

四、中医治疗与西医治疗相结合

肿瘤的治疗目前仍以西医治疗为主导,为了达到消灭肿瘤的目的,西医常用手术、放化疗、靶向治疗、免疫治疗等手段,但由于其对抗性治疗的特点,也带来一系列副作用,严重损伤人体正气,使部分患者无法耐受而放弃治疗,导致病情进展;也有不少患者如高龄、基础疾病多、全身状况不好,无法耐受西医的对抗性治疗;这些临床中出现的问题是目前西医治疗需要克服的难点,又恰好是中医治疗的切入点和优势所在。实践证明,无论中医还是西医,对肿瘤的治疗都存在不足之处,而中西医结合治疗可以从整体出发,取长补短,相辅相成,提高肿瘤治疗效果,已逐渐成为肿瘤治疗的共识,形成肿瘤新的整合医学体系。

西医强调辨病,以疾病为中心,对疾病的发生、发展、转归预后有明确的认识,对病理、生理的认识比较清晰,治疗以局部治疗为主,以达到消除肿瘤为目标;而中医强调以人为本,重视扶正,倡导"养正消积",治疗重视辨证施治;两者结合恰好能够互补,达到对患者整体的关注。因此,在肿瘤的不同阶段,应发挥各自优势,结合互补,或以灭瘤治病为主,或以扶正养人为主,或以局部治疗为主，或以全身治疗为主，或中西结合减毒增效，以提高肿瘤治疗效果。

1. 手术前后中西医治疗 手术是肿瘤治疗的重要手段，手术治疗早期肿瘤可以达到治愈目标，但是即便是早期肿瘤，术后若干年仍有复发或出现第二癌症可能。术后随访期间视肿瘤恶性程度、肿瘤分期及患者身体状况，给予中药辨证施治，以改变体质，扶正治癌，可以大大减少肿瘤复发概率。中医治疗，主要是保持患者阴平阳秘的健康状态通过生活方式调整、膳食营养治疗，乃至膏方调理，改变易患癌体质，防止复发。

手术患者术前多存在焦虑状态，中医通过疏肝解郁、益气养血、健脾益肾等方药，可缓解术前焦虑，使患者更好地耐受手术及促进其术后康复；术前辅以中药健脾疏肝，益气养血，可以减轻化疗反应，增效减毒，为进一步手术做好准备；手术后经络、气血、脏腑气机受损，给予益气养血、健脾和胃、通腑降浊、活血通络等中药，或配合针灸、外敷、穴位贴敷等外治疗法，可促进术后胃肠功能恢复，促进伤口愈合及气血恢复，也为术后辅助化疗或其他治疗做好准备。

2. 化疗期间中医治疗 化疗期间，最早出现的多是胃肠道反应，表现为恶心呕吐、纳差腹泻等，此时，张小玲常以健脾止泻、和胃降逆、芳香醒脾为法，多用香砂六君子汤、参苓白术散、橘皮竹茹汤等方剂加减治疗。通过减小剂量，少量频饮等方法，减少胃肠道反应，促进胃气来复，或者暂时停用药物治疗，以清淡易消化食物或以食疗方以减少胃肠反应。《医学纲目·用药宜禁》："夫胃气者，清纯冲和之气也，唯与谷肉菜果相宜，盖药石皆是偏胜之气，虽参、芪辈为性亦偏，况攻击之药乎？"化疗药已伤及胃气，此时唯平和之物如谷菜之类养之最为适合，药物偏性之类谨慎使用，以保持胃气为本。同时可以辅以针灸、穴位贴敷、穴位注射等物理治疗，帮助胃气恢复。

化疗后，患者出现脱发、骨髓抑制、面色黧黑、舌体瘀斑等表现，张小玲认为此时提示气血亏虚、肾精元气受伤、瘀血阻络、肾脏真脏色浮现，治疗以益气养血、补肾填精、活血通络为主，先后天同治，在保证脾胃健运的情况下予滋补填精，甚至血肉有情之品促进气血恢复，使气血生化有源而正气来复。

亦有部分患者出现脏器功能损伤，如肝功能、肾功能、心肌功能的损伤，予疏肝健脾、化痰利湿、清热凉血、益气活血等方药，促进脏器功能恢复。化疗期间总的治疗原则以扶正为主，减轻化疗药物之伤正，重视胃气和肾精，先后天并重，促进气血充盛和通畅。

3. 放疗后中医治疗 放疗作为肿瘤治疗的重要一环，在杀死肿瘤细胞的同时也对正常细胞造成损伤,造成局部组织水肿、坏死、纤维化等,也带来一系列全身反应如胃肠道反应、骨髓抑制、放射性肺炎、膀胱炎、组织纤维化等。中医认为放疗带来的是热毒伤害,造成机体气阴两伤,阴虚更加明显,进而伤及肝、脾、肾等脏,以益气养阴为主,兼以清热解毒、和胃生津、滋补肝肾、凉血活血等,以清除热毒之余邪,减轻脏腑损伤。针对皮肤黏膜损伤,中药外洗、漱口、灌肠等局部治疗可以减轻损伤,促进修复;放射性肺炎以养阴清肺,金水相生为法,放射性食管炎以养阴和胃降逆为主,膀胱炎以清热通淋,凉血止血为法,日久纤维化则辅以活血化瘀,软坚散结,根据不同证型辨证施治。放疗后损伤的治疗往往较为棘手,需要长期缓慢调治,此时仍需结合辨病治疗,适时予以扶正抑癌,巩固疗效,预防复发。

4. 免疫治疗和中医治疗结合　免疫治疗已广泛用于肿瘤的临床治疗,以其显著的疗效和较小的毒副反应发挥了积极的作用,但仍带来了一系列问题,如免疫相关性疾病、治疗后耐药等。如免疫性肺炎、肠炎、胰腺炎等,以及一些常见反应如腹泻、皮疹、乏力、纳差等,有专家观察发现免疫治疗类似于辛、热、散类中药,属于阳药,因此易耗伤气阴血分,出现血燥生风之象,故中医多采用清热凉血、活血祛风、益气养阴、健脾和胃等方药,以减轻免疫治疗的不良反应。

5. 靶向治疗和中医治疗相结合　靶向药通过抑制肿瘤细胞过度增殖,针对过度表达的细胞分子靶点,抑制血管新生发挥抗肿瘤作用。目前研究认为中医通过对靶向药的增效、逆转药物耐药性而起到增效作用,同时也对靶向药的毒副反应进行干预。靶向药带来的全身症状如乏力、纳差、腹泻、精神萎靡等,中医辨证予益气健脾、和胃生津等以减轻其不良反应,尤其多见药物皮肤毒性,中药予清热解毒、凉血疏风、透疹活血之剂内服,加以清热凉血祛风方药外洗,取得了较好疗效。靶向药引起的腹泻往往较为顽固,中医予温肾健脾、涩肠止泻等方药治疗可缓解症状。

总之,中西医治疗肿瘤各有长短,临床实践证明中西医结合治疗可以取长补短,提高疗效,但也存在不少问题,两者如何更加有效的结合,如何合理安排中医、西医治疗,两者并施是否会带来拮抗作用等都是新的挑战,需要肿瘤科医生不断在临床中观察总结。张小玲认为,中医治疗应该贯穿于肿瘤治疗全过程,并推及肿瘤的预防和康复阶段,一方面发挥中医治未病优势,改善患者体质,增强免疫力以预防肿瘤,发挥中医治疗癌前病变的优势,同时发挥在无瘤生存期的中医治疗作用,防止肿瘤复发;另一方面发挥中医整体观及扶正治疗的优势,在姑息治疗的患者和高龄肿瘤患者中带瘤生存,以中医治疗为主,提高生活质量,延长生存期。在西医治疗为主的阶段,中医治疗作为辅助,以减毒增效,提高疗效,同时保障西医治疗的顺利完成。

五、先天之本和后天之本相结合

脾为后天之本,气血生化之源,肾为先天之本,内藏元阴、元阳,两者在肿瘤的发生、发展及治疗中都有重要地位。

首先,肿瘤的发生、发展和脾胃虚弱关系密切。张洁古:"壮人无积,惟虚人则有之,皆由脾胃怯弱,气血两衰,四气有感,皆能成积。"黄元御:"中气健运而金木旋转,积聚不生,癥瘕弗病也。"脾胃虚弱则气血生化乏源,正气不足,机体免疫力下降,气血不足,气虚无以行血,血行瘀滞,瘀而成积;同时,脾气亏虚,土不制水,痰湿水饮内生,浊瘀随之而生,湿、痰、浊、血交结停滞,聚而成积,日久生毒,形成癌毒,是肿瘤形成的重要原因和机制。

肾为先天之本,主藏肾精,肾精者,元阴、元阳太和之气也,为生命活动的原动力,五脏六腑之精气皆化源于此。肾精充足则肾气旺盛,脾胃生化之气亦强,五脏之气亦随之旺盛,反之则肾精的后天之滋养亦充足,肾精充足则阳气旺盛,人亦长寿。"阳气者,精则养神,柔则养精""阳气者,若天与日,失其所则折寿而不彰",肾阳为一身阳气之根,根于肾阴,赖后天之养,阴阳互为体用,浑然一体。郑钦安:"正也者,阴阳太和之气也,太和之气,弥纶六合,万物皆荣,人身太和充溢,百体安舒,太和之气有亏,鬼魅丛生,灾异迭见,诸疾蜂起矣。"此太和之气,即真阴、真阳浑然一体,亦可理解为肾之精气。因此,肾之精气充盈,始得长寿,精气亏虚,则百病丛生。肾之精气在肿瘤发生中亦至关重要。肿瘤之生成由于痰、湿、瘀、浊凝聚成毒,始于五脏正气亏虚,诸邪皆为阴邪,耗伤阳气,亦始于阳气亏虚,"阳化气,阴成形",阳气无以化阴,阴邪凝而成毒。因此,癌毒形成与肾阳不足关系密切,而肾阳与肾阴互为体用,合之曰肾精,肾精亏耗,为肿瘤生成之患。而在肿瘤进展期间,正气日益亏耗,加之化疗、手术等攻击治疗,愈发伤正,化疗尤为明显,如化疗后出现脱发、骨髓抑制、面色黧黑,皆为肾精亏耗,元气大伤之象。

脾、肾互为先、后天之本,两者相互依存,《脾胃论》指出:"脾胃之气既伤而元气亦不能充,诸疾之所由生也。""欲实元气,当调脾胃。"脾胃健旺,则气血生化之源充足,肾中精气得以不断充养,肾气方能旺盛;反之,肾精充足,脾土得火以生,气血生化有权,四肢百骸得气血以濡养,正气旺盛而能抵御外邪,气血流畅而不至于留积为害。因此,肿瘤的防治,脾、肾之本需要重点关注。

肿瘤作为慢性病,癌毒时时耗伤正气,正气日衰而邪气日盛,渐至形销骨立,精气亏虚,阴阳衰败而亡。《诸病源候论》言:"若积引岁月,人即柴瘦,腹转大,遂致死。"脾主肌肉,为气血生化之源,凡消耗性疾病,总有脾土衰败,渐至伤及肾元,故肿瘤治疗,顾护脾胃后天之本为重中之重,唯有土旺中州,枢机运转如常,气机升降有序,方有病愈之机。气机之升降出入,有赖于中土之运,"升降息则气立孤危,出入废则神机化灭",脾土衰败,死亡之由也。肿瘤之为慢病,需要长期治疗,而药物之化亦赖于脾胃之力,因此在治疗用药中,要顾护脾胃。徐春圃云:"凡治百病,胃气实者攻之则去,而疾恒易愈,胃气虚者,攻之不去,盖以本虚,攻之则胃气益弱,反不能行其药力,而病所以自如也,非药不能去病,亦以五气不行药力故也,若峻攻之,则元气伤而病益甚,若不知机,攻尽元气则死矣。"

张小玲的肿瘤用药经验,一方面,在处方中常加入健脾和胃之药,另一方面,在用祛邪类药物时,合理使用该类药物,或间断服用,或扶正祛邪交替使用,或寒热并用,防止寒凉解毒药物伤胃,总在随时加减变化,以平为期。所用方常见四君子汤、香砂六君子汤、理中汤、异功散、升阳益胃汤等,以时时保护胃气,而在老年患者、晚期患者或经过西医治疗患者,必同时兼顾养精固肾,脾肾同治。在初、中期,治疗以攻为主或攻补兼施,酌加健脾和胃之品,在晚期,久病及肾(病至晚期往往虚实并见,虚实俱盛,尤不耐攻击治疗),此时肾精元气衰败,治疗以健脾益气,补肾固精为主,且以保证胃气为先,以期胃气来复,正气渐充,留人以待病,养正以消积。

在临床中,张小玲的经验一是始终注意扶正,尤重胃气。《医宗必读》:"脾胃犹兵家饷道也,饷道一绝,万众立散,胃气一败,百药难施,一有此身,必资谷气,谷入于胃,洒陈于六腑而气至,和调于五脏而血生,而人资之以生者也。"临证时不忘问其胃纳及二便情况,保证脾胃升降出入正常,补脾、健脾、和胃、助运、通腑,脾胃同调。如在化疗期间,患者多见纳差、恶心、呕吐,使用靶向药常见腹泻,是毒药首先伤及胃气,以健脾醒脾、降逆和胃、温中止泻、升阳益胃为主,或寒热并用,通涩兼施,少佐或不用祛邪解毒之药,用药剂量偏小,防止加重胃肠负担,尤其重视饮食合理,以清淡易消化之品为主,或以食疗方为主,务在"谷肉果菜,食尽养之",以善养脾胃。

二是治肾重在补和固。病久及肾,药毒伤肾,老年或晚期患者多脾肾俱虚,治肾重在补肾填精和固涩肾气,脾肾兼顾,先后天同治,在补肾时阴阳并补,遵"善补阴者,必于阳中求阴,善补阳者,必于阴中求阳""阳化气,阴成形"。滋阴药多滋腻碍胃,此时多加用健脾温阳药,以助阴药之运化吸收,温阳药又常助火,亦加养阴药以固涩,以求阴阳兼顾。肾之精又需固涩,在补益同时多加固肾涩精之品,以求肾气坚固。治疗之外,反复告知患者,注意生活调适,避免熬夜,顺应四时规律,防止肾精暗耗,点滴积累以求缓图,日久积功。

总之,脾、肾为人体先、后天之本,在疾病防治中至关重要,肿瘤之慢性消耗性疾病尤其如此。扶正贯穿肿瘤治疗始终,全程以脾胃后天之本为主,在胃气充盛的情况下方可考虑攻邪治疗,否则徒伤正气而治之反害,在病之后期及老年患者,脾肾同治,在脾土健旺基础上考虑补肾固肾,缓治图功。

六、清热解毒法在肿瘤治疗中的应用

1. **热毒之邪与肿瘤的相关性** 热毒是恶性肿瘤发生、发展的重要原因之一,热毒始见于《黄帝内经》,《素问·五常政大论》中提出"热毒"之名,《杂病源流犀烛·口齿唇舌病源流》:"舌生芒刺,皆由热结之故,或因心劳火盛,而生疮菌。"《医宗金鉴·外科心法要诀》论舌疳:"此证皆由心脾毒火所致。"并在失荣证中记载:"失荣证,由忧思、恚怒、气郁、血逆与火凝结而成。"《疡科心得集·辨肾岩翻花绝论》认为肾岩由"肝肾素亏,或又郁虑忧思,相火内灼,水不涵木,肝经血燥,阴精消涸,火邪郁结。"明代徐春甫在《古今医统》中亦指出"气血日亏,相火渐炽,几何不致噎膈"。这些中医文献论述了热毒之邪在疾病发生过程中的作用,阐述了热毒在恶性肿瘤中的发病病机,即热邪久留体内,灼伤营液,血遇热则凝,津液受火灼则为痰,热与痰、瘀等蕴结形成热毒,热毒阻塞于经络、脏腑之中,则可形成肿瘤。

张小玲认为在临床中肿瘤患者常兼有热毒之症,尤其是一些中晚期肿瘤患者,如中晚期肿瘤局部肿块灼热疼痛,全身发热或五心烦热,伴有口渴尿赤、便秘、舌苔黄腻等热性症候;直肠癌之大便脓血伴肛门红肿热痛;白血病的吐衄发斑、持续低热;子宫颈癌出现白带黄稠恶臭;肺癌患者常伴有咳嗽有力、气促胸痛、痰黄黏稠;肝癌多伴身目黄疸、口苦咽干、胸胁胀满,或伴邪热迫血妄行而出现吐血、便血等,均为火毒伤人的表现;亦或肿瘤晚期出现坏死、溃烂,如乳腺癌疮口红肿、溃破流秽,滋腻难闻甚或并发感染,也是热毒的临床表现。此或为邪热瘀毒,或为痰湿久滞化热之毒,或为久病阴虚之热毒,或为肿瘤坏死感染之热毒等,蕴积于体内所致。

张小玲认为不仅肿瘤的发生、发展与热毒密切相关,西医学的一些治疗手段所出现的副作用也常常表现出热毒之症,如放疗后局部照射部位出现皮肤红肿破溃或坏死、口干口渴、咽喉肿痛,甚至出现高热、颈项强直、四肢抽搐等;肿瘤的热疗如射频消融、微波热疗、超声聚焦、放射性粒子植入等手段也属于中医"热性"的范畴,所引起的正常组织损伤也都与中医"热毒""火邪"侵犯症状相似。因此,热毒是临床中肿瘤常见的毒邪之一,在治疗过程中务必引起重视。

2. 清热解毒法在肿瘤治疗中的作用　热毒蕴结是恶性肿瘤发生、发展的重要病因病机,因此清热解毒在恶性肿瘤的预防和治疗中起着不可或缺的作用。汉张仲景《金匮要略》有"阳毒"为病之论,开清热解毒祛瘀法之先河,代表方为升麻鳖甲汤和大黄牡丹汤。《伤寒论》则常用葛根芩连汤、白头翁汤治热毒痢。唐孙思邈在《备急千金方》载有:"凡除热解毒,无过苦醋之物。故多用苦参、青葙、栀子、草苗、苦酒、乌梅之属……除热解毒最良。"宋金时期的刘河间,在创立火热学说的同时,提出"寒凉治温",制订了不少疗效卓著的清热解毒方剂。明清以后,吴又可、余师愚、叶天士、薛生白等温病大家均从不同角度阐述了温热邪毒的含义,立法施治尤重泄热解毒,拓宽了清热解毒法治疗温病的范畴。

张小玲根据多年临床观察肿瘤生长的特点,结合中医文献的记载,认为癌毒是肿瘤发生、发展的关键,是在肿瘤发病过程中体内产生的一种特殊毒邪,既是致病因素,也是病理产物,具有猛烈性、顽固性、流窜性、隐匿性与损正性,常与痰、瘀、湿等病理因素胶结存在、互为因果、兼夹转化、共同为病。

张小玲认为解毒包含清热解毒和以毒攻毒两种治法,其中清热解毒法是临床治疗肿瘤的主要治法之一,临证中若发现癌毒兼夹热邪,如体表肿块出现红、肿、热等表现,或者因肿瘤坏死出现了发热症状,常常会辨证选用清热解毒法;另外,因肿瘤细胞代谢活跃,人体多处于高代谢状态,机体内部往往会表现出"热"象,此时虽无外在表现出的热证,但认为此刻亦可应用清热解毒法,应注意需要根据正气强弱酌情使用;根据癌毒病机理论,认为癌毒的存在是恶性肿瘤形成的先决条件。首先是具有"毒"的一般性质,即癌毒是机体日久蓄积形成的邪气,毒为邪之甚,而癌毒又有其自身的特性,它能导致恶性肿瘤的发生、发展,故治疗肿瘤必须清除或者抑制体内的癌毒。因此,张小玲在临床中采用了以毒攻毒的治法,如癌毒表现出猛烈和顽固之性,患者正气强盛,则非攻不克,临床上常用以毒攻毒法,借以毒攻毒药性峻力猛以攻顽除坚。

张小玲认为虽然清热解毒法是治疗恶性肿瘤的常用治法,也是能否控制癌毒发展的关键,但是在临床中也不能盲目使用,必须根据患者疾病不同时期正邪的盛衰而定:① 早期肿瘤患者机体未衰,正气强盛,邪毒初起,当以祛邪为主,兼以扶正,若癌毒不甚,适宜用清热解毒法祛除癌毒,如若癌毒有鸱张之势,则使用以毒攻毒法猛攻,遏制癌毒发展,防其走窜流注。② 中期患者正气不强、邪毒亢盛,正邪各居一半,此时扶正与祛邪不可偏颇,清热解毒法宜以祛除癌毒为主,可适当兼用以毒攻毒法攻伐猛烈、顽固之癌毒,发挥协同祛毒的增效作用。③ 晚期患者以正气虚衰为主,不耐攻伐,当以扶正为主,兼顾祛邪,此时祛邪只宜用清热解毒法持续清除癌毒,不宜再用以毒攻毒法,否则易犯"虚虚"之戒。如《医宗必读·积聚》云:"初者,病邪初起,正气尚强,邪气尚浅,则任受攻;中者,受病渐久,邪气较深,正气较弱,任受且攻且补;末者,病魔经久,邪气侵凌,正气消残,则任受补。"

张小玲强调在使用清热解毒法治疗恶性肿瘤时应注意以下几点:① 祛邪之时不忘扶正。清热解毒药大多药性寒凉,以毒攻毒药峻猛有毒,均会耗伤正气,损及脾胃,故在应用时应注意保护正气,健脾和胃,以顾后天之本,只有在顾护"本虚"的基础上,才能攻"标实"之邪。② 严控药物剂量和使用时间,毒性药物"善用治病,滥用致命",以毒攻毒药有效剂量和中毒剂量很接近,使用时不能超过《中华人民共和国药典》规定的限量,且不可久用,防止毒性蓄积。③ 根据癌毒常与痰、瘀、湿等病理产物互生的特点,在肿瘤治疗过程中采用清热解毒法为主的同时,常常配合理气、化痰、祛瘀等治法,以提高临床疗效。

七、软坚散结法在肿瘤治疗中的应用

中医对肿瘤的病因病机形成了比较成熟的看法,认为肿瘤发病包括正虚、癌毒、血瘀和痰凝,而痰凝郁结在肿瘤的病机中起着重要作用。古代医籍有"诸般怪症,皆属于痰"之说。正所谓"凡人身上、中、下,有块者多是痰"。张小玲认为痰是构成肿瘤组织的有形成分之一,其胶着黏腻之性,是肿瘤难以消散的重要原因。"结者散之",所以化痰软坚散结法也就必然成为治疗恶性肿瘤的基本治法,在临床上被广泛使用。

化痰软坚散结法是临床中重要的治疗方法,但在临床的应用中却不是孤立存在的,而是在整体辨证的基础上灵活运用。张小玲认为治疗恶性肿瘤不能简单地应用软坚散结法,必须以辨证论治为前提和基础,在临床应用时可采用辨证与辨病相结合、扶正与祛邪相结合、全身与局部相结合的方法。当机体某一局部在肉眼可见或者影像学检查时明确存在肿块或肿大的淋巴结时,张小玲往往会在辨证论治的基础上加用化痰软坚散结法,在选用软坚散结类药物的时候,常常根据化痰软坚药的不同性味归经和药效功用,结合肿块的所在部位、临床表现,灵活地选用化痰软坚类药物,如肝病患者常出现痞块结于胁下,质硬如石,常需加用软坚消癥药,在应用化痰散结的同时,伍以软坚药如生牡蛎、鳖甲、穿山甲、龟板等;乳腺癌与七情密切相关,多因肝气郁结,气滞痰凝结于胸部,故在选用软坚散结类药物时多用一些入肝经的药物,如八月札、夏枯草、制香附、黄药子等。

气滞、痰凝、血瘀、毒聚在恶性肿瘤的发生、发展过程中密不可分且相互影响的,这些病理因素常常夹杂在一起,对肿瘤的发展起着推动作用,因此,张小玲认为在肿瘤施治的时候,需要综合考虑各种病理因素,化痰软坚法需要与理气化痰法、清热解毒法、活血化瘀法相结合,以加强祛邪之力,建立一个气血调畅,阴阳平衡的稳定内环境,从而控制恶性肿瘤的生长,达到祛邪目的。在使用化痰软坚散结药时,常与活血化瘀药协同使用,痰瘀同治。其认为活血化瘀与化痰药物配伍应用治疗肿瘤的意义在于:① 增强了消肿散结作用,能使癌瘤缩小或消失。② 瘀去有利于痰消,痰消有利于瘀去,两者相辅相成。③ 祛痰、化瘀两者均有不同程度的抗癌效应,但作用环节不同,相互配伍可产生药效互补,发挥协同作用。

张小玲指出,在应用化痰软坚散结法治疗肿瘤时,应注意几点:① 软坚散结药虽是治疗恶性肿瘤较好的药物,临床也不能将软坚散结药堆积一起运用,一定要在辨证前提下合理配伍,方可取效,如斑蝥、蟾皮、蜈蚣等药物具有散结功效的同时,也是剧毒性药物,一定要掌握好适用剂量和服用疗程,以免剂量过大或累计剂量过多,出现中毒现象。② 软坚散结之品久用有耗伤正气之虞,故在用药时常以益气健脾,补气扶正药佐之,如党参、白术、黄芪等。③ 恶性肿瘤既有正虚的一面,又有邪实的一面,在病理变化中多呈现出本虚标实的临床症状,临症要权衡虚实,消补兼施,不可一味散结,宜根据病情的标本虚实,轻重缓急,恰当选择攻与补,做到祛邪不伤正,扶正不助邪,扶正祛邪,邪去正复,扶正与驱邪之法相得益彰。有形之积必以消,无形之气宜当助。④ 恶性肿瘤是多种致病因素相互交织在一起所导致的,因此在治疗时应针对恶性肿瘤的基本病理因素、病理机制制定治疗方法,化痰散结法是解毒抗癌法的一种,临证施治时往往需要多种治法综合在一起,因此经常多方联合使用,但复方的使用也是在辨证论治下进行的,还要结合各自的病机特点以及患者的具体情况有所侧重,灵活把握。

八、活血化瘀法在肿瘤治疗中的应用

1. 血瘀证与恶性肿瘤的关系 中医学将肿瘤归为"积证""石瘕""肚腹结块""瘤"等范畴,这些疾病均与血瘀相关。历代文献对肿瘤与血瘀的病机均有阐述,如《灵枢·百病始生》曰:"卒然多食饮则肠满,起居不节,劳力过度则络脉伤。阳络伤则血外溢,血外溢则衄血;阴络伤则血内溢,血内溢则后血。肠胃之络伤,则血溢于肠外,肠外有寒,汁沫与血相搏,则并合凝聚不得散,而积成矣。"说明血瘀是积证发病的关键。《灵枢·水胀》说:"石瘕生于胞中,寒气客于子门,子门闭塞,气不得通,恶血当泻不泻,以干留止,日以益大,状如杯子,月事不以时下。"王清任《医林改错》曰:"肚腹结块,必有形之血。"元代滑寿在《难经本义》谓:"积蓄也,言血脉不行,蓄积而成病也。"明代皇甫中在《明医指掌》中指出:"若人之气,循环周流,脉络清顺流通,焉有瘤之患也。"这些经典文献均指出了血脉不通,血瘀内结是积聚的重要病机。

张小玲在长期的临床实践中发现,很多肿瘤患者经常会出现血瘀的症状,如局部肿块固定性的刺痛、拒按、肌肤青紫、紫色血肿、小腹硬满、面色黧黑、经闭、大便黑色、舌紫暗或有瘀点、瘀斑、脉涩等。现代研究发现肿瘤出现高凝状态主要因素有:① 肿瘤组织通过压迫附近的血管,导致血流速度减慢和血流状态发生变化。② 肿瘤细胞诱导新生血管形成,这些血管错综复杂、结构紊乱,导致血流速度减慢。③ 肿瘤细胞在化疗过程中造成血管内皮损伤,导致血小板的黏附聚集,同时肿瘤表面的黏附因子聚集以及肿瘤细胞异常分泌凝血因子也会增加凝血的风险。此外,一些肿瘤可能导致继发性血小板增多症。④ 机械因素,如中心静脉置管术等放置导管也会改变血液的凝结状态。这些因素导致血液的高凝状态所表现出来的临床症状,符合中医学血瘀证的临床特点[1,2]。

2. 活血化瘀法在肿瘤治疗中的作用　活血化瘀法是治疗肿瘤的主要方法之一。早在《黄帝内经》中即有"结者散之""坚者削之"的记载，《素问·阴阳应象大论》指出"血实宜决之"，即指血瘀证或挟瘀证应该通过去除血瘀达到消散肿物的目的。

活血化瘀法是一种常用于肿瘤临床治疗的方法，既可以改善血液凝结状态，又可以改变恶性肿瘤生存的内环境，起到抑制肿瘤转移、防止肿瘤复发的目的。活血化瘀药物在使用过程中还需要注意根据患者病情不同阶段进行配伍，恶性肿瘤的发展大致可分为初期、中期和晚期。通常初期以实证为主，随着时间的推移会出现虚实夹杂的情况，进展到晚期以虚证为主。根据《医宗必读》的记载："初者，病邪聚积皆初起，可主攻之。中者，邪气已深，正气渐弱，可以功补兼治。末者，病邪已久，邪气尤盛，正气消散，可以补之。"

在使用活血化瘀法的同时，也需要根据疾病的不同情况，结合不同的治法进行个体化治疗：对于正气亏虚，瘀血内停的肿瘤患者，可以使用益气活血法来治疗，也称为扶正活血法，这是治疗肿瘤正虚血瘀证常用的原则，正所谓"邪之所凑，其气必虚"，这种方法常用于手术或放化疗后，可以增强疗效，减轻毒副作用，也适用于中晚期"久病多虚"的肿瘤患者；"气为血之帅，气行则血行"，在使用活血化瘀药物的同时，可以配合适量的理气药物，称为理气活血法。临床上，很多瘀血证患者同时伴有胸闷气急、胸腹满闷、大便不畅等气机不畅的症状，可以酌情使用理气类中药，以促进瘀血的消散、经脉的畅通，起到理气化瘀，调畅气血的作用，张小玲常选择的理气药物包括香附、乌药、延胡索、降香、香橼等；对于正气较为充盛的患者，可以采用活血解毒法，主要针对患者体内存在的癌毒。在使用活血化瘀药物的同时，增加一些具有抑制肿瘤细胞增殖的解毒药物，可以有效阻止肿瘤复发和转移，如白花蛇舌草、半枝莲、半边莲、草河车、山慈菇等。

张小玲还十分重视活血化瘀法与其他西医治疗方法的协同应用。如手术前，主要与益气健脾等扶正类中药相配伍，可有效改善患者机体状况，为手术治疗创造有利条件；在手术治疗后患者正气亏虚，气虚无力推动血行，则气虚血瘀，宜补气行血，应用益气活血类药物加以调治，帮助患者及早康复，避免肿瘤复发转移；另外肿瘤患者手术后局部血管、淋巴管回流障碍，瘀血停滞，整体气血亏虚，血瘀脉阻，宜选用力量稍强的活血化瘀药；放疗时，热邪炽盛，耗伤气阴，津液不足，血液黏滞，加重血瘀证，临床常伴有口腔干燥、恶心以及食道灼痛,并且白细胞也在逐渐减少,需要配伍活血凉血,养阴生津类的药物,以减少放疗对正常组织的损伤,增加其敏感性;化疗时不仅会抑制癌细胞,同时也会损害体内气血、精津以及五脏六腑的功能,患者正气进一步亏虚,脾虚湿困,内湿夹瘀,血瘀证进一步加剧,但此阶段不宜使用过于峻猛的活血药,宜采用理气活血以及健脾和胃类药物,以利于缓解副作用,以提高机体对化疗的耐受性。

近年来有一些观点认为,活血化瘀药种类丰富,成分复杂,其中有些可能对肿瘤细胞的侵蚀和转移具有双向调节作用,会导致癌肿局部血瘀的扩散,从而使得癌症向他处扩散,促进癌症的转移;同时活血化瘀药改善局部血液循环,可能为肿瘤的生长提供了丰富血供,最终促进肿瘤进展。针对这些观点,张小玲认为,在肿瘤发生、发展过程中血液的凝滞状态保持着一定动态平衡,临床过程中要以中医辨证论治为基础,并与辨病论治相结合,如果在辨证过程中出现血瘀证的临床症状,可采用不同的活血化瘀药物及合适的药物剂量,并根据瘀血轻重的具体情况特点,分为行气活血、养血活血、破血逐瘀等,综合分析、灵活运用,以减少瘀血对人体的伤害,同时发挥化瘀的调节作用,抑制肿瘤扩散转移。

九、扶正固本法在肿瘤治疗中的应用

1. 正虚与肿瘤的相关性　"积"与肿瘤异名而性质相似,古代医家多把肿瘤归属于"积聚"进行辨证论治。《医宗必读》言:"积之成者,正气不足,而后邪气踞之。"明代申斗垣《外科启玄·论癌发》曰:"癌发四十岁以上,血亏气衰,厚味过多所生。"清代《外证医案汇编》云:"正气虚则成岩。"由此可见古圣先贤早已认识到"积"的发生与正气不足有明确的关系,后世医家也认为内虚是肿瘤发生、发展的关键因素。

中医学认为不仅肿瘤的形成与正虚相关,且其发展也是随着体内正邪的斗争而消长。"正虚"是肿瘤发生、发展的主要病机,正气的强弱直接关系到肿瘤患者的整体预后。正虚存在于肿瘤患者的整个病程中,初期正气无力抗邪导致肿瘤的形成,中晚期肿瘤一直在体内损耗人体正气,导致病情恶化。肿瘤初期的治疗虽以攻邪实为主,但勿忘扶助正气;肿瘤中晚期邪气不能被正气驱出体外,则逐渐耗损正气,正气愈虚,病情愈加恶化;若及时养护正气,则有可能出现正邪相持的带瘤生存状态。另外,肿瘤后期耗伤气血久

病致虚,导致正气更虚。多种因素如七情所伤、过劳(包括劳神、体劳、房劳过度)以及治疗时攻伐太过等均可进一步损伤正气而导致癌症的复发与转移。

张小玲认为虚证贯穿于肿瘤发生、发展的整个过程,肿瘤的本质在于"正虚",其形成及发展是因为机体正气不足,邪气聚积,致气滞、血瘀、痰浊、湿阻、热毒等多种病理产物互相搏结,蕴于体内,日久渐积形成有形之肿块,属正虚邪实之证。而一旦形成恶性肿瘤,则肿瘤吸收水谷精微以养自身,进一步使身体失于濡养而虚弱;肿瘤的实质为邪毒之物,具有助热化火之变,耗气伤阴之损,从始至终恶性循环,终至衰竭。因此,张小玲临证过程中主张在去除诱因基础上,加强扶正培本的治疗,取其"养正积自消"之意。

2. 扶正固本在肿瘤治疗中的作用　中医关于肿瘤扶正固本的理念已历经数千年的历史,《素问·通评虚实论》的"精气夺则虚"和《素问·三部九候论》的"虚则补之"是确立扶正固本法的主要理论依据。《素问·六元正纪大论》"大积大聚,其可犯也,衰其大半而止,过者死",认为肿瘤治疗应攻伐有度,从反面强调了保留正气的重要性,尤其在肿瘤治疗的过程中,正气是机体存在的重要基础和前提。

张小玲认为扶正固本法是扶助人体正气以巩固其根本之法,它包括补益正气之不足和防止正气受损伤两方面,是通过扶正补益和调节人体气血阴阳达到祛病除邪、治疗疾病的目标。现代研究表明机体的免疫功能状态对肿瘤的发生、发展也有很大影响,其抗肿瘤免疫应答反应的主要途径是细胞免疫[3]。在恶性肿瘤的综合治疗中,中医药扶正固本法具有整体性、系统性,能够相当程度上抑制肿瘤病灶的生长,并具有多方位、多靶点、不易产生耐药性的特点,可以弥补西医治疗方法的不足。扶正固本法应贯穿于肿瘤治疗的整个过程,通过调节机体的免疫机制来发挥抗肿瘤作用。如今扶正固本在中医治疗恶性肿瘤中被广泛应用,是"虚则补之"理论的重要实践。

张小玲认为扶正固本法区别于普通支持疗法,应从气血津液、脏腑功能的角度论治,兼顾"辅助"和"调理",演绎出"健脾益气""养阴生津""温肾助阳""益气生血"四个具体治法。健脾益气法是治疗气虚的基本方法。气虚的主要临床表现为神疲乏力、面色苍白、语音低微、气短、自汗、纳食少、大便溏薄、舌质淡或胖、有齿痕、舌苔薄白、脉弱无力等症,常用中成药补中益气丸、参苓白术丸、归脾丸、补脾益肠丸;养阴生津法多于阴虚内热证,其症可见手足心热、午后潮热、盗汗、口燥、咽干、心烦、失眠、大便干燥、燥苔或舌光无苔、脉细数无力等阴虚症状，常见于癌症放疗后，常用中成药百合固金丸、西洋参胶囊、六味地黄丸、知柏地黄丸；温肾助阳法多用于肾阳虚或脾肾不足者，临床表现有畏寒、肢冷、腰酸腿疼、神疲乏力、少气懒言、气短而喘、面色苍白、小便清长、大便溏薄、舌质淡胖、苔薄白、脉沉细等症状，常用中成药金匮肾气丸；益气生血法多用于血虚证，主要临床表现为头晕、目眩、心悸、失眠、面色萎黄、唇和指甲苍白、腰酸、疲乏无力、脉细、舌淡白等症，常见于晚期癌症患者，或化疗后造血功能损害所致贫血者，常用中成药还精煎、杞菊地黄丸、四物合剂、复方阿胶浆。

补气养血，平衡阴阳，调整脏腑功能，扶正与祛邪相结合，是张小玲扶正固本的主要指导思想。大部分恶性肿瘤患者均有脾胃亏虚或气血不足等症状，放化疗或术后其机体免疫功能进一步下降，通过中药扶正培本可达到调整机体免疫力，增强抗癌能力的目的，改善肿瘤患者临床症状的同时，提高手术、放化疗的效果，减轻放化疗毒副反应，延长生存期，提高生活质量，提高包括免疫功能在内的机体抗癌能力。

目前肿瘤治疗思路已不再是单纯地追求消灭肿瘤实体，更要同时考虑改善患者的身体及精神状态，提高其生活质量。如今这一肿瘤治疗指导思想日益受到重视，同时姑息性治疗也正成为恶性肿瘤治疗的重要组成部分。中医扶正固本法在控制恶性肿瘤进展和姑息治疗中，占据了越来越重要的地位，并且有着广泛的应用前景。

第三节　临证常用方药

一、常用清热解毒类抗肿瘤药物的临床应用

热毒蕴结是肿瘤的重要发病机制之一，是肿瘤发生、发展过程中的关键。清热解毒法是临床治疗肿瘤的最重要的治疗方法，现代药理研究也证实清热解毒药可通过抑制细胞增殖，诱导细胞凋亡、分化及逆转，调节机体免疫水平，调控细胞信号通路及传导，抗基因突变，抑制肿瘤血管生成和抗多药耐药等多途径、多靶点发挥抗肿瘤作用。张小玲在运用清热解毒类中药治疗肿瘤时常

常结合脏腑的生理特性、不同癌瘤的病理特点，并根据药物的四气五味、作用功效，参考现代药理研究来进行选择，其常用的临床用药及用药特点总结如下。

◎ **七叶一枝花**（百合科重楼属植物七叶一枝花的根状茎）

【性味功效】味苦、辛，性微寒，有小毒。清热解毒，消肿止痛。

【临床应用】适用于多种恶性肿瘤，如肺癌、胃癌、肝癌、贲门癌、膀胱癌、脑瘤、白血病、恶性淋巴瘤等。

常与石韦、蒲公英、黄芩等配伍，治疗痰热蕴肺，痰火胶结的肺癌；常与石见穿、石打穿、白花蛇舌草等配伍，治疗瘀毒内阻型的消化道肿瘤。此外，本品还用于治疗咳喘、呼吸道感染、瘰疬、疔疮痈肿等。

【用法用量】10～15 g，水煎服。

【注意事项】本品为苦泄之品，不可多服。过量往往出现恶心、呕吐、头痛、痉挛等症状。

◎ **山豆根**（豆科槐属植物越南槐的根及根茎）

【性味功效】味苦，性寒，有毒。清热解毒，消肿止痛。

【临床应用】适用于多种肿瘤，如咽喉部肿瘤、肺癌、膀胱癌、肝癌、宫颈癌、胃癌、胆道肿瘤、乳腺癌等。

常与石上柏、白花蛇舌草、马勃、玄参等配伍，治疗火毒郁滞的咽喉部肿瘤；常与黄芩、石韦、蒲公英、七叶一枝花等配伍，治疗痰热阻肺，热毒壅盛型的肺癌。此外，还用于扁桃体炎、牙龈肿痛、肺热咳嗽及各种痈疖肿毒等疾病。

【用法用量】6～12 g，与他药配伍煎汤或制成制剂。

【注意事项】用量不宜过大，否则易引起恶心呕吐、心悸、胸闷等不良反应。

◎ **石见穿**（唇形科鼠尾草属植物石见穿的全草）

【性味功效】味苦、辛，性平。清热解毒，活血，利气，止痛。

【临床应用】可用治疗各种癌症，如宫颈癌、食管癌、胃癌等。

常与六月雪、水红花子、急性子等配伍，用于宫颈癌、子宫内膜癌等。本品还用于食管癌、胃癌及骨肉瘤或肿瘤骨转移等。

【用法用量】内用服 15～30 g；外用适量。

◎ **白花蛇舌草**（茜草科耳草属植物白花蛇舌草的全草）

【性味功效】味甘、淡，性凉。清热解毒，活血消肿，利尿。

【临床应用】适用于多种恶性肿瘤，尤其是消化系统肿瘤，如胃癌、食管癌、直肠癌、肝癌，还有肺癌及淋巴系统的肿瘤。

常与石见穿、石打穿、苦参、薏苡仁等配伍，治疗热毒壅盛，痰湿交阻的胃肠道肿瘤；常与茵陈蒿、山栀子、大黄等配伍，用于肝郁化火，热毒内蕴的肝癌；常与夏枯草、浙贝母、昆布、牡蛎等配伍，治疗邪毒内蕴，痰热阻肺的肺癌或淋巴瘤。

【用法用量】20～50 g，与他药配伍煎服；外用适量。

◎ **冬凌草**（唇形科香茶菜属植物冬凌草的全草）

【性味功效】味苦、甘，性微寒。清热解毒，活血止痛。

【临床应用】适用于多种肿瘤，如食管癌、贲门癌、肝癌、乳腺癌、直肠癌、甲状腺癌等，有缓解症状而延长生命作用。此外，本品还用于咽喉炎、上呼吸道感染等。

【用法用量】15～30 g，煎服。

◎ **半枝莲**（唇形科黄芩属植物半枝莲的全草）

【性味功效】味微苦，性凉。清热解毒，活血化瘀，利水消肿。

【临床应用】适用于多种肿瘤，如消化道肿瘤、肝癌、肺癌、子宫颈癌、绒毛膜上皮癌、乳腺癌等。

常与白花蛇舌草、八月札、石见穿等配伍，治疗热毒壅盛，积聚滞留的胃肠道肿瘤；常与白英、鱼腥草、蒲公英等配伍，治疗痰热阻肺，壅遏气机的肺癌；常与垂盆草、白花蛇舌草、半边莲等配伍，治疗热毒壅滞，腹水肿大的肝胆肿瘤；常与穿心莲、石上柏、紫草等配伍，治疗伴有湿热症状的绒毛膜上皮癌。

【用法用量】15～30 g，与他药配伍制成煎剂或浸膏用。

【注意事项】半枝莲对肝硬化或肝癌引起的腹水有一定利水作用，与白花蛇舌草配合，用量大即会引起腹泻。

◎ **虎杖**（蓼科蓼属植物虎杖的根、根状茎或茎、叶）

【性味功效】味微苦，性微凉。清热利湿，通便解毒，散瘀活血。

【临床应用】用于肝、胰等肿瘤。此外，还用于治疗关节疼痛、经闭、湿热黄疸、慢性支气管炎、高脂血症，外用治烫伤、跌打损伤。

【用法用量】内服 10～15 g；外用适量。

◎ **败酱草**（败酱科败酱属植物黄花龙芽的全草及根茎）

【性味功效】味苦辛，性凉。清热解毒，祛瘀排脓。

【临床应用】常用于治疗消化系统肿瘤，如结肠癌、直肠癌等。常与白花蛇舌草、苦参、生地榆配伍。此外，还常用于治疗阑尾炎、痢疾、肠炎、肝炎、眼结膜炎、产后瘀血腹痛、痈肿疔疮。

【用法用量】内服 15～30 g；外用适量。

◎ **金银花**（忍冬科忍冬属植物忍冬的花蕾）

【性味功效】味甘，性寒。清热解毒。

【临床应用】适用于鼻咽癌、咽喉部肿瘤及各种中晚期肿瘤患者继发感染或癌性发热等。

常与连翘、石上柏、白毛、夏枯草等配伍，治疗热毒壅盛，痰火互结的鼻咽癌；常与山豆根、射干、马勃等配伍，治疗火毒炽盛郁结的咽喉部肿瘤；常与连翘、石上柏、蒲公英、白花蛇舌草、七叶一枝花等配伍，治疗各种中晚期肿瘤患者继发性感染或癌性发热。

【用法用量】10～15 g，水煎服。

◎ **穿心莲**（爵床科穿心莲属穿心莲的全草或叶）

【性味功效】味苦，性寒。清热解毒，消肿止痛。

【临床应用】适用于恶性葡萄胎、绒毛膜上皮癌等。此外，本品还可用于各种感染，如急性菌痢、滴虫性阴道炎、肠胃炎、扁桃体炎、肺炎、百日咳、毒蛇咬伤等。

【用法用量】10～25 g，水煎服；外用适量。

◎ **茵陈蒿**（菊科蒿属植物茵陈蒿的全草）

【性味功效】味苦，性微寒。清利湿热，利胆退黄。

【临床应用】适用于肝癌、胆囊癌、胰腺癌等。

常与垂盆草、栀子、大黄等配伍,治疗湿热内蕴的肝癌;常与虎杖、郁金、金钱草、山栀等配伍,治疗湿热阻滞的胆囊癌;常与七叶一枝花、田基黄、龙胆草、土茯苓等配伍,治疗湿热毒盛的胰腺癌。此外,还适用于急性黄疸肝炎、胆囊炎等。

【用法用量】10～30 g,水煎服。

◎ **射干**(鸢尾科射干属植物射干的根状茎)

【性味功效】味苦,性寒。清热解毒,利咽消痰。

【临床应用】适用于咽喉癌、肺癌等。此外,还适用于咽喉疼痛、痰咳气喘、腮腺炎、支气管炎、闭经、乳腺炎,外用治水田皮炎等。

【用法用量】3～6 g,水煎服。

◎ **黄芩**(唇形科黄芩属植物黄芩的根)

【性味功效】味苦,性寒。清湿热,泻火,解毒,安胎。

【临床应用】适用于肝癌、胆囊肿瘤。与其他中药配伍治疗肺癌、大肠癌、子宫颈癌、乳癌、肠癌、睾丸癌、胃癌等。此外,还常治疗温病发热、肺热咳嗽、肺炎、咯血、黄疸、肝炎、痢疾、目赤、胎动不安、高血压、痈肿疮疖等。

【用法用量】6～15 g,水煎服。

◎ **黄连**(毛茛科黄连属植物黄连的根茎)

【性味功效】味苦,性寒。清热燥湿,泻火解毒。

【临床应用】适用于多种肿瘤,如肝胆肿瘤、舌癌、唇癌、食管癌、胃癌、膀胱癌等。

常与茵陈蒿、山栀子、三棱、莪术、丹皮等配伍,治疗热毒壅盛,瘀毒聚积的肝胆肿瘤;常与生地黄、木通、竹叶、赤芍等配伍,治疗火毒炽盛的舌癌和唇癌等。此外,还适用于高热神昏、吐血、衄血、疔疮肿毒、湿疮瘙痒、急性结膜炎、口疮、细菌性痢疾、急性肠胃炎、热盛心烦、痞满、消渴、烧伤等症。

【用法用量】1.5～6 g,水煎服;研粉吞服,每次 1～2 g,每日 2～3 次。

【注意事项】其性苦寒,凡阴虚烦热或脾胃虚弱而无湿热实火者,均不宜应用。

◎ **黄柏**（芸香科黄檗属植物黄皮树的树皮）

【性味功效】味苦，性寒。清热解毒，泻火燥湿。

【临床应用】用于治疗膀胱肿瘤。此外，还常用于治疗急性细菌性痢疾、急性肠炎、急性黄疸型肝炎、口疮、风湿病。

【用法用量】内服 3～10 g；外用适量。

◎ **蛇莓**（蔷薇科蛇莓属植物蛇莓以全草入药）

【性味功效】味甘、酸，性寒，有小毒。清热解毒，散瘀消肿。

【临床应用】用于多种癌肿，如肝经郁火旺盛，热毒壅滞的乳腺癌，痰火胶结的鼻咽癌、甲状腺肿瘤、子宫癌、肺癌、肝癌。此外，还适用于治疗虫蛇咬伤、跌打损伤、湿疹、带状疱疹、腮腺炎、肠炎、小儿惊风、外感咳嗽、百日咳。全草可治白喉、喉痛黄疸等。

【用法用量】内服 12～20 g；外用适量。

◎ **猕猴桃根**（猕猴桃科猕猴桃属植物猕猴桃的根）

【性味功效】味酸、微甘，性凉，有小毒。清热解毒，活血水肿，祛风利湿，利尿。

【临床应用】本品适用于各种消化道肿瘤，如胃癌、结直肠癌以及乳腺癌等。

常与水杨梅根、蛇葡萄根、白茅根、凤尾草、半边莲等配伍，可以治疗胃癌、结直肠癌；常与野葡萄根、蒲公英、生南星等配伍，可以治疗乳腺癌。

【用法用量】15～40 g，水煎服。

◎ **蒲公英**（菊科蒲公英属植物蒲公英的全草）

【性味功效】味苦、甘，性寒。清热解毒，利尿散结。

【临床应用】本品适用于多种肿瘤，如乳腺癌、肝癌、肺癌等。

常与夏枯草、八月札、浙贝母、瓜蒌皮等配伍，治疗热盛血滞的乳房肿瘤；常与银柴胡、半枝莲、山栀子、炙鳖甲等配伍，治疗瘀毒内阻，热毒壅滞的肝癌；常与石韦、山海螺、黄芩、七叶一枝花等配伍，治疗痰热阻肺，邪热炽盛的肺癌。

【用法用量】干品每日 10～25 g，鲜品 50～100 g；外用适量，用鲜品洗净捣烂敷患处。

二、常用虫类抗肿瘤药物的临床应用

虫类药物是中药的重要组成部分,因虫类药具有"血肉有情""虫蚁飞走"之品质,"无微不入,无坚不破"之特性,能入络攻逐走窜,或可破血消癥,或可除痰软坚,在临床中被广泛使用。又因其多有小毒,常取可直达病所,攻解癌毒诸邪,更是被历代医家用于肿瘤的治疗。清代吴鞠通言:"以食血之虫,飞者走络中气分,走者走络中血分,可谓无微不入,无坚不破。"张小玲认为虫类药乃血肉有情之品,以咸味、辛味居多,气温或平,且多有小毒,辛味"能散,能行",加之性温,多能通,消除壅滞;咸以入血,软坚散结,其药效多强,药力多猛。

张小玲在应用虫类药物时,根据虫类药物的功效作用大致分为: ① 攻坚化积:虫类药性轻灵流通,擅走窜,可搜剔攻化凝血坚积,消逐痞块,如土鳖虫、斑蝥、穿山甲、麝香等。② 活血化瘀:有推陈致新,改善络脉循环,以生新血的作用,如水蛭、土鳖虫、五灵脂等。③ 熄风定惊:有祛风止痉,疏风泄热作用,如全蝎、地龙等。④ 解毒消肿:有攻消阴毒,疗疮溃坚之效,如蜈蚣、守宫、蟾蜍、蜘蛛、僵蚕等。⑤ 滋补强壮:因其为血肉有情之品,可固本培元,强身驱邪,如龟板、海马、海狗肾等。

◎ **僵蚕**(蚕蛾科家蚕蛾属昆虫家蚕 4～5 龄的幼虫在未吐丝前,感染或人工接种白僵菌而致死的干燥体)

【性味功效】味辛,微咸,性微温。祛风定惊,化痰散结。

【临床应用】本品善走人体上部,用治头颈部肿瘤如脑瘤、鼻咽癌、喉癌、甲状腺癌、锁骨上淋巴结转移癌等,也适用于肺癌、乳腺癌、淋巴瘤等的治疗。

常与玄参、贝母、牡蛎、夏枯草、生半夏等配伍,治疗颈部淋巴结转移癌;常与蜂房、夏枯草、威灵仙、生半夏等配伍,治甲状腺癌;常与白花蛇、地龙、生半夏、壁虎、干蟾皮、白花蛇舌草等配伍,治肺癌;常与山慈菇、瓜蒌、蜂房、香附、远志配伍,治乳腺癌;常与夏枯草、鳖甲、地龙、蜂房、穿山甲、紫草、丹皮等配伍,治淋巴瘤。

【用法用量】僵蚕无毒,常用量为 10～15 g,可长期服用。

◎ **蟾皮**(蟾蜍科动物大中华蟾蜍或黑眶蟾蜍除去内脏的干燥体)

【性味功效】味辛,性凉,有小毒。破癥结,行水湿,镇痛。

【临床应用】适用于治疗消化系统肿瘤,如胃癌、肠癌、肝癌、食道癌及胸腔积液、腹水等。

常与葶苈子、泽泻、猪苓、茯苓、桂枝等配伍,治胸腔积液、腹水。另外可治疗癌性疼痛及体表可触摸的肿瘤,磨粉外敷有一定的止痛、缩瘤作用,每 24～48 小时更换 1 次。

【用法用量】常用量为 6～7 g,入煎剂。

◎ **土鳖虫**(鳖蠊科昆虫地鳖或冀地鳖的雌虫干燥体)

【性味功效】味咸,性寒,有小毒。活血化瘀,破而不峻,并有一定镇痛作用,

【临床应用】适用于肿瘤瘀证显著者,体虚之人也可用,擅治腹部肝、胆、脾肿瘤,妇科肿瘤等。

常与鳖甲、龟甲、蜂房、生半夏、半枝莲等配伍,治疗肝胆肿瘤;常与莪术、水蛭、僵蚕配伍,治疗卵巢癌、子宫内膜癌等。

【用法用量】常用量为 10 g,入煎剂。

◎ **白花蛇**(眼镜蛇科动物银环蛇的干燥体)

【性味功效】味甘、咸,性温,有小毒。性善走窜,搜风通络,攻毒定惊。

【临床应用】适用于肝癌、肺癌、胃癌、食管癌等。外治单用鲜品捣烂可治痈肿疮毒。

常与龟甲、牡蛎、桃仁、重楼等配伍,用于治疗肝癌;常与冬凌草、金荞麦、半枝莲、蛇莓等配伍,用于治疗肝癌;常与白芍、延胡索、赤芍等配伍,用于癌性疼痛。

【用法用量】常用量为小白花蛇 1 条,入煎剂。

◎ **九香虫**(蝽科九香虫属昆虫九香虫的干燥体)

【性味功效】味咸,性温。气香走窜,理气止痛,温中助阳。

【临床应用】适用于治疗胃癌患者出现肝胃不和,或寒郁中焦所致的胸肋胃脘胀痛及其他肿瘤伴有食欲缺乏、胃脘疼痛者,常配合制香附、青皮、炒木香、砂仁等使用,理气止痛效果更佳。

【用法用量】常用量为 6～10 g,入煎剂。

◎ **穿山甲**（鲮鲤科动物鲮鲤的鳞片）

【性味功效】味咸，性微寒。走窜，善下行，活血通络之功较强，略有腥气。

【临床应用】本品为中医外科常用药，用其消肿溃脓，与皂角刺同用，取其透脓外出的作用；治肿瘤多单用，取其穿透散结化瘀作用；同时穿山甲有补虚作用，适合肿瘤患者，多用其治疗妇科肿瘤、肝癌、淋巴瘤等。

【用法用量】常用量 6～10 g。

◎ **水蛭**（水蛭科蚂蟥属动物蚂蟥、柳叶蚂蟥或水蛭属动物水蛭的干燥全体）

【性味功效】味咸、苦，性平，有小毒。破血逐瘀，通经消癥。

【临床应用】适用于治疗妇科肿瘤中瘀血明显而无出血倾向者。本品破血逐瘀作用较强，常与桃仁、三棱、莪术、当归等配伍应用。体虚者尚须配伍补养气血药为助，如黄芪、太子参、丹参、生晒参以扶助正气。

【用法用量】常用量为 3～5 g，入煎剂；为末冲服或装入胶囊内吞服，每次 0.3～0.5 g。

【注意事项】孕妇及月经期忌服。

◎ **全蝎**（钳蝎科钳蝎属动物东亚钳蝎的干燥体）

【性味功效】味辛，性平，有毒。熄风止痉，通络止痛，攻毒散结。

【临床应用】适用于治疗脑瘤，可酌与蜈蚣、僵蚕等配伍；常用于治疗癌性疼痛，可与蜈蚣、蜂房、白花蛇等配伍；治瘿瘤肿块坚硬，可以全蝎配蜈蚣、僵蚕、穿山甲等疏通经络，破瘀消肿。

【用法用量】常用量为 3～6 g，入煎剂；研末吞服，每次 0.6～1 g；或入丸、散剂；外用适量，研末调敷。

【注意事项】本品有毒，用量应严格控制，不可过大。传统认为蝎尾药力最强，若单用蝎尾，用量约为全蝎的 1/3。全蝎属窜散之品，血虚生风者慎服。全蝎内服中毒量为 30～60 g。蝎毒与蛇毒相似，是神经毒素，含硫量较少，故作用时间短。中毒症状主要有头痛、头昏、心悸、血压上升，有溶血作用，严重时血压下降、呼吸困难、发绀、昏迷，最后多因呼吸中枢麻痹而死亡。

◎ **蜈蚣**（大蜈蚣科动物少棘巨蜈蚣或其近缘动物的干燥全虫）

【性味功效】味辛，性温，有小毒。外走皮肤，内入脏腑，熄风镇惊，通络止痛,攻毒散结。

【临床应用】《医学衷中参西录》云"蜈蚣,走窜主力最速,内而脏腑,外而经络,凡气血凝聚之处皆能开之。性有微毒,而转善解毒,凡一切疮疡诸毒皆能消之",常与全蝎协同应用。

【用法用量】一般内服,煎剂,5~8 g(2~3 条);研末,每次 1~1.5 g,每日 2~3 次,冲服或装胶囊吞服。

【注意事项】孕妇忌用。阴虚血燥者,应伍以养血滋阴之品。凡过敏体质慎用,或先用小量,如有肤痒、皮疹者,则应停用。

◎ **地龙**(蚯蚓去内脏全体。以条大、肉厚者为佳)

【性味功效】味咸,性寒。清热定惊,通经活络,平喘利尿,行而不散,体虚之人也可用之。

【临床应用】常用于肺癌的治疗,用于治疗肺癌患者出现邪热壅肺,肺失肃降之喘息不止,喉中哮鸣有声者,单用研末内服即效,亦可与麻黄、石膏、杏仁等同用;也常用于肠癌、胃癌及妇科肿瘤乳腺癌、卵巢癌、子宫内膜癌等的治疗。

【用法用量】煎汤,5~10 g;或为末,每次 1~2 g。本品无毒,可长期应用。

◎ **蜂房**(胡蜂科昆虫果马蜂、异腹胡蜂或日本长脚胡蜂的巢)

【性味功效】味甘,性平,有小毒。攻毒杀虫,祛风止痛。

【临床应用】《本草求真》称其为"清热软坚散结要药"。露蜂房与全蝎、白僵蚕等配伍使用,常用于治疗宫颈癌、乳腺癌、肺癌、肝癌、淋巴结转移癌及癌性骨转移,对肿瘤有一定控制作用,尤其对喉癌,鼻咽癌效果较好。

【用法用量】煎汤内服,5~10 g;研末服,2~5 g,入煎剂。

【注意事项】气虚及肾功能不全者慎服。

张小玲认为虫类药应用中需注意:① 虫类药可引起过敏反应,对过敏体质者,用之要慎,一旦有过敏倾向应立即停药。② 虫类药多有"小毒",用之不可过量,时间不要过长,在应用时一般视情况用 2 周~2 个月不等,最好隔 1 个月左右再用。如水蛭过量可引起出血倾向,全蝎含类似蛇毒神经毒样物质,蜈蚣含类似蜂毒的组胺样物质与溶血蛋白,过量可引起中毒,出现溶血、贫血、肝肾功能损害等,所以,对有出血倾向、有肝肾功能损害的患者,虫类药要慎用。③ 肿瘤晚期体质较弱者,用之宜更谨慎,要减少用量,并需与扶正养血滋阴药配伍使用。

三、常用软坚散结类抗肿瘤药物的临床应用

中医学认为痰浊凝聚是肿瘤形成的重要病因病机之一,"痰为气所激而上,气为痰所隔而滞,痰与气搏不能流通",癌症因聚结成块,坚如木石。"坚者消之""结者散之",为历代医家治疗肿瘤准则,后世医家总结为"软坚散结法"。凡能促使肿瘤包块软化、消散结节的药物,统称软坚散结药。肿块可由痰凝、气滞等多种原因造成,临床根据病症情况,常可结合其他药物配伍使用,如化痰、理气、解毒、活血、攻毒等多种治法。

◎ **山慈菇**(山慈菇兰科植物杜鹃兰的假球茎)

【性味功效】味辛,性寒,有小毒。清热解毒,消肿散结。

【临床应用】用于乳腺癌、甲状腺癌、皮肤癌、恶性淋巴瘤、肝癌等。

常与土鳖虫、穿山甲、鳖甲等配伍,治疗肝癌、恶性淋巴瘤;常与丹参、浙贝母、夏枯草等配伍,治疗甲状腺恶性肿瘤。

【用法用量】3～9 g,水煎服。

【注意事项】本品治疗量与中毒量较为接近,过量或久服可引起胃肠道不适、多发性神经炎、白细胞减少以及中枢神经系统的抑制等,大剂量可引起死亡。

◎ **夏枯草**(唇形科夏枯草植物夏枯草的干燥果穗)

【性味功效】味辛、苦,性寒。清热泻火,软坚散结。

【临床应用】用于胃癌、甲状腺癌、乳腺癌、肝癌、恶性淋巴瘤等。

常与香附、浙贝母、陈皮、半夏、茯苓、生牡蛎、黄药子等配伍化痰散结,治疗消化道系统恶性肿瘤;常与当归、昆布、玄参等配伍理气化痰,行瘀散结,治疗甲状腺恶性肿瘤等。

【用法用量】内服煎汤,6～15 g,大剂量可至 30 g,熬膏或入丸、散;外用适量,煎水洗或外敷。

◎ **牡蛎**(牡蛎科牡蛎属动物长牡蛎、大连湾牡蛎或近江牡蛎等的贝壳)

【性味功效】味咸、涩,性微寒。软坚散结,平肝潜阳,固涩制酸。

【临床应用】用于肺癌、肝癌、胃癌、甲状腺癌及恶性淋巴瘤等。

常与柴胡、当归、白芍、白术、茯苓、半夏、浙贝母等配伍,治疗淋巴恶性肿瘤;常与鳖甲、猫爪草、浙贝母、玄参等配伍化痰散结,治疗肝脏恶性肿瘤。

【用法用量】煎汤,9~30 g,宜打碎先煎。

【注意事项】本品多服、久服易引起便秘和消化不良,易出血者慎服,体虚寒者忌用。

◎ **猫爪草**(毛茛科植物小毛茛的干燥块根)

【性味功效】味辛,性温、平,有小毒。解毒消肿,软坚散结。

【临床应用】用于恶性淋巴瘤、甲状腺癌、肺癌等。

常与夏枯草、牡蛎、山慈菇、浙贝母配伍,治疗甲状腺恶性肿瘤、淋巴瘤等;常与天冬、半夏、葶苈子、浙贝母等配伍,治疗肺恶性肿瘤。

【用法用量】15~30 g,水煎服;外用适量,研末敷。

【注意事项】本品对皮肤有刺激性,外用时感觉敷药处痛时应立即取下。

◎ **僵蚕**(蚕蛾科昆虫家蚕4~5龄的幼虫感染或人工接种白僵菌而致死的干燥体)

【性味功效】味咸、辛,性平。熄风止痉,通络止痛,化痰散结。

【临床应用】用于脑瘤、肺癌脑转移、神经系统肿瘤及消化道肿瘤。

常与山慈菇、肿节风、浙贝母、露蜂房等配伍,治疗肝、胃部等的恶性肿瘤;常与浙贝母、夏枯草、连翘、玄参、牡蛎等配伍化痰散结,治疗脑瘤、肺癌脑转移、神经系统恶性肿瘤等。

【用法用量】煎汤,5~9 g;研末,1~1.5 g。散风热宜生用,余皆炒用。

【注意事项】本品量大易导致腹胀。

◎ **昆布**(海带科植物海带或翅藻科植物昆布和裙带菜的叶状体)

【性味功效】味咸,性寒。消瘀散结,利水消肿。

【临床应用】用于多种癌症如恶性淋巴瘤、乳腺恶性肿瘤、甲状腺恶性肿瘤等。

常与昆布、海藻、夏枯草、石见穿配伍,治疗恶性淋巴瘤、甲状腺癌、乳腺癌等。

【用法用量】6~12 g,水煎服。

◎ **海蛤壳**（帘蛤科动物青蛤等几种海蛤的贝壳）

【性味功效】味咸，性寒。清肺化痰，软坚散结。

【临床应用】用于多种癌症，如肺癌、胃癌、甲状腺癌。

常与青黛、蛤粉、柿霜、硇砂、硼砂等配伍，研末，治疗食管癌；常与蛤粉、海藻、海螵蛸、昆布等配伍，制成蜜丸，治疗甲状腺癌。

【用法用量】煎汤，6～12 g，或入散剂；外用适量，研末调敷。

◎ **鳖甲**（鳖科动物鳖的背甲）

【性味功效】味甘、咸，性寒。补肝肾阴，退虚热，软坚散结，潜阳。

【临床应用】用于多种肿瘤，如肝癌、肺癌、乳腺癌等。

常与丹参、垂盆草等配伍，活血软坚，治疗肝癌、胃癌等；常与浙贝母、白芥子、紫苏子、山慈菇等配伍，化痰散结，治疗肺癌等；常与叶下珠、垂盆草、鸡骨草等清热解毒药配伍，治疗肝癌等。

【用法用量】15～30 g，先煎；外用适量，研末撒或调敷。

◎ **壁虎**（壁虎科动物壁虎去除内脏的干燥体）

【性味功效】味咸，性寒，有小毒。祛风定惊，通络散结。

【临床应用】用于多种肿瘤，如食管恶性肿瘤、脑瘤、神经系统肿瘤、肝癌。

常与三七、莪术、鸡内金等配伍，研末，治疗食管恶性肿瘤；常与蜈蚣、僵蚕、蜈蚣等配伍，研末，治疗脑瘤。

【用法用量】煎服，1.5～4.5 g；或炒黄研粉，每次 1～2 g，每日 2～3 次，黄酒服；或浸酒，或入丸、散；外用适量，研末调敷或掺膏药贴于患处。

【注意事项】本品易引起胃肠道反应，多入丸、散剂。

◎ **斑蝥**（斑蝥为芜菁科昆虫南方大斑蝥或黄黑小斑蝥的干燥全虫）

【性味功效】味辛，性微寒，有毒。破血，攻毒，散结。

【临床应用】用于肝癌、食管癌、脑瘤、乳腺癌、肺癌、胃癌及皮肤癌等。

常与全蝎、川芎、乌蛇、僵蚕等配伍，治疗脑瘤；常与红花、枳实、白芍、牛膝、三棱、莪术等配伍，治疗肝癌。

【用法用量】0.3～0.6 g（大者 1 只，小者 2 只）。有大毒，内服宜慎，应严格掌握剂量。

◎ **急性子**（凤仙花科凤仙花属植物凤仙花的成熟种子）

【性味功效】味微苦，性温，有小毒。软坚散结，活血通络，开关利窍。

【临床应用】用于多种癌症，如食道癌、贲门癌及胃癌等。

常与石见穿、水蛭、山慈菇、地鳖虫、昆布、瓦楞子等配伍，增强抗癌消积之效；若肿瘤晚期，正气亏虚，可适当配伍黄芪、太子参、党参、山萸肉、生地黄、熟地黄、淫羊藿等滋补之品。

【用法用量】3～5 g，水煎服。

【注意事项】内无瘀积及孕妇忌服。

◎ **天南星**（天南星科植物虎掌、天南星、一把伞天南星及东北天南星的块茎）

【性味功效】味辛、苦，性温，有毒。燥湿化痰，熄风止痉，消肿散结，止痛。

【临床应用】用于多种癌症，如肺癌、食管癌及子宫颈癌等。

常与山慈菇、黄药子、重楼、天葵子、地鳖虫等配伍，治疗恶性淋巴瘤；常与蜈蚣、全蝎、僵蚕、露蜂房、莪术、三七等配伍，治疗脑瘤；常与板蓝根、山豆根、冬凌草、威灵仙等配伍，治疗食管癌。

【用法用量】一般炮制后用，3～9 g；生品适量，研末以醋或酒调敷患处。

【注意事项】本品内服需要炮制，未经炮制的生天南星内服时，一定要长时间煮过才可以。生天南星用作散剂直接冲服，或者入丸药直接内服，均有毒。

四、常用活血化瘀类抗肿瘤药物的临床应用

活血化瘀类药具有活血行血，消肿散结的功效，临床应用可达到疏气血，通经络的目的，常用于恶性肿瘤的治疗中，尤其是伴实质性肿块、疼痛固定不移、面色黧黑、肌肤甲错、舌色紫暗或有瘀点等血瘀证候。现代研究表明，活血化瘀法在改善局部微循环的同时，亦可调整机体免疫功能，抑制肿瘤细胞增殖，诱导肿瘤细胞凋亡，阻断肿瘤血管形成，增强放化疗效果，减少副作用等。本类药物可单独运用，亦常配伍理气药、清热解毒药。

◎ **制大黄**（蓼科大黄属植物掌叶大黄的根及根茎）

【性味功效】味苦，性寒。泻火通便，破积滞，行瘀血。

【临床应用】用于多种肿瘤，如肝癌、胆管癌、甲状腺癌、淋巴瘤、胰腺癌、

食管癌、结肠癌等。

常与蒲公英、广郁金、白花蛇舌草、八月札等配伍,治疗热毒壅盛,瘀血凝滞的肝、胆管肿瘤;常与黄药子、昆布、海藻、浙贝母等配伍,治疗甲状腺瘤、淋巴瘤。此外,本品还适用于实热便秘、谵语发狂、食积痞满腹痛,或泻痢、里急后重、头痛目赤、牙龈肿痛、口舌生疮、衄血、经闭、黄疸、水肿、跌打损伤。

【用法用量】2~12 g,水煎服;外用适量。

【注意事项】本品若作泻下药用,应后下,以煎沸 15 分钟为宜。

◎ **大蓟**(菊科蓟属植物大蓟的全草)

【性味功效】味甘、苦,性凉。散瘀消肿,凉血止血。

【临床应用】本品适用于结肠癌、直肠癌、膀胱癌等肿瘤。

常与败酱草、白花蛇舌草、槐花、土茯苓等配伍,治疗热毒壅盛,瘀血凝结的结肠癌和直肠癌;常与小蓟、黄柏等配伍,治疗湿热下注膀胱的膀胱肿瘤。此外,本品还用于子宫功能性出血、鼻衄、吐血、咯血、尿血、肺结核痰中带血、痈疽肿毒,以及肝炎、高血压等症。

【用法用量】10~15 g,水煎服;外用适量。

◎ **小蓟**(菊科刺儿菜属植物小蓟的全草)

【性味功效】味甘、苦,性凉。凉血止血,消散痈肿。

【临床应用】适用于膀胱癌、肝癌、胆囊癌等。

常与大蓟、薏苡仁、琥珀、土茯苓等配伍,治疗湿热蕴结,下注膀胱,滞留积聚,瘀血凝聚的膀胱肿瘤;常与大黄、山栀子、仙鹤草等配伍,治疗气滞血瘀,热毒内蕴的肝癌。本品还适用于血热挟瘀的吐血、衄血、咯血、尿血、子宫功能性出血、痈肿疮毒以及肝炎等症。

【用法用量】10~30 g,不宜久煎;外用适量。

【注意事项】本品既能止血,又能化瘀,故近年来对血热而兼有瘀滞的各种肿瘤患者见出血症状时,均可配伍应用。

◎ **三棱**(黑三棱科黑三棱属植物黑三棱的块茎)

【性味功效】味苦,性平。破血行气,消积止痛。

【临床应用】适用于多种肿瘤,如卵巢癌、宫颈癌、肝癌等。

常与香附、莪术、紫草根、木馒头等配伍,治疗气血结积,瘀血瘀滞的卵巢癌、宫颈癌等;常与白花蛇舌草、大腹皮、茯苓、莪术等配伍,治疗气滞血瘀,热毒蕴结的肝癌。此外,本品还适用于血瘀气滞、腹部结块、肝脾肿大、经闭腹痛、食积胀痛等。

【用法用量】6～15 g,水煎服;也可制成复方注射剂。

【注意事项】本品破血祛瘀之功较强,药性峻猛,能伤正气,非体虚者所宜,如体虚无瘀滞及瘀证出血者,不宜应用。

◎ **苏木**(豆科云实属植物苏木的心材)

【性味功效】味甘、咸,性平。行血破瘀,消肿止痛。

【临床应用】本品适用于消化道肿瘤以及宫颈癌、卵巢癌、肝癌及慢性髓细胞性白血病。

此外,还用于治疗经闭腹痛、产后瘀血、腹痛胸闷、跌打损伤、刀伤出血、黄疸型肝炎、痢疾、睾丸炎、贫血、产后宫缩痛、疝痛、尿路感染、尿闭腰痛、慢性肠炎、肠出血、吐血等。

【用法用量】内服 3～12 g;外用适量。

◎ **赤芍**(毛茛科芍药属植物芍药、草芍药和川赤芍的根)

【性味功效】味苦,性微寒。清热凉血,散瘀止痛。

【临床应用】适用于消化系统肿瘤,如肝癌、胰腺癌、结肠癌、直肠癌等。此外,还用于治疗月经不调、痛经、闭经、血瘀腹痛、胸胁疼痛、痈疖疮疡。

【用法用量】内服 6～15 g。

◎ **肿节风**(金粟兰科草珊瑚属植物草珊瑚的枝叶)

【性味功效】味辛,性平。清热解毒,祛风除湿,活血止痛。

【临床应用】适用于多种肿瘤,如食管癌、胃癌、结肠癌、直肠癌、胰腺癌、肝癌、急性白血病等。

常与白花蛇舌草、全瓜蒌、丹参、石见穿等配伍,治疗郁火旺盛,痰瘀互阻的食管癌;常与七叶一枝花、土茯苓、藤梨根、大血藤等配伍,治疗瘀毒内阻的胃癌;常与茵陈蒿、山栀子、郁金、龙胆草等配伍,治疗热毒内蕴的胰腺癌。此外,本品还适用于肺炎、急性阑尾炎、急性肠胃炎、菌痢、风湿痛、跌打损伤、骨折等。

【用法用量】10～30 g，煎服。

◎ **莪术**（姜科姜黄属植物莪术或温莪术的根茎或块茎。温莪术又称温郁金。目前治肿瘤主要用温莪术）

【性味功效】味苦、辛，性温。行气破血，消积止痛。

【临床应用】用于子宫颈癌，还适用于其他各种肿瘤，如肝癌、胃癌、胰腺癌、卵巢癌、结肠癌、肺癌等。

常与三棱、香附、橘叶、川楝子、广郁金等配伍，治疗气血凝滞，瘀血蕴结的肝癌、胃癌、胰腺癌；常与三棱、紫草根、蜂房等配伍，治疗血凝气结的中晚期卵巢癌。此外，本品还用于治疗癥瘕积聚、脘腹胀痛、食积胀痛、经闭腹痛等。

【用法用量】6～15 g，大量可用至 30 g。

【注意事项】一次性食用过多可能会引起恶心呕吐等。

◎ **瞿麦**（石竹科石竹属植物石竹的全草及根）

【性味功效】味苦，性寒。清热，利尿，破血通经。

【临床应用】适用于多种肿瘤，如膀胱癌、胃癌、食管癌、子宫癌及直肠癌等。

常与石见穿、白花蛇舌草、仙鹤草、枳壳、佛手等配伍，治疗瘀毒内阻的胃癌；常与金钱草、琥珀、猪苓、知母、黄柏等配伍，治疗湿热下注的膀胱肿瘤。此外，本品还适用于泌尿系感染、结石、小便不利、水肿、尿血、闭经、皮肤湿疹、目赤肿痛、痈肿等。

【用法用量】全草 3～10 g，根 20～40 g，水煎服。

【注意事项】瞿麦苦寒沉降，导热利水，宜于尿道热痛或见尿血之热重于湿者，且能破血堕胎，故孕妇忌用。

五、常用扶正类抗肿瘤药物的临床应用

《黄帝内经》云"正气存内，邪不可干"，正气充盛与否对于肿瘤的发生、发展有重要影响。正气虚损，阴阳失衡，脏腑功能失调致使气滞血瘀，痰凝毒聚，相互胶着，蕴结成瘤；肿瘤的生长又会进一步损耗正气，正不遏邪则又助长了肿瘤的发展。由此可见，肿瘤的发生、发展是正不胜邪的结果。治疗应以"虚则补之"为原则，临证时分清标本虚实、轻重缓急。扶正药具有补益正气，滋养

人体的功效,临床常用于兼杂虚证的患者。

◎ **人参**(五加科人参属植物人参的根)

【性味功效】味甘、微苦,性微温。大补元气,固脱生津,安神。

【临床应用】用于多种肿瘤,如肺癌、食管癌、胃癌、结肠癌、直肠癌等消化道肿瘤以及各种中晚期肿瘤。

常与生黄芪、五味子、白术、茯苓、生甘草等配伍,治疗正气虚弱,肺气不足的肺癌;常与黄芪、党参、炙甘草、熟地黄、当归、白芍、黄精、制首乌等配伍,治疗各种中晚期肿瘤,或术后、放疗、化疗后致气血不足,白细胞下降者;常与沙参、麦冬、天冬、玄参、百合、石斛、玉竹、生地黄、龟板、鳖甲、天花粉等配伍,治疗各种中晚期肿瘤经放疗、化疗后气阴损伤等。此外,还可用于虚脱、劳伤、虚烦、食少倦怠、反胃吐食、大便滑泄、虚咳喘促、自汗暴脱、惊悸、健忘、眩晕头痛、阳痿、尿频、消渴、妇女崩漏、小儿慢惊及久虚不复等。

【用法用量】10~15 g,水煎服,或研粉吞服,或制成片剂或中成药注射剂。

◎ **女贞子**(木樨科女贞属植物女贞的果实)

【性味功效】味苦、甘,性平。补肝肾,强腰膝。

【临床应用】用于多种肿瘤,如肝癌、卵巢癌、宫颈癌以及各种中晚期肿瘤、肿瘤患者放疗后。

常与龟板、鳖甲、牡蛎、桃仁等配伍,治疗肝阴耗损,阴虚火旺的肝癌;常与墨旱莲、枸杞子、熟地黄、黄芪等配伍,治疗正气虚弱,肝肾两亏,阴血不足的卵巢癌、宫颈癌;常与墨旱莲、枸杞子、熟地黄、黄芪等配伍,治疗正气虚弱,肝肾两亏,阴血不足的各种中晚期肿瘤;常与麦冬、黄芪、沙参、首乌等配伍,治疗邪火炽盛,损伤阴液的经放疗、化疗后的肿瘤患者。

【用法用量】10~15 g,水煎服。

◎ **山茱萸**(山茱萸科山茱萸属植物山茱萸的成熟果实)

【性味功效】味酸、涩,性微温。涩精,敛汗,补肺肾。

【临床应用】用于多种中晚期肿瘤,如肝癌、膀胱肿瘤及经放疗、化疗后的各种肿瘤患者。

常与熟地黄、枸杞子、杜仲等配伍,治疗肝肾不足,正气亏损的肝癌;常与五味子、补骨脂、淫羊藿等配伍,治疗肾气不足,膀胱气化失司的膀胱肿瘤;常与五味子、黄芪、麦冬、桑寄生等配伍,治疗真气虚弱,体虚多汗的放化疗后的肿瘤患者。

【用法用量】3～12 g,水煎服。

◎ **天门冬**(百合科天门冬属植物天门冬的块根)

【性味功效】味甘、苦,性大寒。养阴润燥,清肺生津。

【临床应用】用于多种肿瘤,如肺癌、鼻咽癌、乳腺癌、恶性淋巴瘤等,尤其适用于放疗后的阴虚证。

常与北沙参、大麦冬、蒲公英等配伍,治疗阴虚内热,肺阴亏损的肺癌;常与天花粉、地骨皮、玄参、生甘草等配伍,治疗邪火炽盛的鼻咽癌,或鼻咽癌经化疗、放疗后。此外,还适用于肺热燥咳、阴虚潮热、盗汗以及热病后期津亏便秘等。

【用法用量】6～20 g,煎服或制成丸剂。

◎ **白术**(菊科苍术属植物白术的根状茎)

【性味功效】味甘、苦,性温。健脾,燥湿,和中,安胎。

【临床应用】适用于多种肿瘤,如消化道肿瘤、肝癌、胃癌等,以及各种肿瘤见脾胃虚弱者。

常与党参、陈皮、茯苓、扁豆等配伍,治疗脾胃虚弱,脾虚湿聚的消化道肿瘤;常与猪苓、茯苓、泽泻、大腹皮等配伍,治疗脾失健运,水湿停滞的肝癌、肺癌。此外,还适用于脾虚泄泻、食少、消化不良、慢性腹泻、痰饮水肿、表虚自汗、胎动不安等症。

【用法用量】3～15 g,水煎服。

◎ **冬虫夏草**(麦角科或肉座菌科虫草属植物冬虫夏草的子座及其寄主的干燥虫体)

【性味功效】味甘,性温。滋肺补肾。

【临床应用】用于治疗肺癌、鼻咽癌、前列腺癌以及消化系统肿瘤等虚证患者,单独泡水代茶饮或单独煎药。此外,还用于治疗虚喘、盗汗、遗精、阳痿、腰膝酸痛等病症。

【用法用量】内服 4.5～10 g。

◎ **当归**（伞形科当归属植物当归的根）

【性味功效】味甘、辛,性温。补血活血,调经止痛,润燥滑肠。

【临床应用】用于治疗宫颈癌及胃肠道肿瘤等。各种肿瘤所致的血虚性眩晕、头痛、痿痹、便干、腹痛等均可使用。此外,还可用于治疗月经不调、功能性子宫出血、血虚闭经、痛经、贫血、血虚头痛、脱发、血虚便秘等。

【用法用量】内服 6～18 g。

◎ **灵芝**（多孔菌科灵芝属植物灵芝的全草）

【性味功效】味苦、涩,性温。滋养强壮,补虚安神。

【临床应用】用于多种肿瘤,主要通过扶正固本作用,增强免疫力,提高机体对放疗和化疗的耐受性,达到治疗和延长生命作用。

本品还适用于头晕失眠、神经衰弱、高血压、血胆固醇过高、肝炎、慢性支气管炎、哮喘。

【用法用量】3～10 g,水煎服。癌症患者失眠、头昏可研末用,每次 1.5～3 g,每日 2 次。

◎ **补骨脂**（豆科骨脂属植物补骨脂的果实）

【性味功效】味辛,性温。补肾助阳。

【临床应用】用于多种肿瘤,如肺癌、结肠癌、直肠癌、骨肿瘤、骨肉瘤、肿瘤骨转移等。

常与白蔻仁、吴茱萸、厚朴、炮姜炭等配伍,治疗脾肾阳虚,寒凝气滞的骨肿瘤、肿瘤骨转移;常与淫羊藿、杜仲、山茱萸等配伍,治疗肾阳虚衰,寒凝气滞的骨肿瘤、肿瘤骨转移。此外,还适用于肾虚冷泻、遗尿、滑精、小便频数、阳痿、腰膝冷痛、虚寒喘嗽。

【用法用量】3～15 g,水煎服。

【注意事项】本品常用于阳虚型肿瘤患者,如属阴虚火旺,不宜应用。

◎ **茯苓**（多孔菌科卧孔属植物茯苓菌核）

【性味功效】味甘、淡,性平。利尿,健脾,安神。

【临床应用】用于多种肿瘤,如食管癌、胃癌、肝癌、卵巢癌、膀胱癌等,对各种肿瘤化疗后引起的消化道反应也适用。

常与白术、党参、薏苡仁、半夏、陈皮、黄芪等配伍,治疗脾虚湿盛,运化失司的消化道肿瘤;常与厚朴、苏梗、枳壳、郁金、清半夏、枳实、桃仁等配伍,治疗食管癌。此外,还适用于脾虚湿盛、小便不利、食少脘闷、痰饮咳嗽、心悸失眠等。

【用法用量】6～20 g,水煎服。

◎ **淫羊藿**(小檗科淫羊藿属植物箭叶淫羊藿、心叶淫羊藿和大花淫羊藿的全草)

【性味功效】味辛、甘,性温。温肾壮阳,祛风除湿。

【临床应用】用于骨肿瘤或肿瘤骨转移,还用于肾阳虚衰的各种晚期癌肿患者,并能防止癌转移。此外,还用于治疗阳痿早泄、小便失禁、风湿关节痛、慢性腰腿痛、更年期高血压病、慢性气管炎。

【用法用量】9～15 g,水煎服。

◎ **黄芪**(豆科黄芪属植物膜荚黄芪及蒙古黄芪的根)

【性味功效】味甘,性微温。补气固表,托毒排脓生肌,利尿。

【临床应用】用于多种肿瘤,如肺癌、纵隔肿瘤、肝癌、盆腔肿瘤、结肠癌等。

常与党参、白术、茯苓、制黄精等配伍,治疗肺气不足,脾气虚弱的中晚期肺癌、纵隔肿瘤等;常与白术、茯苓、苍术、薏苡仁、厚朴等配伍,治疗中气不足、脾胃虚弱、运化失司、气机停滞、痰凝湿聚的晚期肺癌、肝癌、盆腔肿瘤等。此外,还适用于体虚自汗、久泻、脱肛、子宫脱垂、慢性肾炎、体虚浮肿、慢性溃疡、内脏下垂、便血崩漏、小便不利、面目浮肿、痈疽疮疡等症。

【用法用量】10～15 g,大量可用至 60 g,水煎服。

◎ **桑寄生**(桑寄生科桑寄生属植物的株茎)

【性味功效】味苦,性平。补肝肾,祛风湿,强筋骨,养血,安胎,降血压。

【临床应用】用于肾癌、骨肿瘤或骶尾部脊索瘤以及肿瘤骨转移等。此外,还用于治疗风湿痹痛、腰膝酸软、下肢麻木、胎动不安、先兆流产、高血压等。

【用法用量】9～15 g,水煎服。

◎ **槲寄生**（桑寄生科槲寄生属植物槲寄生的茎叶）

【性味功效】味甘、苦,性平。祛风湿,强筋骨,养血安胎。

【临床应用】用于多种肿瘤,如肾癌、骨肿瘤、骶尾部脊索瘤、宫颈癌、乳腺癌、卵巢癌等。

常与补骨脂、杜仲、牛膝、山茱萸等配伍,治疗肝肾不足、瘀血凝滞的肾癌、骨肿瘤,或骶尾部脊索瘤等;常与乳香、没药、寻骨风、川牛膝等配伍,治疗晚期癌肿,肿瘤骨转移出现骨节疼痛、腰膝酸软等。此外,还适用于腰膝酸痛、筋骨痿弱、偏枯、脚气、风寒湿痹、胎漏血崩、产后乳汁不下,以及高血压、心脏病。

【用法用量】9～15 g,水煎服。

◎ **鳖甲**（鳖科动物鳖干燥背甲）

【性味功效】味咸,性平。滋阴退热,软坚散结。

【临床应用】用于肝癌、肾癌及其他肿瘤阴虚火旺者。

常与八月札、炙龟板、茯苓、田基黄等配伍,治疗肝经郁火、肝阴耗损、气滞血瘀的肝癌。此外,还适用于肾阴不足、阴虚潮热、瘀血阻滞、经闭腹痛以及肝脾肿大、龋齿痛等。

【用法用量】10～30 g,水煎服。

【注意事项】本品与龟板作用相似,两药往往相须为用。但鳖甲长于软坚,且能通血脉,龟板偏于滋阴益肾健胃。

◎ **白首乌**（萝藦科鹅绒藤属白首乌的根）

【性味功效】味甘、微苦,性微温,有毒。补肝肾,益精血,强筋骨,止心痛,兼有健脾益气之功。

【临床应用】具有一定的防治肿瘤作用,能延缓衰老,提高人体免疫力。此外,常用于治疗肝肾阴虚的头昏眼花、失眠健忘、须发早白、腰膝酸软、筋骨不健、胸闷心痛及十二指肠溃疡、消化不良、肾炎和小儿高热等症。

【用法用量】10～30 g,水煎服。

参考文献

[1] 王晓昕,张国楠.高凝状态对妇科恶性肿瘤治疗的影响和处理[J].实用妇产科杂志,2022,38(4):254-257.

［2］张静雯,刘炳男,曹玮,等. 辨病与辨证治疗恶性肿瘤血液高凝状态的研究现状 ［J］.
实用医技杂志，2020，27（6）：740－742.

［3］孙丽婷,张为国,童玥. 靶向蛋白 S－棕榈酰化修饰在 T 细胞免疫疗法中的研究进展
［J］. 中国药科大学学报，2024，55（1）：45－52.

第三章
张小玲临证病案解析

第一节 肺 癌

原发性支气管肺癌，简称肺癌，是起源于支气管黏膜、腺体或肺泡上皮的肺部恶性肿瘤。肺癌是我国发病率和死亡率最高的恶性肿瘤，严重危害人民的生命健康。

肺癌可根据病理类型，分为非小细胞肺癌和小细胞肺癌，多种因素可诱发肺癌：① 吸烟（含二手烟）：吸烟是肺癌的高危致病因素，香烟中的化合物具有强致癌性，可导致细胞癌变。② 肺部相关疾病病史：有学者提出慢性阻塞性肺气肿在肺癌发展过程中起着中介作用。③ 环境污染：包括室内小环境及室外大环境污染，室内环境污染除了二手烟之外，还包括烹调时产生的油烟雾；室外空气污染物中的苯并芘等也是不可忽视的重要因素。④ 职业暴露：多种特殊职业接触可增加肺癌的发病危险，长期暴露于石棉、氡、镉、镍、硅、煤烟和煤烟尘等环境中，患肺癌的风险也比普通人高出不少。⑤ 遗传因素：肺癌患者中存在一定家族聚集现象，说明遗传易感性可能与肺癌息息相关。

一、病因病机

中医学文献中虽无肺癌的病名，但类似肺癌症候的记载不少，《黄帝内经》记载了"昔瘤""石瘕""癥瘕""癖结"等多种与肺癌临床症状相似的病种，并从外邪侵害、水土不服、起居无常、饮食不适、情志失调等方面，对其发病原因进行了探讨。如《素问·咳论》："肺咳之状，咳而喘，息有音，甚则唾血……而面浮气逆。"《灵枢·九针论》："四时八风之客于经络之中，为瘤病者也。"《难经》称"肺之积，名曰息贲，在右胁下，复大如杯，久不已，令人洒淅寒热，喘咳，发肺壅"。宋代一些方书载有治疗息贲、咳嗽、喘促咳痛、腹胁胀满、咳嗽见血、胸膈塞闷、呕吐痰涎、面黄体瘦等肺癌常见症的方药。金元时期李东垣治疗肺积的息贲丸,所治之证均类似肺癌症状。明代张景岳说"劳嗽,声哑,声不能出或喘息气促者,此肺脏败也,必死"。这同晚期肺癌纵隔转移压迫喉返神经以致声哑相同,并指出该病预后不良。

张小玲在 40 余年临床工作中对肺癌的治疗积累了丰富的经验,认为肺癌发病是以正虚为本,痰、瘀、湿、毒积聚为标,其归纳肺癌的病因病机主要有以下四点:正气亏虚、邪毒侵袭、饮食不节、劳逸失度。上述诸多因素综合作用,形成气滞、血瘀、痰凝、湿聚、火热、毒邪的胶结,成为肺癌病因病机的主要方面。

张小玲认为,正气亏虚和邪毒侵袭是导致肺癌的主要诱因。正气亏虚为肺癌发病之本,邪毒侵袭为其标,其本质是一种全身属虚、局部属实、本虚标实之病症,因此始终强调治病求本,扶正应贯穿于肺癌治疗的始终。治疗上强调补益肺气的同时兼补脾肾,达到"培土生金、金水相生"的效果,往往事半而功倍。

二、诊治观点

根据肺癌的病因病机,张小玲在临床中多以培补正气、化痰祛瘀、解毒散结为法,随证应用。不仅强调辨证论治,更强调中西医结合,即在辨证论治的基础上,结合临床分期、病理类型等处方用药,达到辨证与辨病相结合,将中医治疗贯穿肺癌发生、发展的全过程。

1. 辨病与辨证相结合　根据张小玲多年临床观察,结合西医学的病理分类,指出肺鳞癌患者多见阴虚毒热型,以干咳少痰、口干便干,或咽干声哑为主症,兼阴液亏少表现,治当养阴清热,解毒散结,常用药物北沙参、麦冬、鲜石斛、金荞麦、冬凌草、夏枯草、前胡、生薏苡仁、瓜蒌、紫草根、北山豆根、苦参等;肺腺癌及大细胞肺癌患者多以痰湿蕴肺为主要证型,以痰多咳重、胸闷纳呆、神疲乏力为主症,常兼脾虚之象,常用药物浙贝母、龙葵、白英、蛇莓、夏枯草、半枝莲、白花蛇舌草、山慈菇等;吸烟是肺小细胞癌发病的主要危险因素,烟毒耗气伤阴,因此患者以气阴两虚型为多见,常用药物有南北沙参、麦冬、生地黄、猫爪草、石见穿、金荞麦、桔梗等。

张小玲将肺癌的治疗分为术后稳定期、放化疗期、晚期三个阶段。根据肺癌正气与邪实的偏倚,酌情选用益气扶正、软坚散结、理气化瘀、清热解毒等药物进行辨病治疗,将辨证与辨病有机结合,获得了良好的疗效。肺癌术后,病情稳定阶段,处方多以四君子汤为主,佐以化痰解毒,软坚散结等药物;西医放化疗阶段,则以醒脾开胃为原则,常以旋覆代赭汤合黄连温胆汤为主方;至于肿瘤晚期,元气大伤,气血阴阳俱虚,则治以滋补肺肾,益气健脾,养血补血,选方多以补中益气汤、理中丸、金匮肾气丸、参附汤等,减少攻伐类药物的用量。

2. 金水相生理论治疗晚期肺癌　晚期肺癌迁延日久,正气渐虚,久病及肾,常见咳嗽气喘、动则喘甚、咳痰无力、胸闷自汗、腰膝酸软等。《类证治裁》曰:"肺为气之本,肾为气之根,肺主出气,肾主纳气。"《素问·阴阳应象大论》曰:"肺生皮毛,皮毛生肾。"《时病论》曰:"金能生水,水能润金。"说明肺、肾五行相生,肺生理功能的正常发挥需借助肾阳的温养作用。因此,应用金水相生法治疗晚期肺癌契合病机,可补肺益肾、金水同治,张小玲常以百合固金汤或金水六君煎加减。通过金水同治法,提高患者生活质量,延长生存期,甚至可以长期带瘤生存。其临床常用中药有沙参、麦冬、五味子、石斛、人参、黄芪、玉竹、百合、生地黄、女贞子、旱莲草、牛膝、山茱萸、山药、菟丝子等,其中百合、生地黄润肺滋肾,金水并补,人参、黄芪、麦冬补元气,益肺气,养阴清热,沙参、石斛、玉竹养阴润肺,女贞子、旱莲草滋阴补肾,牛膝、山茱萸、山药补肾益精,临证过程中还可适当选用鹿角胶、鳖甲、龟甲等血肉有情之品以滋肾填精。

三、验案举隅

病案 1　杜某,女,58 岁。

[初诊] 2022 年 3 月 12 日。

主诉:乏力 2 个月。

2017 年 4 月患者无明显诱因下出现夜间咳嗽咳痰,痰中带血丝,无胸闷胸痛,行胸部 CT 示左下肺小团块影。于 2017 年 5 月 24 日全麻下行"胸腔镜左下肺癌根治术",术后病理,左下肺叶切除＋淋巴结清扫标本示(左下肺叶)符合浸润性腺癌,贴壁为主型,瘤体大小 1.5 cm×0.8 cm×0.5 cm,未见脉管癌栓及神经侵犯,肺膜阴性;(支气管切缘)阴性,未见癌转移。术后未行放化疗。2022 年 1 月复查胸部 CT 示左下叶肺术后改变,两肺多发小结节,与 2021 年 1 月 7 日 CT 基本相仿。近 2 个月乏力明显,为求中医药治疗 2022 年 3 月来张小玲门诊。

刻下症:乏力明显,偶有咳嗽咳痰,痰色白量少,无血丝,无明显胸闷气促,无胸痛,无发热畏寒,胃纳可,夜寐欠安,大便秘结,小便尚调,舌淡红,苔薄白腻,脉沉细。

西医诊断:肺恶性肿瘤。

中医诊断:肺癌(肺脾气虚,痰湿内蕴证)。

治法:补肺健脾,化痰散结。

方药:二陈汤加减。半夏9 g,陈皮10 g,茯苓15 g,甘草6 g,党参15 g,白术15 g,白芥子15 g,苍术15 g,茯苓15 g,皂角刺15 g,浙贝母15 g,玄参20 g,猫爪草15 g,三叶青6 g,冬凌草15 g,夜交藤15 g,7剂。

[二诊]患者咳嗽咳痰较前改善,乏力仍存,睡眠好转,大便难解,舌苔薄白。前方去白芥子,加厚朴15 g,炒谷、麦芽20 g。

[三诊]患者诉一般情况好转,偶有口干,大便每日一行。前方加生黄芪30 g,鲜石斛9 g,玄参15 g等益气养阴之品。

按语:根据中医理论,肺为清虚之脏,外合皮毛,开窍于鼻,与天气直接相通,且肺为娇脏,外感六淫邪气袭肺,最易"生痰"而致病。肺主行水,为"贮痰之器",痰湿日久,变生痰毒,是导致肺癌发生及转移的重要因素。张小玲认为肺癌的根本病机为"本虚标实",扶正祛邪不能偏废,只有两者辩证统一,才能使攻补两法相辅相成。因此,在肺癌治疗中,张小玲多用化痰药,喜用二陈汤加减。二陈汤为治痰基本方,出自《太平惠民和剂局方》:"治痰饮为患,或呕吐恶心,或头眩心悸,或中脘不快,或发为寒热,或因食生冷,脾胃不和。"从组方上看,君药半夏辛温,能燥湿化痰,和胃降逆止呕。《药性论》云:"半夏能消痰涎,开胃,健脾,止呕吐,去胸中痰满,下肺气,主咳结……能除瘤瘿气。"半夏为化痰之佳品,可通治各种痰证。臣药陈皮理气燥湿化痰,《本草蒙筌·果部》云:"新采者名橘红,久藏者名陈皮,气味辛烈,痰食气壅服妙。"君臣二药相配,皆选陈久者为佳,取其无过燥之弊,燥湿化痰而不伤阴,故曰"二陈"。佐以茯苓健脾淡渗利湿;生姜降逆化痰止呕;乌梅收敛肺气;甘草健脾和中,调和诸药。张小玲在临床中常合用浙贝母、瓜蒌增强化痰之力,若辨证为痰热阻肺,则加用桑白皮、枇杷叶等以清热化痰;寒痰壅肺,则用白芥子、细辛、紫苏子;痰湿变生痰毒,则加用半枝莲、白花蛇舌草、冬凌草等。

病案2 盛某,男,74岁。

[初诊]2022年5月15日。

主诉:咳嗽咳痰,伴头痛1周。

患者 2021 年 11 月 22 日行 PET-CT 示右肺尖肿块,FDG 摄取异常增高,考虑肺癌,并累及邻近胸膜及右侧第 1 肋。左侧顶叶脑转移瘤,左侧肾上腺区转移瘤,腹膜后多发淋巴结转移,全身多发骨转移瘤。2021 年 12 月 3 日行"CT 引导下经皮肺穿刺术",活检病理提示浸润性肺腺癌。基因检测:EGFR 突变,19 外显子缺失。2021 年 12 月 14 日起口服奥希替尼每日 80 mg 靶向治疗,并予地舒单抗注射液 120 mg 抗骨转移治疗。2022 年 5 月 3 日复查胸部 CT 示两肺小结节,左肺上叶舌段节段性肺不张,附见两侧部分肋骨、胸椎部分椎骨骨质异常,左侧肾上腺结节状软组织密度影,考虑转移性肿瘤。

刻下症:咳嗽咳痰,痰黏难咳,偶有气促,活动后加重,伴头痛头胀,乏力、纳差,二便尚调,舌淡红,苔白腻,脉沉细。

西医诊断:肺恶性肿瘤,脑继发恶性肿瘤,骨继发恶性肿瘤,肾上腺继发恶性肿瘤,腹膜后淋巴结继发恶性肿瘤。

中医诊断:肺癌(痰湿蕴肺证)。

治法:补肺健脾,化痰散结。

方药:二陈汤加减。半夏 9 g,陈皮 10 g,茯苓 15 g,甘草 6 g,党参 20 g,白术 20 g,苍术 15 g,象贝 15 g,川朴 15 g,石菖蒲 15 g,蜈蚣 2 条,生山楂 20 g,黄芪 30 g,金荞麦 15 g,白芥子 15 g,炒麦芽 20 g,炒稻芽 20 g,14 剂。

[二诊] 患者咳嗽咳痰较前改善,头痛仍存。前方加全蝎 6 g,蜈蚣 2 条,继服 14 剂。

[三诊] 患者诸症好转,头痛较前改善,效不更方。

按:本案患者以咳嗽咳痰为主诉。脾为生痰之源,肺为贮痰之器,肺脾俱虚,痰壅肺腑胸膈,阻塞气道,三焦水道不通,导致悬饮内停,生成有形之痰。张小玲在二陈汤化裁基础上加用白芥子温肺化痰。张小玲善用白芥子,《中华人民共和国药典》(2010 年)记述白芥子性辛温,归肺经,有温肺豁痰利气之功。在众多化痰逐饮散结药物中,白芥子茎大中实的生长象形特点,一如其辛温入肺之功,可畅达三焦,祛痰逐饮,正如《本草新编》所言:"白芥之茎小者反中空,大者中实……中空者象痰之逼窄气道,中实者象痰之臃肿径隧。"故张小玲常多将白芥子应用于胸膈肺腑的水饮痰结,治疗胸膈部肿瘤、淋巴结转移、恶性胸腔积液等,获益良多。

本患者属于晚期肺癌,肿瘤转移至脑部。脑转移瘤是肺癌常见的并发症,生存期短,预后不佳。《类经》中指出"五脏六腑之精气,皆上升于头,以成七窍之用,故为精明之府",张小玲认为肺癌脑转移的病机主要在于:肺癌易致肺失宣降,水湿不畅与邪毒互结成痰;或正气虚弱,经络气血运行不畅,气滞血瘀,痰瘀相互交结。《杂病源流犀烛》言"痰之为物,流动不测。故其为害,上至巅顶,下至涌泉,随气升降,周身内外皆到,五脏六腑具有",癌毒夹痰流窜至巅顶而成脑转移瘤。脑转移瘤患者多有风证,出现头痛、肢体活动不利等。因此,张小玲治疗本病以补益肺气,化痰散结,祛风通络为主,适当加用虫类药,取其祛风活络,止痛之效,常用药物有全蝎、蜈蚣、僵蚕,一般用量为全蝎 3~6 g,蜈蚣 1~3 条,僵蚕 10~12 g。但虫类药物多有毒,对于重症患者,张小玲主张"衰其大半而止",临床上注意随证加减,不可久用。

病案 3　张某某,女,60 岁。

[初诊] 2022 年 11 月 15 日。

主诉:乏力加重 2 周。

患者 2019 年 4 月体检时查 CT 示右肺中叶肺癌,伴两肺多发转移,纵隔多发肿大淋巴结,气管镜活检病理提示(肺活检)浸润性腺癌,基因检测示 *EGFR* 突变。2019 年 5 月开始口服吉非替尼靶向药物治疗。2020 年 4 月 CT 与 2020 年 1 月 16 日片对比,右肺中叶癌灶有增大;纵隔内淋巴结较前明显增大,考虑转移。其间口服中药调理,效果不佳,病灶进行性增大,考虑耐药。2020 年 10 月基因检测提示 T790M 阳性,遂开始口服奥希替尼靶向药物治疗。2021 年 6 月开始肿瘤标志物持续性增高,2021 年 11 月右肺癌靶向治疗后复查,CT 对比 8 月 28 日片病灶稍增大,两肺多发微小结节,对比前片左肺上叶(IM22)新增 1 枚微小结节、右肺下叶(IM46)胸膜下微小结节缩小。2022 年 3 月开始加用贝伐珠单抗针,未见明显好转,2022 年 4 月停用奥希替尼,予以长春瑞滨+卡铂+贝伐珠单抗 2 个疗程,第 3 次、第 4 次、第 5 次予以长春瑞滨+卡铂+安罗替尼化疗联合靶向治疗,后肿瘤标志物持续性增高,遂暂停化疗,改口服盐酸厄洛替尼片,效果仍不佳。2022 年 10 月 25 日行靶向联合化疗:贝伐珠单抗注射液 600 mg+培美曲塞 600 mg+奈达铂 100 mg,化疗后患者乏力明显,为求中西医结合来我科治疗。

刻下症:神疲乏力较前加重,腰背部酸痛明显,偶有咳嗽咳痰,胃食欲缺乏,夜寐不安,大便干结,舌淡红,苔薄白,脉沉细。2022 年 11 月 13 日查血常规,白细胞计数 2.2×10^9/L,中性粒细胞计数 0.9×10^9/L,血红蛋白 109 g/L。

西医诊断：肺恶性肿瘤，化疗后骨髓抑制，白细胞减少。

中医诊断：肺癌（肺脾气虚，痰湿内蕴证）。

治法：补肺健脾，化痰散结。

方药：四君子汤加减。党参20 g，炒白术15 g，生甘草6 g，炒枳壳15 g，山药30 g，桑椹20 g，生地黄20 g，熟地黄15 g，枸杞子20 g，炒麦芽30 g，炒谷芽30 g，炒鸡内金20 g，7剂。

同时予人粒细胞刺激因子注射液、生白合剂、利可君片对症治疗，予我科特色"芪术贴"外敷足三里、血海、三阴交。

[二诊] 乏力好转，腰痛减轻，夜寐好转，胃纳增，大便仍偏干。2022年11月15日查血常规：白细胞计数12.7×10⁹/L，中性粒细胞百分比80.6%，中性粒细胞计数10.2×10⁹/L，血红蛋白111 g/L。2022年11月16日继续行下一周期化疗。在原方基础上加陈皮、枳壳、佛手等理气和胃之药，口服1周。

按语：化疗引发白细胞减少，多表现为免疫功能下降、发热等。卫气为温养内外，护卫肌表，抗御外邪的剽悍滑利之气，故白细胞是构成卫气功能的参与因素之一。《素问·痹论》："卫者，水谷之悍气也。"《灵枢·本脏》："卫气者，所以温分肉，充皮肤，肥腠理，司开阖者也。"脾为后天之本，运化水谷精微，输布周身。卫气赖脾胃之气运化水谷精微中剽悍滑利部分所补充，构建人体免疫屏障。因此，对于化疗后白细胞减少，张小玲多从脾胃气虚论证，治疗当以益气健脾养血，以期让脾胃功能尽早恢复，中焦气机通畅，则水谷精微可以通达全身，多用四君子汤、益气补血汤等。

骨髓抑制是化疗常见的不良反应，降低患者的生活质量，影响治疗进展，严重者威胁生命。中医根据其神疲乏力、头晕目眩、食欲减退、发热等症状将其归入"虚劳""血虚""虚损"等范畴。《黄帝内经》提出肾主骨生髓理论，《诸病源候论》言："精者，血之所成也。"肾精充盈，骨髓充足，气血方可化生。气血是人体生命活动的基本物质，为人体提供动力。张小玲认为，化疗药物多为大寒、大热、大毒之品，耗伤阴血，导致阴血亏虚；循行血脉当中，损伤气血，导致气血两虚；耗气伤血，气不行血，则正虚血瘀；耗伤肾精，不能充养骨髓，则精血亏虚。除白细胞减少外，还可见贫血、血小板减少。张小玲认为贫血辨证以气血两虚为主，选方多为当归补血汤等，选药多为人参、黄芪、当归、白术等；血小板减少，以肾精不足，气血亏虚为主，选方多用右归丸、左归丸等，多选用熟地黄、山茱萸、黄精等生精养血。

病案 4 倪某某,男,62 岁。

[初诊] 2021 年 12 月 15 日。

主诉:全身皮疹 2 个月。

患者 2021 年 11 月体检查胸部 CT 示左肺尖磨玻璃灶,性质待定。进一步检查胸部增强 CT 示右肺上叶后段斑片灶,恶性可能;左肺尖磨玻璃灶。2021 年 11 月 24 日全麻下行"胸腔镜下右肺叶切除术",术后病理示(右上肺)浸润性非黏液性腺癌(肺泡型 70%,贴壁型 20%,乳头型 10%),肺切缘和支气管切缘未见肿瘤累及,胸膜见肿瘤累及,淋巴结未及转移,基因检测示 EGFR 突变型(L858R)。2021 年 12 月 31、2022 年 1 月 21 日、2022 年 2 月 14 日、2022 年 3 月 7 日行 4 周期化疗(培美曲塞 800 mg + 奈达铂 100 mg)。2022 年 8 月复查胸部 CT 提示复发伴肺内胸腔积液,2022 年 8 月 16 日开始口服吉非替尼靶向治疗,服药 2 个月后出现全身皮疹,四肢皮肤干燥皲裂脱落,伴瘙痒。

刻下症:前胸及后背广泛红色皮疹,四肢皮肤干燥皲裂脱落,伴瘙痒,神疲乏力,偶有咳嗽,痰色白质黏,不易咳出,口干,小便黄,大便秘结,纳眠可,舌红,苔少,脉细。

西医诊断:肺癌复发,药物性皮疹。

中医诊断:肺癌(气阴两虚,肺燥血热证)。

治则:益气养阴,清燥凉血。

方药:百合固金汤加减。百合 20 g,生地黄 20 g,熟地黄 15 g,川麦冬 15 g,山药 30 g,鳖甲 15 g,炒丹皮 15 g,桃仁 10 g,重楼 6 g,人参片 6 g,黄精 15 g,特级石斛 12 g,火麻仁 15 g,7 剂。

外用方:黄芪 60 g,当归 30 g,金银花 30 g,丹参 30 g,天花粉 30 g,陈皮 10 g,白芷 10 g,甘草 10 g,白僵蚕 10 g,地肤子 20 g,蛇床子 10 g,赤芍 15 g,白芍 15 g,白及 10 g,7 剂,水煎后用纱布湿敷于皮疹处,每日 1~2 次。

[二诊] 患者诉四肢皮肤干燥减轻,瘙痒较前好转,胸背部皮疹颜色逐渐变浅,大便不成形,咳嗽咳痰仍有,舌脉同前。上方口服药中去火麻仁,加枇杷叶 10 g,杏仁 9 g,继续予原外洗方外洗。

[三诊] 患者全身皮疹消退,咳嗽、腹泻好转,乏力减轻,病情稳定。后坚持服用上方加减调理,随访皮疹未再出现。

按语:张小玲指出,靶向药的应用在晚期肺癌的治疗中十分重要,但其带来疗效的同时也伴随着许多不良反应,严重影响患者的生活质量和肿瘤的进一步治疗。靶向药相关皮疹是常见的不良反应，临床上常表现为脓疱样皮疹或红色小丘疹，伴或不伴有瘙痒及触痛，局部表现为皮肤干燥、瘙痒，并伴有口唇干燥、干咳等症状。刘元素在《素问玄机原病式》指出："诸涩枯涸，干劲皴揭，皆属于燥。"考虑肺癌患者肺叶切除，肺体受损，气阴不足，复感药物之毒，邪毒积聚，伤及气阴，蕴于肌肤，发而为疹。此治以清热养阴，润燥止痒治法，采用内外同治法，口服百合固金汤加减，联合中药外洗。中药外治与口服药物相比具有直达病所的优势，它的特点是使用方便，方法简单，患者容易接受，收到了不错的疗效。

《素问·异法方宜论》云"圣人杂合以治，各得其所宜"。从某种角度来看是强调多种疗法相结合，以充分发挥综合治疗的优势。因此，临床上遇到体表症状比较明显的患者，张小玲不单纯应用中药口服，而是联合中医外治法，如外敷、熏洗、灌肠等，治疗手段多元化，往往事半功倍。中医药治疗肿瘤的优势在于其多层次、多方面的整体作用，通过改善患者因治疗引起的不良反应，缓解其症状，从而达到带瘤生存时间延长和生活质量的提高。

病案5 吴某某，男，60岁。

[初诊] 2023年1月12日。

主诉：乏力半年余。

患者2022年6月无明显诱因下出现咯血1次，量少色鲜红，无咳痰，无发热气促，2022年10月复查胸部薄层CT示左主支气管内结节样影。进一步完善支气管镜检查示左上叶支气管开口肿块（肿瘤首先考虑）。排除手术禁忌，于2022年11月2日行全麻下"左肺上叶袖式切除＋纵隔淋巴结清扫术"，术后病理示中-低分化鳞状细胞癌，非角化型，肿瘤大小2.5 cm×2 cm×1.5 cm，淋巴结未见癌转移，未行放化疗。术后患者出现乏力不适，今为进一步行中医药治疗来我科门诊。

刻下症：全身乏力，偶有咳嗽，无咳痰，左胸胁部牵拉痛，NRS评分1分，伴口干、夜寐不安，大便稀，舌红，苔少，脉沉细。

西医诊断：肺癌术后。

中医诊断：肺癌（阴虚毒热证）。

治则：益气养阴，化痰解毒。

方药：沙参麦冬汤加减。北沙参20 g，麦冬15 g，茯苓20 g，黄芪30 g，陈皮 10 g,甘草 6 g,百合 20 g,山药 30 g,天葵子 15 g,半枝莲 15 g,冬凌草 15 g,石见穿 15 g,炒麦芽 20 g,炒山楂 15 g,炒芡实 15 g,蜈蚣 2 条,14 剂。

[二诊] 患者自诉咳嗽、胸痛明显好转,乏力、大便稀较前好转,仍干咳、乏力、眠差。予前方去白术、芡实、蜈蚣,加柏子仁 15 g,枸杞子 10 g,鳖甲 15 g,地骨皮 10 g,14 剂。

[三诊] 患者诉干咳消失,乏力、眠差均有所好转,精神状态明显较前改善,舌淡红,苔少,脉濡。续服前方,以巩固疗效。

按语:张小玲指出,肺鳞癌患者由于吸烟、放疗、情志不畅、先天禀赋不足等,常见气阴不足证,亦可伴有热毒、血瘀、湿热等。益气养阴的同时,应辨证对其进行活血化瘀、清热解毒、清热利湿、抗癌止痛等治疗。该患者肺癌术后,既往多年吸烟史,热毒灼肺,耗气伤津,故出现干咳、乏力、脉沉细的气阴两虚之症,结合患者夜寐不安、大便稀、舌红苔少,又兼夹热毒之邪。治疗上以益气养阴,化痰解毒,兼清湿热为原则,以沙参麦冬汤加减。沙参甘淡而寒,《本草从新》曰其"专补肺阴,清肺火,治久咳肺痿",属气阴双补,且主入肺经,补中有清,补而不腻,行而不滞,无论虚实寒热,皆可加减用之,用量多为 15~30 g;麦冬主入心、肺、胃经,《医学衷中参西录》言其"能入胃以养胃液,开胃进食,更能入脾以助脾散精于肺,定喘宁嗽",是润肺阴的要药。临床治疗时,张小玲常配伍生炙黄芪益气解毒;痰多者,加半夏、陈皮、浙贝母等;脾虚纳差者,加白术、山药、茯苓;咳血者,加仙鹤草;胸痛者,加地龙、蜈蚣;胸闷气促者,加葶苈子、瓜蒌皮等。

病案 6 王某某,男,73 岁。

[初诊] 2023 年 2 月。

主诉:乏力,伴咳嗽咳痰 1 周。

患者 2019 年 9 月 20 日行胸部 CT 平扫示左肺下叶磨玻璃结节,右肺两处空洞。当时时有咳嗽咳痰,痰色白、质黏、量少,无胸痛、咳血。行 PET-CT 示右肺尖空洞影,FDG 代谢异常升高,肺癌可能性大。于 2019 年 10 月 7 日全麻下行"胸腔镜右上肺癌根治术(右上肺叶切除+纵隔淋巴结清扫术),右下肺叶部分切除术",术后病理(右上肺叶)示浸润性腺癌-实性型腺癌,可见脏层胸膜侵犯,未见明显神经侵犯及脉管内癌栓,支气管切缘阴性,淋巴结未见癌组织转移。(右下肺叶)浸润性腺癌-腺泡性腺癌,未见明显脏层胸膜侵犯、神经侵犯及脉管内癌栓,切缘阴性。术后未行放化疗及靶向治疗。2021年1月5日复查胸部CT示两肺多发结节,主病灶Lung-RADS:4A类。于2021年5月行肺结节灶伽马刀治疗。1周前出现咳嗽咳痰,伴乏力,2023年2月9日复查胸部CT提示左肺上叶斑片影,肿瘤待排,左肺下叶斑片灶,左肺多发小结节。肿瘤标志物癌胚抗原:9.29 ng/mL,糖类抗原72-4:57.6 U/mL。为进一步行中医药治疗来我科。

刻下症:乏力明显,面色萎黄,时有咳嗽咳痰,痰色白质黏,咳嗽后乏力伴气促明显,食欲欠佳,夜寐不安,无胸闷气促,舌淡红,苔薄白腻,脉沉细。

西医诊断:肺癌,肿瘤相关性乏力。

中医诊断:肺癌(肺脾气虚证)。

治则:补肺健脾,益气升阳。

方药:补中益气汤加减。黄芪30 g,白术20 g,茯苓20 g,半夏9 g,党参20 g,陈皮10 g,当归6 g,甘草6 g,升麻6 g,柴胡6 g,鱼腥草15 g,半枝莲15 g,白毛藤15 g,白芥子15 g,炒山楂15 g,炒麦芽20 g,14剂。

[二诊]乏力、面色明显好转,胃纳较前增加,咳嗽咳痰较前减轻,夜间多梦易醒。前方加红豆杉4 g,金荞麦15 g,沉香曲6 g,远志6 g。

[三诊]咳嗽、气促、纳差较前减轻,夜寐好转,精神状态明显较前改善。续服前方,以巩固疗效,后期随访,患者精神状态佳,乏力消失,食欲好转。

按语:本案患者肺癌晚期,合并多种慢性病,出现长期乏力,考虑由于禀赋不足、肿瘤消耗及肿瘤放疗后引起的肿瘤相关性乏力。肿瘤相关性乏力(CRF)又称癌性疲劳,美国国家综合癌症网络(NCCN)将CRF定义为一种痛苦的、持久的、主观的感觉身体、情感和(或)认知的疲倦感或疲惫感,是肿瘤患者最为痛苦的症状之一。表现为周身乏力、注意力不集中、失眠、嗜睡或焦虑烦躁等症状,难以通过休息及睡眠得到有效缓解,对患者的正常生理和心理活动影响较明显。CRF临床发生率高,大部分流行病学研究表明其发生率高于60%。

张小玲在长期的临床工作中发现中医药对改善肺癌CRF有较好的疗效。张小玲指出,CRF与肺癌原发肿瘤的分化程度、TNM分期有关:中低分化肺癌患者比高分化更常见CRF,有淋巴结转移、TNM分期为Ⅲ、Ⅳ期患者肺癌发生CRF的比例更高。肺癌病性属本虚标实之证,乏力多属于气虚和气虚夹实证范畴,属疾病本身特有之病机。《黄帝内经》云"虚则补之",CRF的治疗也应以补益正气为主,达到改善症状的目的。补中益气汤以调补脾胃,升阳益气为功,脾为后天之本,肿瘤患者经放化疗等处理后往往伤及脾胃,通过调理脾胃,使清阳得升,从而改善患者疲劳、乏力状态。二诊时患者食欲较前改善,提示脾胃功能逐渐恢复,故治以攻补兼施,加入红豆杉、金荞麦等清热解毒之品,使患者达到长期带瘤生存。

第二节　鼻 咽 癌

鼻咽癌,是一种由 EB 病毒感染、遗传及不良生活方式等因素引起,发生于鼻咽腔顶部及侧壁的头颈部常见恶性肿瘤,临床表现为鼻塞、鼻涕带血、耳鸣、复视、头痛及颈部淋巴结肿大等。据世界卫生组织统计,我国的鼻咽癌发病率占全世界的 38.29%,死亡率占全世界死亡的 40.14%,发病率及死亡率分别居全世界鼻咽癌发病率及死亡率的第 18 位及第 23 位,在我国头颈部肿瘤中鼻咽癌的发生率居于首位。

鼻咽癌具有地域性和家族性流行特点,主要以东亚和东南亚为高发地区,在我国以广东、广西、福建等南方地区为主。世界卫生组织将其分为 3 种亚型,角质化鳞状细胞癌、分化型非角化癌、未分化型非角化癌,其中最常见的病理类型是未分化型非角化癌,因其具有较高的放射治疗敏感性,故主要治疗方法为放射治疗,然而放射治疗除了对肿瘤细胞具有杀伤作用外,对肿瘤周围的脑组织、面部组织、涎腺、颞颌关节以及神经组织均会造成不同程度的损伤,导致出现吞咽功能受限、张口困难、颈部僵硬、口干、听力及味觉下降等不良并发症,严重影响鼻咽癌患者的生命质量。

一、病因病机

鼻咽癌可归属于中医"失荣""鼻渊""鼻疽""恶核""控脑砂""鼻衄""真头痛"等范畴。其相关记载,最早可见于《黄帝内经》,如《素问·气厥论》:"鼻渊者,浊涕下不止也,传为衄蔑瞑目。"《医宗金鉴》提到"鼻窍中时有流黄色浊涕……若久而不愈,鼻中沥腥秽血水,头眩晕而痛者,必系虫蚀脑也,即名控脑砂""失荣耳旁及项肩,起如痰核不动坚,皮色如常日渐大,忧思怒郁火凝燃,日久气衰形消瘦,越溃越烂现紫斑,腐蚀浸淫流血水,疮口翻花治总难",此描述之症状与鼻咽癌颈部淋巴结转移较为相似。

鼻为肺之窍，为吸入自然界清气之门；咽为水谷入体的必经之道，为摄入水谷之气之户。肺为娇脏，不耐寒热，邪客于其窍，必先伤鼻；脾胃为气血生化之源，脾运化失常，痰浊内生，易上犯于鼻咽。《外科正宗》："鼻痔等由肺气不清，风湿瘀滞而成。"《医宗金鉴》："此证内因胆经之热，移于脑髓，外因风寒凝郁，火邪而成。"故鼻咽癌病因病机可概括为上焦遭邪而积热，鼻窍不通，肺失宣降，津液运行不畅，热毒侵袭，炼津为痰，痰火蕴结致使热毒壅盛、肝郁痰凝、血瘀阻络、正气亏虚，可见其病位在鼻咽，与肺、脾、肝、肾关系密切。张小玲认为鼻咽癌初发之际，由毒邪外袭、情志不畅导致肺失清肃，忧思气结，以邪实为主；至病中晚期，邪正交争剧烈，肝郁气滞化火，或又因放化疗之毒损伤脾胃，导致脾失健运，胃失和降，痰热内结，证以虚实夹杂，相持日久，邪盛正亏，则津液亏损，可见气阴亏虚、脾胃虚弱及肝肾不足之证。

二、诊治观点

1. 扶正贯穿治疗始终，辅以解毒化痰散结　《景岳全书》曰："壮人无积，虚人则有之。"《卫生宝鉴》云："凡人脾胃虚弱，或饮食过度，或嗜食生冷，健运失职，致成积聚结块。"正气充足，全身脏腑、经络、气血、津液运行正常，各司其职，维持了机体正常生命活动的开展。张小玲认为，鼻咽癌患者早期尽管不一定出现正气亏虚的表现，但从鼻咽癌的病情发展来看，正气亏虚存在于疾病发展的始终，也是治疗的关键所在。所以治疗鼻咽癌患者应该在扶正基础上再予抗癌之药，不可一味予攻伐之药，造成人体正气的进一步损伤。目前，放化疗是鼻咽癌治疗的主要手段，但其也存在着一定毒副作用。中医认为放化疗属于火毒、热毒，极易损气耗津，放化疗之后气阴亏虚之象会更加凸显。故张小玲在辨证论治基础上认为扶正首当顾护肺之气，益气滋阴。

同时，张小玲认为鼻咽癌为虚实夹杂之证，气滞、痰凝、血瘀等致使疾病进一步发展，非攻不可，所以在患者体质较好或是扶正起到明显效果之后，予以清热解毒散结之法。鼻咽癌发展过程中，总会存在毒邪积聚化热之机，或为射线之毒，或为化疗药物之毒，或为内生之毒，故以解毒化痰散结之法抑制癌毒，亦有积极的治疗意义。

2. 辨病与辨证结合　鼻咽癌最初为鼻咽部遭邪而积热所致，逐步发展为热毒壅盛、瘀血阻络、阴虚火旺、肺脾气虚，直至肝肾不足之证，在辨证上，张小玲认为鼻咽癌临床上多见的证型为气阴两虚证、津亏热结证、肺脾气虚证、肝肾阴虚证,初发就诊时多以津亏热结证、气阴两虚证较多见,后期肺脾气虚证及肝肾阴虚证所占比例较高。在处方用药上各个证型也不尽相同,津亏热结证多予沙参麦冬汤加减,气阴亏虚常用生脉散合增液汤加减,肺脾气虚证多用六君子汤加减补气健脾,肝肾阴虚证常用六味地黄汤加减治疗。

辨病治疗是针对肿瘤疾病的共通性,从宏观上中医认为恶性肿瘤均为有形实邪,性应属"阴",但从其生长发展角度而论,表现出向外、向上运动及弥散的性质,其与"阳"的特性相类似,可将恶性肿瘤的共性归结为"体阴而用阳",故针对恶性肿瘤病灶热毒之邪所表现出来的病理变化,张小玲从辨病层面出发,予以一定的清热解毒、化痰散结等以毒攻毒之药。

辨病与辨证都是认识与诊断疾病的思维过程,病证结合治疗是张小玲治疗肿瘤学术思想的重要组成部分,在根据鼻咽癌患者个体化辨证治疗的基础上,结合辨病,在病程变化中适当加入清热解毒,化痰散结之品,综合分析后进行组方治疗,是张小玲临证治疗鼻咽癌的特色。

三、验案举隅

案例 1 鲍某某,男,51 岁。

[初诊] 2015 年 7 月 16 日。

主诉:鼻咽癌放疗后 8 年,乏力半个月。

2014 年 10 月无明显诱因下出现痰中带血,未予重视,后上症加重,于 2014 年 12 月 1 日查 CT 示右侧鼻咽部肿块样改变。2014 年 12 月 5 日查鼻咽镜行病检示(右鼻咽部)中-低分化鳞状细胞癌。2014 年 12 月至 2015 年 2 月行根治性调放疗 2 个疗程(具体剂量不详),未行化疗。半个月来无明显诱因下出现鼻塞、黄脓涕,伴有咳嗽咳痰,故来我院就诊。

刻下症:全身乏力,鼻塞,流黄脓涕,偶带血丝,伴有咳嗽咳痰,痰多质黏,时有耳闷感,胃纳尚可,夜寐差,大便稀,频次正常,小便正常,舌淡,苔薄黄,脉细。

西医诊断:鼻咽恶性肿瘤。

中医诊断:鼻咽癌(肺脾气虚证)。

治则:补肺健脾,化痰散结。

方药:六君子汤加减。党参 20 g,炒白术 20 g,茯苓 15 g,知母 15 g,辛夷 6 g,白芷 15 g,防风 10 g,苍耳子 10 g,薄荷 5 g,山药 15 g,浙贝 15 g,姜半夏

9 g,皂角刺 15 g,陈皮 6 g,石菖蒲 15 g,7 剂。

[二诊]患者诉乏力仍存,鼻塞、黄脓涕好转,涕中无血丝,咳嗽咳痰减少,无耳闷感,胃纳可,夜寐一般,大便质软,小便正常,舌淡,苔薄白,脉细。上症较前好转,效不更方,续服 7 剂。

[三诊]患者诉乏力、鼻塞好转,时感口干,无黄脓涕及血丝,无咳嗽咳痰,胃纳可,夜寐一般,大便质软,小便调,舌淡,苔薄,脉细。患者鼻咽部症状基本消失,继上方的治则补肺健脾的基础上,去辛夷、防风、苍耳子、薄荷,加入滋阴清热解毒之品,予猫爪草 15 g,冬凌草 15 g,玄参 15 g,百合 15 g,鲜石斛 12 g,北沙参 15 g,麦冬 10 g。

按语:本案患者为鼻咽癌放疗后,其平素饮食不节,致使肺脾虚弱,加之癌毒及放疗热毒攻之,肺脾愈加虚弱,故觉乏力不适、大便稀;肺气不宣,津液运行失调则出现鼻塞不通、流黄脓涕、咳嗽咳痰之症;气虚则血液运行失常,故涕中偶有血丝。患者既有肺气不通之象,又有脾胃虚弱之征,属虚实夹杂,以虚证为主。《黄帝内经》中提到"肺手太阴之脉,起于中焦,下络大肠,还循胃口,上膈属肺""胃之大络,名曰虚里,贯膈络肺""饮入于胃,脾气散精,上输于肺",而从五行相生关系来看,肺为金,脾为土,土生金,脾为肺之母,肺为脾之子,表明了肺、脾两者之间通过经络相互联系与作用。脾胃为气血生化之源,人体生命活动均依赖于脾胃化生的水谷精微,其他脏腑的正常生理活动也需其所运化的精微物质来维持,若脾得健运,胃主受纳,水谷精微上承滋养于肺,使肺气得充,宣发肃降功能正常,则虚实夹杂之证可缓解。

本案以六君子汤为主方进行加减,以达益气健脾,化痰散结之效。六君子汤出自《太平惠民和剂局方》,由人参、白术、茯苓、陈皮、半夏、甘草组成。此方药性平和,组方严谨,方中以人参甘温益气,健脾和胃,具有冲和之德,为君,现多以党参代之;白术苦温,健脾燥湿,加强健运之效,为臣;陈皮、半夏、茯苓三药起到理气燥湿化痰之效,甘草调和诸药。根据患者出现的症状加入祛风药,风为百病之长,善行而数变,易袭阳位,头面为诸阳之会,故多以风邪为先导。《诸病源候论》云:"积聚者,由阴阳不和,脏腑虚弱,受于风邪,搏于脏腑之气所为也。"风药可疏散风邪,使邪气从表解,从而达到治疗的目的,故加入宣通鼻窍之辛夷,宣肺祛痰解毒之苍耳子,祛风解表之防风、薄荷,白芷为头部引经之药,有清利头目之效,经现代药理研究证实风药多有抗肿瘤作用。二诊治疗后鼻咽及肺部症状明显减轻,续服六君子汤益气健脾,加入北沙参、鲜石斛、百合、麦冬,既能养肺胃之阴,又能清肺胃之热,玄参清虚火而解毒,启肾水上朝于咽喉,张元素云:"治空中氤氲之气,无根之火,以玄参为圣药。"同时,患者脾胃之气渐充,有源可上承于肺,可适当加入猫爪草、冬凌草清热解毒化痰之药行抗肿瘤治疗,若出现胃脘不适,可视情况进行增减。

案例2 陈某某,男,56岁。

[初诊] 2021年11月8日。

主诉:确诊鼻咽癌1年余,乏力1周。

2020年6月无意间触及左侧颈部一蚕豆样大小肿物,质硬,推之可移动,按之无压痛,查鼻咽CT示鼻咽左侧壁增厚伴左颈部多发肿大淋巴结,于2020年6月22日全麻下行"内镜下鼻咽活组织检查",病理符合非角化性癌,未分化型。6月26日行PET-CT示鼻咽左侧壁恶性肿瘤,左侧咽旁间隙、左颈部Ⅱ/Ⅲ淋巴结转移。半个月来无明显诱因下出现鼻塞、黄脓涕,伴有咳嗽咳痰,故来我院就诊。6月29日查鼻咽部MR增强示鼻咽左侧癌伴左侧咽后、上颈部淋巴结肿大,影像分期(T1N1)。7月1日起予化疗,药用"紫杉醇240 mg+奈达铂针40 mg d1~3"1次,后出现肝功能损伤,护肝治疗后好转,予放疗32次,继续同方案化疗3次,放化疗毒副反应尚可。2021年5月复查鼻咽部MR增强示鼻咽部化疗后改变。患者目前全身乏力,口干明显,为行下1个疗程中西医综合治疗再次入住我科。

刻下症:全身乏力,咽干口渴,时有咳嗽咳痰,痰少、质黏、色黄,胃纳欠佳,夜寐尚可,大便干结,3~4日一行,小便短少,舌红,苔黄,脉细。

西医诊断:鼻咽恶性肿瘤。

中医诊断:鼻咽癌(津亏热结证)。

治则:清热化痰,滋阴润燥。

方药:沙参麦冬汤加减。北沙参20 g,麦冬15 g,天花粉10 g,生甘草6 g,桑叶15 g,炒扁豆15 g,百合15 g,鲜石斛12 g,玄参15 g,菊花10 g,黄芩10 g,白芷6 g,薏苡仁15 g,鱼腥草10 g,生黄芪40 g,猫爪草15 g,7剂。

[二诊] 仍乏力,咽干口渴较前好转,咳嗽咳痰减少,痰黏、量少、色黄,偶有脘腹胀满不适,胃纳一般,夜寐可,大便1~2日一行,质较干,小便正常,舌红,苔少,脉细。上方去桑叶,改天花粉12 g,加金荞麦15 g清热解毒祛痰,厚朴10 g燥湿消痰行气,续服7剂。

[三诊] 患者口干口渴及乏力症状减轻,无咳嗽,喉间有痰,量少色白,无脘腹胀满,夜寐可,胃纳尚可,二便正常,舌红,苔薄白,脉细。以清热化痰,滋阴润燥之法继续治疗,予上方去厚朴,加白毛藤15 g解毒散结。

按语:本医案患者为鼻咽癌放化疗后。放疗是一种热性杀伤剂,热盛化火,蕴结成毒,热毒过盛,进而灼伤津液。患者症状主要表现为咽干口渴;肺阴不足,阴虚内燥,肺失滋润,炼津为痰,痰毒搏结于鼻咽部,见咳痰,痰黄质黏;肠道津液不足,见大便干结难解;膀胱气化失常,见小便短少。同时患者共行4次化疗而耗伤气血,故见全身乏力。患者放疗次数多,经放疗后唾液腺会受到一定损伤,口咽干燥是放疗后常见的副反应,严重影响患者的预后及其生活质量。目前,西医学多采用精准放化疗,应用细胞保护剂或者唾液腺移位及分子层面技术来治疗,但效果不显著,且费用颇高,加重患者经济负担。《素问玄机原病式》提出"诸涩枯涸,干劲皲揭,皆属于燥",《灵枢·脉度》云"脾气通于口,脾和则口能知五谷",《类经》云"喉为肺系,所以受气,故上通于天;咽为胃系,所以受水谷,故下通于地",故张小玲认为其可归属于燥证,病位在口腔与咽喉,与肺、脾、胃相关,属本虚标实,阴虚为本,热毒火邪、痰浊、血瘀并存,治疗当在滋阴润燥的基础上,予以清热化痰之药。沙参麦冬汤为清代医家吴鞠通创立的治疗肺胃阴伤的名方,主要治疗温热和燥热之邪损伤肺胃阴分之证。北沙参既能清肺养阴,又能益肺气,去肺之虚火兼可化痰;麦冬润肺降火,养胃生津;天花粉生津解渴润肠;桑叶散风热而泄肺热;炒扁豆健脾,有甘寒生津,清养肺胃之功。沙参麦冬汤清养肺胃之阴功效明显,但其清热化痰之效欠佳,此患者热盛症状明显,故张小玲在此方之上进行加减,加入菊花、黄芩、玄参、猫爪草清热解毒,百合、石斛加强滋阴润燥功效,鱼腥草清热化痰,薏苡仁健脾排浊,大量生黄芪补中益气,提高患者正气,增强抗病能力。

案例3 李某某,男,72岁。

[初诊] 2021年6月21日。

主诉:鼻咽癌放疗后10年余,乏力1个月。

2010年8月患者无明显诱因下出现耳部胀满不适,查鼻咽部CT示鼻咽部占位,考虑鼻咽癌。行鼻咽部肿块活检,病理示鼻咽部鳞状细胞癌。自2010年8月起开始行放疗35次(具体不详),化疗6次(具体用药及剂量不详)。目前患者诉乏力明显,腰背酸痛不适,偶有咳嗽咳痰,为行进一步治疗,来我科就诊入院。

刻下症：乏力、口干明显,腰背酸痛,喉间有痰,难咯出,痰少色白,无发热气促,四肢末端麻木,胃纳一般,夜寐佳,大便溏结不调,小便正常,舌淡,苔白,脉沉细。

西医诊断：鼻咽恶性肿瘤。

中医诊断：鼻咽癌(肝肾阴虚证)。

治则：补益肝肾,化痰散结。

方药：六味地黄汤加减。熟地黄 15 g,山药 15 g,山药 20 g,茯苓 15 g,山茱萸 10 g,陈皮 6 g,生甘草 6 g,麦冬 15 g,北沙参 15 g,南沙参 15 g,制玉竹 15 g,黄芪 30 g,槲寄生 15 g,炒杜仲 15 g,百合 15 g,鸡血藤 15 g,桑枝 15 g,7 剂。

[二诊] 患者诉乏力仍存,腰背酸痛较前缓解,口干不明显,喉间有痰,不易咯出,四肢末端麻木,胃纳一般,夜寐可,大便干结不调,小便正常,舌淡,苔薄白,脉细。症状较前好转,续守前方 7 剂。

[三诊] 患者诉因外出旅游,乏力明显,3 日前出现头晕,时有头晕耳鸣,腰腿酸痛,无咳痰,四肢麻木较前好转,胃纳欠佳,夜寐可,二便尚调,舌淡,苔薄,脉沉细。患者因外出劳累,致肝肾亏虚更甚,前方去鸡血藤、麦冬、桑枝、北沙参,加牛膝 15 g,淫羊藿 15 g,天麻 9 g,钩藤 15 g,7 剂。

按语：本案患者鼻咽癌放化疗治疗后已 10 年余,病程日久,耗气伤津,则见其日渐乏力,再加之患者已值耄耋之年,本就脏腑功能衰退,肝肾亏虚,不能濡养筋骨,可出现腰背、四肢酸痛;全身脏腑运行能力下降,水湿运化之职失司,聚湿成痰,搏结于咽喉部,故见喉间有痰;气血运行功能减弱,气血无法运行至四肢,见四肢末端麻木;舌淡、苔薄白、脉细均为肝肾亏虚之象。《证治准绳》曰："大抵诸腰痛,皆起肾虚……唯补肾为先,而后随邪之所见者以施治,标急则治标,本急则治本。"张小玲认为初病癌毒侵袭,加以放化疗火毒攻之,火毒煎灼全身,耗伤精血。肾为先天之本,肝为罢极之本,肾藏精,肝藏血,肝血滋养肾精,肾精化生肝血,精血互生互化,故治疗上当以补益肝肾为主,再随证加减。

六味地黄丸出自《小儿药证诀》,为滋补肾阴之要方,由肾气丸化裁而成。六味者,既因由熟地黄、山茱萸、山药、泽泻、牡丹皮、茯苓六味组,亦因其方中酸、苦、甘、辛、咸、淡六味均存而得名。熟地黄滋补肾阴,填精益髓,为君药;山茱萸滋养肝肾,涩精,山药健脾胃之气而固肾精,为臣药;泽泻泄肾火而利湿,制熟地之滋腻;茯苓淡渗利水以助山药健脾;牡丹皮清肝肾之虚火,且制约茱肉之酸涩,三补三泄,补中有泄,寓泄于补,相辅相成,滋阴而不助湿,利水而不伤阴。《医贯》中有言:"肾虚不能制火者,此方主之……壮水之主,以镇阳光,即此药也。"薛己《保婴撮要》云:"治肝肾虚……肝肾诸不足之症,宜用此以滋化源。"本案患者以乏力、口干、腰背酸痛为主症,加之四肢末端麻木,火旺之象不显,张小玲以六味地黄丸去泽泻、牡丹皮,加强滋阴补气之力,麦冬为甘寒清润之品,养胃阴,生津液,清心除烦,合南沙参、北沙参、玉竹养阴润肺,化痰止咳,以治疗患者口干、咳痰之症,黄芪补气升阳,槲寄生、杜仲补益肝肾,桑枝通利血脉,鸡血藤补血活血,补益肝肾,强壮筋骨,服药后患者症状减轻,原方续服,加强疗效。患者因出门旅游,劳累过度,腰腿酸痛明显,伴有头晕耳鸣,去鸡血藤、麦冬、桑枝、北沙参,加牛膝、淫羊藿强化补益肝肾之效,天麻、钩藤平肝止晕,诸药合用,标本兼治。

案例4 汪某某,女,48岁。

[初诊] 2022年8月9日。

主诉:鼻咽癌9年余,头痛4个月。

2012年12月患者于左耳后触及一5 cm×5 cm大小肿块,按之不移,B超示左侧淋巴结肿大,行鼻内镜活检,病理示非角化性未分化型癌。放疗1个疗程(具体不详)。此后规律复查,病情尚平稳。2020年6月复查MRI示鼻咽癌放疗后改变,对比前片基本相仿。附见双侧上颌窦少许慢性炎症伴左侧上颌窦小囊肿形成,左侧中耳乳突炎,左侧腮腺内小结节灶,考虑局部复发。2020年7月行鼻部复发灶放疗,后出现口干、进食困难,对症治疗后未缓解。后复查颅脑增强MRI示鼻咽癌放疗后,伴枕骨斜坡及左侧岩尖骨质破坏,破裂孔扩大;左侧腭帆张肌、提肌、头长肌及翼内肌受侵;双侧颞底部脑膜局部强化改变,鼻咽癌侵犯待排;左侧额部结节状异常信号影,性质待定;左侧乳突及小脑区异常信号,予化痰、抗感染治疗后好转。2021年4月行粒子植入术,共植入0.7 mci放射性碘125粒子23粒。

刻下症:左侧头痛,呈隐痛,NRS评分2分,伴头晕,有左耳胀闷,鼻腔时有黄绿色分泌物,时有低热,乏力、口干,偶有咳嗽咳痰,饮水呛咳,乏力、口干明显,进少量半流质,无回缩性血涕,无耳鸣,夜寐一般,大便干结,小便正常,舌红,苔少,脉弦细。

西医诊断:鼻咽恶性肿瘤,甲状腺功能减退症。

中医诊断:鼻咽癌(气阴两虚证)。

治则:益气养阴,化痰散结。

方药:生脉散合增液汤加减。党参15 g,麦冬15 g,玄参15 g,生地黄15 g,黄芪30 g,制玉竹15 g,天花粉10 g,茯苓15 g,浙贝母15 g,北沙参15 g,天麻9 g,制黄精15 g,石斛12 g,薏苡仁30 g,炒白术15 g,百合15 g,鱼腥草10 g,生甘草6 g,7剂。

[二诊]患者诉乏力、口干明显,左侧头部隐痛好转,NRS评分1分,左耳胀闷感缓解,偶有咳嗽咳痰,痰少,饮水呛咳,鼻腔无脓涕,胃纳欠佳,夜寐一般,大便干,小便正常,舌红,苔薄,脉细。症状较前好转,上方去天麻、鱼腥草、制黄精,加南沙参15 g养阴清肺,化痰益气,灵芝15 g安神助眠,炒山楂15 g促消化,天花粉改为15 g滋阴通便(另包,根据大便情况进行调整),予14剂。

[三诊]患者乏力、口干等症均明显好转,时有左侧头部隐痛,程度不剧,无双耳胀闷感,无咳嗽,喉间有痰,量少,饮水呛咳仍存,胃纳可,食半流质,夜寐一般,二便正常,舌红,苔薄白,脉细。上症明显减轻,上方去天花粉、浙贝母,加猫爪草15 g,半枝莲15 g,冬凌草15 g清热解毒,化痰散结,7剂。

按语:本案考虑患者全身脏腑功能虚弱,且平素饮食不规律,耗伤肺胃之气津,气血生化失常,正气亏虚,毒邪侵犯鼻窍,鼻部气机不畅,鼻络受阻,气血凝滞与毒邪结聚于鼻咽部,致鼻咽癌复发伴转移,放疗后又予粒子植入术后,耗伤人体气阴,故见全身乏力、疲劳、口干;气虚运化无力,清气不能上升荣养头部,故见头痛头晕、耳胀。张小玲认为此鼻咽癌放疗后加之粒子植入的病机枢纽为本虚标实,以气阴亏虚为主,痰毒交结为标,治疗上益气养阴为主,在患者体质可承受的基础上再予抗癌解毒之药。生脉散始见于《医学起源》,为治疗气阴两虚证的经典方药,具有益气生津,敛阴止汗之效。增液汤则出自《温病条辨》,为"增水行舟"代表方,多用于治疗津亏热结之便秘,但此方并非独有润肠之功,亦可润五脏,适用于五脏阴液亏虚诸病证。生脉散侧重于补气,增液汤侧重于补阴,两方齐用气阴双补,相辅相成。方中党参补中益气,健脾益肺生津,生脉散中原为人参,但思虑人参性偏温,滋补之力强盛,恐其体虚而不受大补,故换为党参;麦冬养阴润肺生津,《本草正义》提出麦冬为"补阴解渴不用之药";玄参质润多液,色黑而入肾,启肾水而滋阴,为泻无根浮游之火圣药,功专泻火滋阴,养阴润燥;生地黄为滋阴生津,增液解毒之要药;二诊患者燥象仍重,故加入南沙参,南、北沙参同用,《本草便读》言"清养之功北逊于南,润降之性,南不及北",共奏养阴清肺,清热生津化痰之效。黄精、石斛补肺肾阴精;炒白术、薏苡仁、茯苓益气健脾利湿,既能祛邪,又可助中焦运化,使痰湿无所生,土旺则金生,补而不滞,津液输布得运,上承于口咽,口干症状减轻;浙贝母软坚散结,化痰解毒消肿;黄芪补气,置全方中寓通于补,使气充而血行痰消;天花粉生津止渴,润肺通便,因其质地润,故随患者大便情况变化而增减;天麻质平,功起祛风通络,平肝止眩;百合宁心安神,润燥止咳;鱼腥草清热解毒,消肿排脓;生甘草性味甘平,《本草汇言》提到其"治劳损内伤",具有益气和中,润肺补脾之效,调和诸药之功。后期患者上症均好转,气阴得充,故加入猫爪草、半枝莲、冬凌草等清热解毒,抗癌解毒之药。综观全方,张小玲认为在辨证论治的基础之上,谨守病机,药随方遣,诸药合用,以起益气养阴,扶正固本,抗癌解毒之效。

此案患者因放疗及粒子植入治疗致使甲状腺功能减退,是鼻咽癌在治疗过程中常见的并发症,张小玲认为鼻咽癌根治放疗术常规需照射颈部淋巴结区,不可避免会照射到甲状腺,致使甲状腺受到放射性损伤,故提出鼻咽癌患者应在放疗一定时间后,定期复查甲状腺相关指标。甲状腺功能减退在西医学上是口服优甲乐补充甲状腺激素进行治疗,中医学是根据其表现的症状,如乏力、畏寒、淡漠、反应迟钝、性欲减退等,分析其病因病机主要为阳虚,但初期阳虚之证不显,以气虚、气滞为主要表现,在治疗上多以调和阴阳,温肾健脾,化痰散瘀之剂。张小玲认为初期主要见乏力、湿盛之症,故可用黄芪、白术、山药、党参健脾益气,茯苓、泽泻利水渗湿,后期病情逐渐发展,若出现怕冷等阳虚之症,可加入淫羊藿、菟丝子、仙茅、巴戟天等药温肾助阳。综上所述,紧扣其基本病机,根据患者出现的不同症状,于温阳、健脾、益气、祛湿、化痰、散瘀之中选药配伍,做到阴阳互调,气血兼顾。甲状腺在维持人体生长发育及能量代谢方面有着重要作用,甲状腺功能减退会影响人体各系统功能的正常运行,产生一系列症状,放疗后需谨防甲状腺功能减退,做到早发现、早治疗,以期提高患者的生存质量。

第三节　胃　癌

胃癌是源于胃黏膜上皮的恶性肿瘤,其中腺癌约占95%,胃癌也是最常见的消化道恶性肿瘤之一。在胃癌患者中,发病年龄多为中老年,其中 40～60 岁间者占 2/3,40 岁以下占 1/4,余者多在 60 岁以上,男女胃癌发生之比为 (2～3):1。

目前已认识到多种因素会影响胃癌的发生,共同参与胃癌的发病:① 幽门螺杆菌(HP)感染:HP 分泌的毒素有很强的致病性,导致胃黏膜病变发展为萎缩、肠化与不典型增生,在此基础上易发生癌变。② 环境因素:我国胃癌的发病具有区域性,一般北方较南方高,沿海较内地高,这可能跟区域的饮食习惯、生活习惯密切相关。③ 遗传因素:胃癌具有家族聚集现象,以及可发生于同卵同胞,提示遗传因素与胃癌的发病亦有相关性。④ 癌前病变:癌前病变的组织有发生恶变的可能。⑤ 此外,有报道吸烟、精神因素等均与胃癌的发生有密切关系。

胃癌在中医学中属于"噎膈""反胃""癥瘕""积聚""伏梁""心腹痞""胃脘痛"等范畴。《素问·通评虚实论》有:"隔塞闭绝,上下不通。"《金匮要略·呕吐哕下利病脉证治》说:"脉弦者,虚也,胃气无余,朝食暮吐,变为胃反。"《素问·腹中论》说:"病有少腹盛,上下左右皆有根……病名伏梁……裹大脓血,居肠胃之外,不可治,治之每切按之致死。"《难经·五十六难·论五脏积病》又言:"心之积,名曰伏梁,起脐上,大如臂,上至心下,久不愈,令人病烦心。"而"胃癌"病名则首见于张锡纯的《医学衷中参西录》:"至西人则名为胃癌,所谓癌者,如山石之有岩,其形凸出也。"在治法治则方面,张景岳指出"反胃者,食犹能入,入而反出……以阳虚不能化也,可温可补",确立了"反胃"的治疗以"温补"为原则。在治疗用药上,《金匮要略·呕吐哕下利病脉证治》治疗胃反呕吐的大半夏汤,《伤寒论》治疗心下痞硬、噫气不除的旋覆代赭汤,《医部全录》记载华佗的胃反病方(雄黄、珍珠、丹砂、朴硝),《本草纲目》治疗噎膈的反胃方(硇砂、槟榔)等方药,对现今的临床与实验研究仍有参考价值。

一、病因病机

张小玲认为胃癌病因虽尚未完全明了,但根据患者的起病经过及临床表现,结合经典文献,可知本病的发生与正气虚损、邪毒入侵有比较密切的关系,归纳胃癌的病因病机主要有以下三点。

1. 饮食不节 如烟酒过度或恣食辛香燥热、熏制、腌制、油煎之品,或霉变、不洁之食物等,使脾失健运,不能运化水谷精微,气滞津停,酿湿生痰;或过食生冷,伤败脾胃之阳气,不能温化水饮,则水湿内生。

2. **情志失调** 如忧思伤脾,脾失健运,则聚湿生痰;或郁怒伤肝,肝气郁结,克伐脾土,脾伤则气结,水湿失运。

3. **正气内虚** 如有胃痛、痞满等病证者,久治未愈,正气亏虚,痰瘀互结而致本病;或因年老体虚及其他疾病久治不愈,正气不足,脾胃虚弱,复因饮食失节、情志失调等因素,使痰瘀互结为患,而致本病。

张小玲认为饮食不节和情志失调是胃癌发病的主要诱因,其作用于机体可导致阴阳失调、脏腑功能紊乱,长此以往引起正气内虚,正气内虚是胃癌发生的前提和基础,而在正虚之中以脾胃亏虚为要点,是胃癌发病的主要机制,贯穿于胃癌发生和发展的整个疾病过程。因此,健脾和胃法应贯穿于胃癌治疗的全过程之中,是胃癌中医治疗的主线。

二、诊治观点

1. **顾护胃气,脾肾同调** 《素问·平人气象论》曰:"平人之常气禀于胃,胃者,平人之常气也。"胃气不但具有运化水谷的功能,而且具有滋养五脏六腑之气的作用,胃气的盛衰关系到正气的盛衰,胃气旺,则正气足;胃气虚弱则五脏六腑得不到水谷精微滋养,五脏六腑之气也随之不足。胃癌患者如胃气伤而未绝,尚能少量进食,则还可医治;如胃气败绝,水谷不入,化源断绝,则难以医治。张小玲认为"顾护胃气"是固本之道,临床治疗需做到"无犯胃气"。

肾为先天之本,脾胃为后天之本,先天之本与后天之本相互依存;脾为土脏,肾为水脏,土为万物之母,水为万物之父,二脏安和,相互资生,一身皆治,而"脾肾不足,及虚弱失调之人,多有积聚之病"。故张小玲指出临证治疗时当辨脾虚、肾衰之侧重,分主次先后以同调。

2. **斡旋中焦,调畅气机** 脾胃位居中焦,为一身之气的枢纽。"阴阳升降,气水循环,究其枢转,全在中气",可见中气枢转会影响阴阳升降,气机水液周旋流转。中气枢利则阴阳升降沉浮,枢轴得运;中气枢转不利则气机失调,阴阳失衡,精血津液失司,百病因此而生。中土之气虚衰,枢机失利,水谷精微化生不足,脏腑气机失于周流,精微不能转输,清阳不升,浊阴不降,壅滞中焦,酿生癌瘤。因此,张小玲认为临床治疗应以斡旋脾胃中焦气机为核心,脾胃升降和合,气机调畅,方可使痰浊除,毒瘀消,精血复,脏腑充。

3. **"虚-寒"演变,审查病机** 脾胃内伤,中气虚损,脏腑气机失司,浊毒内聚而成胃癌。脾胃气虚,是胃癌的发病之本。随着疾病的不断发展,病机也在悄然发生演变。张小玲认为胃癌患者以脾虚为本,脾阳虚衰,阴寒内生,升降无权,脏腑气化失司,水液代谢停缓,而致痰饮、水湿、瘀血等阴邪聚积内生,复损阳气,呈本虚标实之证;脾阳虚衰,阴寒凝滞,邪实内积是胃癌复发转移的原因。张小玲在胃癌的临证过程中,既正确认知胃癌发生的基本病机,也考虑到"久病"在疾病发展过程中病机动态演化的特征,深刻认识胃癌"虚-寒"病机演变规律,以辨证论治为基本方法,同时以动态的视角来审视病机的发展变化。

三、验案举隅

病案 1　陈某某,男,67 岁。

[初诊] 2020 年 8 月 9 日。

主诉:胃癌术后 5 年余,乏力半个月。

2015 年 3 月患者无明显诱因出现进食哽咽感,伴黑便,胃镜检查提示贲门癌,遂于 3 月 14 日在全麻下行"开放胃癌根治术＋全胃切除术＋食管空肠 Roux - en - Y 吻合术＋腹腔引流术",术后病理示(胃)中分化腺癌伴坏死,肿块大小 7 cm×6.8 cm×1 cm,浸润至浆膜层,累犯神经。食道切缘、胃切缘均阴性,大网膜阴性。胃周淋巴结部分见癌转移,免疫组化提示 Her2 阴性。术后行 6 周期化疗(奥沙利铂 150 mg d1＋替吉奥胶囊 60 mg,每日 2 次 d1～14)。2019 年 4 月上腹部 MRCP 示胃癌术后改变,肝右叶占位,转移不能排除,转诊行肝肿瘤射频消融术,术后予化疗 2 疗程(奥沙利铂 150 mg d1＋替吉奥胶囊 60 mg,每日 2 次 d1～14),因副反应不能耐受,自行停药。2020 年 7 月胸部 CT 平扫示右肺下叶不规则结节灶,对比 4 月 13 日较前增大,结合病史考虑转移,又予以化疗(奥沙利铂 150 mg d1＋替吉奥胶囊 60 mg,每日 2 次 d1～14),2 个疗程后患者再次不能耐受,遂又转入我院,求助于中医药治疗。

刻下症:形体消瘦,乏力明显,精神疲惫,动则气短,纳食不佳,伴腹部隐痛不适,按之则舒,肠鸣音明显,自觉肠道水声咕咕作响,大便偏稀薄,舌淡红,苔白腻,脉弱。

西医诊断:胃恶性肿瘤,肝继发恶性肿瘤,肺继发恶性肿瘤。

中医诊断:胃脘痛(脾气亏虚,虚寒湿盛证)。

治法:健脾益气,温阳化湿。

方药:四君子汤合理中汤加减。党参 15 g,茯苓 30 g,炒白术 15 g,生甘草 6 g,干姜 12 g,薏苡仁 30 g,炒扁豆 15 g,陈皮 12 g,山药 20 g,黄芪 30 g,半夏 9 g,苍术 12 g,7 剂。

[二诊] 2020 年 8 月 16 日。患者自诉肠鸣音明显减少,肠间水声几乎消失,大便稀薄好转,乏力有所改善,仍偶有腹部隐痛不适,NRS 评分 2 分,偶有腹胀不适,舌上腻苔也逐渐变为薄苔。上方去干姜、扁豆、陈皮、半夏,加用高良姜 12 g,制香附 12 g,炒稻芽 30 g,炒麦芽 30 g,鸡内金 20 g,炒枳壳 12 g,7 剂。

[三诊] 2020 年 8 月 23 日。患者一般情况较前明显好转,饮食逐渐好转,体力逐渐恢复,考虑复发的高危因素,以及患者当下的身体虚弱状况,为预防肿瘤细胞复发转移,给患者制定的方案采用中西医结合治疗:口服卡培他滨 1 500 mg,每日 2 次 d1～14,21 日为 1 个疗程,同时口服上方中药辨证加减。其中在患者停止化疗期间,方中加藤梨根、猫人参、白毛藤等解毒抗癌中药。口服化疗药按疗程一共服用 1 年的时间,患者坚持中医药治疗,病情稳定,无明显进展,其间身体健康、生活如常。

按语:《医宗必读》言:"积之成者,正气不足,而后邪气踞之。"《诸病源候论·虚劳积聚候》云:"虚劳之人,阴阳伤损,血气凝涩,不能宣通经络,故积聚于内也。"均阐述了正气亏虚是胃癌发病的先决条件。因此,张小玲在临证中根据脾胃亏虚是胃癌发病的基本病机,以党参、茯苓、炒白术、生甘草等组成四君子汤。四君子汤是益气健脾的经典药方,具有健脾胃,扶正气的作用。

《素问·生气通天论》:"病久则传化,上下不并,良医弗为。"其中"传"指疾病的空间发生改变,如疾病由表入里;"化"指病变的性质发生改变,如疾病由寒化热、由阴转阳等,可见传化是久病病机的重要特点;随着胃癌的不断进展,新的临床症状陆续出现,中医的证型也在发生着变化,病机也在悄然发生演变,《古今医统大全》认为:"凡浩饮过食生果冷饮,或饮食失度,脾胃有湿热之伤,渐渐运化失职,此谓翻胃之所来也……脾困既久,变而虚寒者有矣。"强调了"反胃"在病证发展过程中,多演变为寒证;脾胃虽同居中土,彼此相邻,但阴阳属性却各不相同,脏腑生理各有特点,胃的受纳、腐熟饮食功能皆因其阳土之性,胃具有喜温恶寒的生理特征,正如李东垣《脾胃论·脾胃虚则九窍不通论》所言:"夫脾者,阴土也,至阴之气,主静而不动;胃者,阳土也,主动而不息,阳气在于地下,乃能生化万物。"故张小玲在方中首诊时先予以干姜,复诊调整高良姜、制香附合为良附丸,均具有温胃散寒,理气止痛的功效,而方中猫人参、藤梨根是借鉴了浙江省民间治疗消化道肿瘤的经验用药,体现出了浙派中医治疗消化道肿瘤的用药特点。猫人参是猕猴桃科植物对萼猕猴桃或大籽猕猴桃的干燥根及粗茎,目前临床中主要用于治疗消化道肿瘤、原发性肝癌,藤梨根在《河北中草药》中记载"能清湿热,利黄疸且有促进食欲……有抗癌作用,尤其对胃肠道癌肿疗效较佳"。

病案2 严某某,女,54 岁。

[初诊] 2023 年 8 月 3 日。

主诉:胃癌术后 3 个月余,恶心呕吐 3 日。

2023 年 4 月患者无明显诱因下出现纳差,行胃肠镜检查,活检病理提示胃窦黏膜内层多量印戒样细胞,印戒细胞癌可能,进一步检查全腹增强 CT 提示胃体大弯侧早期胃癌,局部黏膜下层清晰(T1b),胃周及肝胃间隙未见淋巴结肿大(N+),腹部实质脏器及网膜区未见明确占位征象。排除禁忌后于 2023 年 4 月 23 日行"机器人辅助腹腔镜下胃癌根治(远端胃)+肠粘连松解术",术后病理(胃窦小弯侧)溃疡型弥漫型低分化印戒细胞癌,浸润至黏膜下层,脉管内癌栓、神经、切缘、淋巴结均为阴性。免疫组化提示错配修复基因表达正常,Her2 阴性。术后行"奥沙利铂 140 mg d1+替吉奥 40 mg,每日 2 次 d1~14"化疗 4 周期(末次化疗时间 2023 年 7 月 31 日),因恶心呕吐来我院就诊,行中医中药治疗。

刻下症:恶心呕吐,胃脘痞闷,身重乏力,食欲不振,形体消瘦,近期体重下降约 2.5 kg,夜寐欠安,二便尚调,舌淡,苔薄白腻,脉细弱。

西医诊断:胃恶性肿瘤。

中医诊断:呕吐(脾气亏虚,胃气上逆证)。

治法:健脾益气,和胃降逆。

方药:香砂六君子合旋覆代赭汤加减。党参 20 g,炒白术 15 g,茯苓 20 g,炙甘草 6 g,生黄芪 30 g,半夏 10 g,陈皮 6 g,旋覆花 6 g,代赭石 20 g,砂仁 6 g,焦六曲 15 g,炒鸡内金 15 g,7 剂。

[二诊] 2023 年 8 月 10 日。服上药后,患者已无呕吐,乏力较前改善,但仍偶感恶心,纳寐仍欠佳,寐后易醒,醒后难以入睡,二便调,舌淡红,苔薄白,脉细。上方去代赭石、砂仁,加用炒稻芽 30 g,炒麦芽 30 g,远志 8 g,珍珠母 30 g,7 剂。

[三诊]2023年8月17日。患者无恶心呕吐,体力逐渐恢复,胃纳转佳,夜寐安,改予六君子汤加减健脾益气。目前口服替吉奥维持化疗,同时配合中药辨证施治,未见明显化疗反应,体力状态良好,复查病情稳定。

按语:肿瘤是在脏腑功能虚弱的基础上产生的,尤其以后天之本损伤为多见。化疗药物从中医角度看,属于"大毒"。本案患者胃癌术后行辅助化疗,呕吐的原因表面上看系由化疗药物所致,其实从根本上来讲是由于脏腑功能虚弱,加之化疗及手术攻伐,损伤后天之本所致,脾胃功能受损,则脾失健运,胃失和降,脾虚致运化水湿功能失常,水液不归正化,则形成湿邪,湿邪内阻,则清阳不升,浊阴不降,浊阴不降则胃气上逆,出现恶心呕吐;脾主四肢,脾虚致湿邪困脾,故见身重乏力;脾胃升降失司,受纳腐熟失常,故见食欲不振;后天之本受损,气血生化乏源,故见形体消瘦、体重下降;气血亏虚,心神失养,故见夜寐不宁;舌淡,苔薄白腻,脉细弱均为脾气亏虚之象。治疗当取健脾益气,和胃降逆之法,方拟香砂六君子合旋覆代赭汤加减。方中党参、黄芪、白术、茯苓健脾化湿,陈皮燥湿化痰,湿邪阻滞中焦气机,予以砂仁化湿行气,旋覆花、代赭石两药配伍以降逆下气,重镇止呕,半夏化痰止呕,焦六曲、炒鸡内金消食和胃,甘草益气和中,兼调和诸药。

《医宗必读》云:"一有此身,必资谷气,谷入于胃,洒陈于六腑而气至,和调于五脏而血生,而人资之以为生者也,故曰后天之本在脾。"《诸病源候论》云:"呕吐者,皆由脾胃虚弱。"张小玲认为脾胃亏虚是胃癌发病的重要原因,胃癌患者已然脾胃虚弱,加之化疗药物的损害,脾胃尤弱,胃气上逆或浊邪上犯,更易出现恶心呕吐。针对胃癌化疗相关恶心呕吐,脾胃气虚,升降失常是关键病机,因此健脾益气,补脾胃之元气是治疗用药的原则。

病案3 周某某,男,76岁。

[初诊]2023年7月4日。

主诉:胃癌术后1年余,反复头晕乏力1个月。

2022年7月患者无明显诱因下出现上腹痛,伴腹胀,体重减轻。7月30日查全腹部增强CT示胃窦-幽门部胃壁明显增厚伴强化,肿瘤性病变可能,肝多发囊肿,盆腔少量积液。2022年8月4日行全麻下"胃癌姑息切除术(远端胃大部切除+毕Ⅱ吻合+布朗吻合)+腹膜结节活检+腹腔粘连松解术",手术顺利。病理检查结果示胃窦肿瘤溃疡型,大小5 cm×4 cm×1 cm,腺癌,低分化弥漫型,浸润至浆膜。脉管内癌栓(＋),神经侵犯(＋)。癌结节1颗,最大径0.9 cm。见淋巴结转移(13/21),腹膜转移。免疫组化提示错配修复基因表达正常,Her2阴性。PD-L1检测:CPS＝10。9月3日开始口服卡培他滨4个疗程,2022年10月13日起加用"信迪利单抗200 mg,3周使用1次"免疫治疗至今。患者因反复头晕乏力来我院就诊,要求行中药治疗。

刻下症:头晕日久,活动或劳累后加剧,面色㿠白,神疲乏力,倦怠懒言,唇甲色淡,纳少,夜寐欠佳,二便调,舌淡,苔薄白,脉细弱。

西医诊断:胃恶性肿瘤。

中医诊断:眩晕(气血亏虚,清窍失养证)。

治法:健运脾胃,补益气血。

方药:八珍汤加减。党参20 g,炒白术15 g,茯苓30 g,甘草6 g,川芎15 g,熟地黄20 g,炒白芍15 g,当归12 g,黄芪30 g,丹参12 g,炒麦芽30 g,炒鸡内金15 g,7剂。

[二诊]2023年7月11日。服上药后,患者头晕乏力较前明显缓解,面色转润,但仍不耐劳作,背部皮肤瘙痒伴散在皮疹,胃纳尚可,夜寐一般,二便调,舌淡红,苔薄白,脉细。上方去炒鸡内金、炒麦芽,加生晒参12 g,酸枣仁10 g,鸡血藤15 g,7剂。

[三诊]2023年7月18日。患者无头晕,疲乏感消失,基本生活、劳作后未见上症发作,皮疹散在,但无瘙痒不适,胃纳可,夜寐转安。继续上方14剂。

患者目前卡培他滨联合信迪利单抗维持治疗,并配合中药长期调理,一般情况可,病情控制稳定。

按语:《素问·阴阳应象大论》云:"清阳出上窍,浊阴出下窍;清阳发腠理,浊阴走五脏;清阳实四肢,浊阴归六腑。"可见精微物质之濡养、温煦、充养之功效。本案患者古稀之年,五脏皆衰,加之胃癌刀圭之后,化疗、免疫药物攻伐,损伤脾胃,致使气血亏虚,气血俱虚无以上荣头窍,充养四肢,故见头晕乏力、倦怠懒言、面色㿠白、唇甲色淡;脾胃受纳腐熟功能失调,故见胃纳欠佳;气血亏虚,心神失养,则见夜寐欠安。脾胃为后天之本、气血生化之源,气血久亏不复,治疗当健运脾胃,补益气血,兼以活血,方用八珍汤加减。方中四君子汤健脾益气,四物汤补血养血,盖有形之血不能速生,故加用大剂量的黄芪补无形之气,并可增加四物汤补血之功;加丹参以增活血化瘀之功,暗含瘀血去、新血生之意;麦芽、鸡内金健脾开胃。全方共奏益气养血之功。二诊时患者反馈头晕乏力明显改善,证实用药切合病机,由于患者食欲恢复,故去麦芽、鸡内金;加生晒参增强益气健脾之力,加酸枣仁以宁心安神;患者二诊皮肤瘙痒,属脾虚致使气血不生,血虚生风,故加鸡血藤养血祛风。胃癌是脏腑气血亏虚的前提下,癌毒内生而成,其根本原因是人体正气虚损,而疾病发展及治疗过程中进一步耗伤气血,则易造成以气血亏虚为主要证候的临床表现,当然在疾病发展过程中会出现各种各样的变化,一定要把辨病、辨症、辨证三者有机地结合起来,站在一定高度体现中医整体的辨治思维,充分发挥中医在肿瘤治疗中的优势作用。

病案4 任某某,男,65岁。

[初诊] 2022年5月6日。

主诉:胃癌术后3年余,胃脘痞闷1周。

2019年2月患者无明显诱因出现中上腹胀痛,伴腹泻,当时未予重视。后症状反复发作,4月查胃镜提示胃窦占位,病理示(胃窦)腺癌。遂于2019年4月24日行全麻下"胃癌根治术"。术后病理示(远端胃)溃疡型腺癌,分化Ⅱ级;癌组织浸润至黏膜下层;送检上切缘及下切缘未见癌累及,脉管内未见癌栓;送检"第八组十二指肠"淋巴结3枚,其中1枚见癌转移,检出小弯侧淋巴结13枚均未见癌转移,大弯侧淋巴结12枚,其中5枚见癌转移。术后行8周期化疗,药用奥沙利铂+替吉奥(具体剂量不详),化疗期间患者出现Ⅱ度骨髓抑制,予对症治疗后好转,此后口服替吉奥至2020年4月。近1周来因出现胃脘痞闷、纳差乏力来我院就诊行中医治疗。

刻下症:胃脘痞闷,似有烧灼感,进食后尤甚,时有反酸,嗳气频作,感口苦口干,纳差乏力,面色萎黄,失眠多梦,大便干结,小便尚调,舌红,苔薄黄腻,脉弦。

西医诊断:胃恶性肿瘤。

中医诊断:痞满(肝气犯胃,肝胃不和证)。

治法:疏肝行气,和胃消痞。

方药:柴胡疏肝散合异功散加减。柴胡15g,白芍15g,香附15g,枳壳15g,黄芩12g,佛手10g,党参15g,茯苓20g,白术15g,陈皮10g,厚朴15g,莱菔子20g,焦六曲20g,海螵蛸15g,7剂。

[二诊] 2022年5月13日。胃脘痞闷感减轻,嗳气减少,无明显口干口苦,偶有反酸,纳食仍一般,乏力仍存,夜寐欠安,舌淡红,苔薄腻,脉弦细。前

方去莱菔子、厚朴,加生黄芪20 g,砂仁6 g,酸枣仁12 g,7剂。

[三诊] 2022年5月20日。药后诸症缓解,纳食转香,乏力改善,夜寐可,二便调,舌淡红,苔薄白,脉弦细。前方去海螵蛸、黄芩,加当归10 g,炙甘草6 g,7剂。

此后一直服用中药,胃脘痞闷不适基本消除,坚持中医药调理,至今生活质量良好。

按语:胃癌发生时患者多已有较长的慢性基础病过程,邪盛而正伤,胃癌术后患者多表现为本虚标实的虚实夹杂证。脾胃需肝气的条达才能得以运化腐熟,而肝需脾胃化生精微来供养才得以疏泄。由此可见,肝主疏泄、脾主运化、胃主腐熟的功能需要相互促进才能保持正常运行。胃癌术后患者病位在中焦,其本虚多见以脾胃虚弱为主,而标实多以肝气郁滞为先,故肝郁脾虚,肝胃不和是胃癌术后患者的常见证候。

《黄帝内经》云"土疏泄,苍气达",若肝气郁滞而土气不达,中焦气机紊乱,清气不升而浊气不降,头面失养,则见面色萎黄;肌肉失养,则见体倦乏力;胃气壅塞,则见胃脘痞闷;胃气上逆,则见嗳气反酸;腑气不通,则见排便不畅。本案方剂中柴胡为疏肝理气之要药,具有疏肝解郁,和解退热,升举阳气作用;白芍具有养血敛阴,柔肝止痛,平抑肝阳作用,使肝不横逆,条达疏泄,与柴胡相配一散一收,共同达到调畅气机作用。枳壳能够行气消胀,理气宽中,与柴胡配合应用,一升一降,可以加强调畅气机功效;香附有疏肝理气止痛功效,帮助柴胡疏解肝经之郁滞。黄芩苦寒,清泄少阳半里之热,柴胡之升散,得黄芩之降泄,两者配伍,共奏和解少阳之效。厚朴降逆除湿散满以消胀;佛手、陈皮理气行滞,和胃宽中;党参、白术、茯苓健脾益气,以助运化;莱菔子、焦六曲消食化积;海螵蛸制酸和胃,抑木扶土,肝气得舒,脾胃得补。二诊痞闷感减轻,嗳气减少,故去行气除胀之莱菔子、厚朴;加入黄芪,加强健脾益气之力,砂仁醒脾化湿,调理胃腑。患者病程日久,心血耗伤,故夜寐欠安,加入酸枣仁养心安神。三诊时,患者诸症缓解,故去海螵蛸、黄芩,加当归以养血补血,炙甘草益气补中,调和诸药。

病案5 方某某,男,77岁。

[初诊] 2022年9月16日。

主诉:胃癌术后8年余,腹胀半个月。

2014 年 7 月患者无明显诱因下出现上腹部疼痛,呈阵发性。当地医院查胃镜示胃体肿瘤,病理示(胃体部)胃黏膜慢性萎缩性胃炎,伴中度肠化及小块炎性渗出,肉芽组织中见少数异型腺上皮细胞,(胃窦部)胃黏膜慢性中-重度浅表性炎,幽门螺杆菌阳性,诊断为"胃恶性肿瘤",于 2014 年 7 月 10 日在全麻下行"剖腹胃癌根治术(远端胃大部切除术+淋巴结清扫术 D2)+肠粘连松解术",术后病理示中分化腺癌。术后未行放化疗,平素定期复查,未发现复发及转移。因半个月来上腹部反复胀满不适,伴恶心干呕,来我院就诊治疗。

刻下症:心下痞满,食后加重,伴恶心干呕,口干口苦,喜饮热水,胃纳欠佳,夜寐尚可,大便稀溏次频,一日 3～4 次,小便正常,舌微红,苔薄黄腻,脉细。

西医诊断:胃恶性肿瘤。

中医诊断:痞满(寒热错杂,互结中焦证)。

治法:辛开苦降,平调寒热。

方药:半夏泻心汤加减。半夏 12 g,黄芩 10 g,干姜 9 g,黄连 3 g,党参 15 g,甘草 6 g,大枣 6 枚,炒白术 15 g,枳实 12 g,厚朴 12 g,炒稻芽 30 g,炒麦芽 30 g,7 剂。

[二诊] 2022 年 9 月 23 日。患者诉心下痞满较前减轻,口干口苦减轻,无恶心干呕,纳寐尚可,大便偏稀,日行 1～2 次,小便尚调,舌淡红,苔薄微腻,脉细。效不更方,更进 7 剂。

[三诊] 2022 年 9 月 30 日。患者上述症状基本消失,胃纳转佳,夜寐可,二便尚调,舌淡红,苔薄白,脉细。以健脾养胃为法继续巩固,方予六君子汤加生黄芪 20 g,山药 30 g 健脾益气,白花蛇舌草 30 g,半枝莲 20 g,猫爪草 15 g 解毒散结。

按语:本案患者为胃癌术后,其平素脾胃虚弱,加之手术攻伐,脾胃愈虚,升降失常,导致心下痞闷不适、干呕等症状;气虚及阳,虚寒内生,故喜热饮;胃肠虚寒,寒湿下注肠道,则见大便稀溏;脾胃气虚无以运化水湿,郁而生热,故见口干口苦。患者既有口干口苦、舌苔黄腻的热象,又有大便稀溏、喜热饮的寒象,病情复杂,属寒热错杂,互结中焦。尤在泾在《金匮要略心典》中提到"欲求阴阳之和者,必于中气",张小玲认为脾胃是气机升降枢机,上下不和者,必求于中焦,使中气得运,阴阳协调,寒热错杂之证皆可消除。

现代研究发现,半夏泻心汤具有明确的抗胃癌作用,无论是在防治胃的癌前病变、促进胃癌术后康复、联合化疗时增效减毒,还是在改善中晚期患者生存质量等方面均表现出良好疗效。它是主治寒热错杂痞证之经方,见于《伤寒论》第149条:"但满而不痛者,此为痞,柴胡不中与之,宜半夏泻心汤。"又见于《金匮要略》:"呕而肠鸣,心下痞者,半夏泻心汤主之。"其方证是少阳病误下损伤太阴之阳而致,原系小柴胡汤证当以和解,但医行误下,克伐胃气,胃气受损,少阳邪热乘虚内陷,壅遏中州,出现心下痞闷、呕吐、肠鸣下利等寒热错杂的症状。原方是辛开苦降以豁畅半表半里的经典名方,主虚实并见、寒热错杂之痞证,组方寒热并用以和脾胃之阴阳,辛苦合用以复脾胃之升降,攻补兼施以调脾胃之虚实,故本案选用半夏泻心汤加减治疗,以平调寒热。方中半夏散结除痞,和胃降逆;辛热之干姜温中散寒,与半夏配伍辛开升脾,以苦寒之黄连、黄芩泻热消痞,与半夏配伍苦降和胃,恢复脾胃升降,又能平调寒热;然已病中虚,故以党参、大枣、白术健脾补虚,使脾胃升降有力;甘草调和诸药,又助党参、大枣健脾补虚;枳实、厚朴行气消痞,炒二芽和胃消食。全方以辛温与苦寒为主配伍,一辛一苦,一开一降,一热一寒,相反相成,兼顾虚实。经治疗,患者心下痞闷、恶心干呕、口干口苦等症状好转明显,继以六君子汤加味健脾益气。患者脾胃已和,气血生化有源,可耐受攻伐,故加入白花蛇舌草、半枝莲、猫爪草清热解毒,抗癌散结。

病案6　陈某某,男,74岁。

[初诊] 2023年7月28日。

主诉:胃癌术后半年余,乏力1周。

2023年2月患者无明显诱因下出现上腹部隐痛不适,疼痛可忍,疼痛无规律,与进食无关,每日解黑便1次,量不多,感头晕乏力,2月19日查胃镜示胃窦占位病变,胃潴留。活检病理示腺癌。遂于2023年2月23日全麻下行"胃癌根治术,毕Ⅱ式吻合+Braw吻合,D2+肠粘连松解术",术后病理示胃窦浸润溃疡型,中低分化腺癌,Lauren分型为肠型,浸润至浆膜外;脉管内癌栓(+),神经侵犯(+),切缘阴性,淋巴结转移情况(15/45)。免疫组化提示错配修复基因表达正常,Her2阴性。术后恢复可,腹痛伴头晕好转,予"替吉奥40 mg,每日2次d1~14,3周1次"化疗至2023年7月。其间定期复查肿瘤指标,3月16日查肿瘤标志物示癌胚抗原29.85 ng/mL,后肿瘤标志物进行性升高,2023年6月15日复查肿瘤标志物示癌胚抗原103.95 ng/mL。2023年

7月3日于我院查全腹部 CT 示胃癌术后改变,腹膜后多发肿大淋巴结,考虑转移。7月7日起在我科行"奥沙利铂 180 mg d1＋卡培他滨片 1 500 mg,每日 2 次 d1～14,3 周 1 次"化疗,有恶心呕吐副反应,对症治疗后好转。为行下一疗程化疗及中西医综合治疗再次入住我科。

刻下症:大便稀溏,日行 4～5 次,伴脘腹隐痛不适,得温则缓,乏力明显,胃纳欠佳,夜寐尚可,小便清长,舌淡,苔薄白,脉沉细弱。

西医诊断:胃恶性肿瘤。

中医诊断:泄泻(脾肾阳虚,肠失固摄证)。

治法:健脾补肾,温阳止泻。

方药:参苓白术散加减。党参 12 g,炒白术 12 g,茯苓 30 g,炙甘草 10 g,砂仁 6 g,炒白扁豆 20 g,山药 20 g,石榴皮 15 g,黄芪 40 g,炒芡实 15 g,莲子 15 g,陈皮 6 g,干姜 10 g,炒薏苡仁 20 g,补骨脂 15 g,炒麦芽 20 g,7 剂。

[二诊] 2023 年 8 月 5 日。腹泻较前改善,大便较前转干,每日 2～3 次,脘腹隐痛好转,纳谷转香,夜寐可,小便调,舌淡,苔薄白,仍乏力。上方改干姜 6 g,加生晒参 9 g,续服 7 剂。其间再次行"奥沙利铂 180 mg d1＋卡培他滨片 1 500 mg,每日 2 次 d1～14,3 周 1 次"化疗,过程顺利。

[三诊] 2023 年 8 月 12 日。患者乏力明显好转,大便基本成形,一日 2 次,胃纳如常,夜寐可,小便调,舌淡红,苔薄白。守方续服,以资稳固。

按语:张小玲认为,过食肥甘厚味、嗜烟嗜酒等不良生活习惯,会使得人体脾胃之气大伤,生化之源受损,水谷精微不得运化,营卫气血无根可依,则水湿内生。《脾胃论》曰:"元气之充足,皆由脾胃之气无所伤,而后能滋养元气。若胃气之本弱……而诸病之所由生也。"本案患者年逾古稀,本已脾肾亏虚,阳气虚衰,加之手术、化疗攻伐,脾肾更虚。肾虚无以固摄,脾虚无以运化水湿,故见大便稀溏、小便清长;阳虚无以温煦,故见脘腹隐痛、得温则舒;火不暖土,脾胃失司,故见纳谷不香。本案中党参、白术、陈皮、茯苓、白扁豆、莲子、甘草、山药、薏苡仁、砂仁,取参苓白术散健脾益气,渗湿止泻之效;再加大剂量黄芪健脾益气,升阳止泻;干姜温中散寒;石榴皮、炒芡实、补骨脂益肾固精,补脾止泻;炒麦芽消食和胃。

化疗相关性腹泻是肿瘤患者化疗过程中最为常见的消化系统并发症之一。西医学认为,化疗相关性腹泻不仅会降低患者的体质和生活质量,严重者还可出现血性腹泻,诱发感染,水、电解质失衡,肾功能不全,低血容量性休克等;若控制不佳,会导致化疗被迫中断,延误病情。张小玲认为"泄泻之本,无不由于脾胃"。脾主运化,其性敦厚,不运则壅,水反为湿,谷反为滞,清浊相混,泄泻乃作。运与化,乃脾的主要生理功能,运者运其精微,化者化其水湿。临证时若单纯补益,有犯"实其实"之戒,反致症情加重;过分利湿又恐伤其阴液,气随津脱。应参照"健脾不在补,贵在运"的观点,运其脾气,渗其湿滞,使中焦受纳运化得以恢复,协同发挥升清降浊、吸收转输的功能。张小玲临证时常用砂仁运脾和中化湿。砂仁辛温而轻,辛则行气散其湿滞,温则暖脾和畅通达,芳香醒脾从而中焦气机得复,升降复职,清浊得位则泄泻自止。"治湿不利小便,非其治也",临证常投以味淡渗泄之剂,分阑门,通膀胱,引水旁流,分消肠道水湿。茯苓甘淡,甘能补脾健中,淡可渗利祛湿;薏苡仁味甘气和,取其利水渗湿,和中健脾之效,消中寓补,补不碍滞。湿为阴邪,易伤阳气。脾阳亏虚不能充养肾阳,肾阳不足不能暖脾助运,两者恶性循环反致泄泻更甚。脾土喜温恶寒,喜燥恶湿,温阳之品如同釜底加薪,助中焦腐熟水谷,有利于脾胃升发转输;阳气温煦,亦能燥湿消阴,使水湿流转。"脾属阴土,惟火能生",常用干姜温中散寒祛湿。干姜辛热燥烈,守而不走,为振奋脾阳之要药,《医学启源》谓之能"去脏腑沉寒痼冷,发诸经之寒气"。肾为水火之宅,五脏六腑之阳,非肾阳不能温煦,补骨脂专入脾肾,温暖水土,消化饮食,升达脾胃,收敛滑泄,故本案予补骨脂补命门之火以散寒湿。

第四节 食 管 癌

根据世界卫生组织的数据,2020年全球食管癌新发病例约为57.2万例,死亡病例约为41.6万例。食管癌的发病率和死亡率在不同地区和国家之间存在差异,主要与饮食习惯、环境因素、遗传因素等有关。在中国,食管癌的发病率和死亡率均较高,是全球食管癌的主要高发区之一。西医学认为,食管癌的发病与吸烟、饮酒、亚硝胺、真菌、食管的局部损伤、饮食习惯、遗传等因素有关。

一、病因病机

食管癌在中医学中多属"噎膈""噎塞""关格"等范畴。对于噎膈的成因,古人认为其与正气虚弱密切相关，即所谓"邪之所凑，其气必虚"。《丹溪心法》曰："噎膈、反胃虽各不同，病出一体，多由气血虚弱而成。"《景岳全书·噎膈》指出："少年少见此证，而惟中衰耗伤者多有之。"吴鞠通言："大凡噎症，由于半百之年，阴衰阳结。"以上均指出年高体弱与食管癌的发病关系密切。张小玲临证亦多见气血亏损及年高精枯之人易诱发食管癌。另外先天禀赋不足，食管癌的遗传易感性也要加以考虑。饮食不节也是不容忽视的病因，朱丹溪指出："夫气之为病或饮食不谨，内伤七情或食味过厚，偏助阳气，积成膈热。"张小玲发现很大一部分食管癌患者有喜热饮和嗜烟酒的不良习惯，因此在治疗食管癌时，应该重视饮食习惯的调整，避免过度刺激食管黏膜，以减少食管癌的发生。

二、诊治观点

1. 从肝论治 《黄帝内经》言："肝足厥阴之脉，起于大指丛毛之际，上循足跗上廉……过阴器，抵小腹，挟胃属肝络胆，上贯膈，布胁肋，循喉咙之后，上入颃颡，连目系，上出额，与督脉会于巅。"胁肋、胸部、食管均属肝经络属。肝之所属经络的部位发生病变未有不涉及肝者。张小玲认为肝主疏泄，善于调畅气机，具有条达升发的作用；反之疏泄功能异常或减退，则形成肝气郁结，出现胸肋胀满的病理变化。肝胆互为表里，肝之升发太过则挟胆气上逆导致口苦、咽干、目眩等症。同时疏泄异常也同样会影响脾的升清功能，而出现腹胀、肠鸣、腹泻；影响胃的降浊功能，而出现胃脘作痛、嗳气不舒、恶心呕吐等症。食管乃胃之门户，胃土被克，食管焉有不受克之理？因此，张小玲临证常用《伤寒论》小柴胡汤与旋覆代赭石汤合方以疏肝和胃，降气化痰。

2. 重视益胃生津 张小玲认为食管癌患者放化疗后津液亏损是治疗的难点之一。放化疗在传统医学上可考虑为热毒之邪。放化疗后津亏者常有食道干涩灼热感、口干便干、舌红少苔、脉象细数等表现。这部分患者可以甘凉濡润为大法，以期多存一分阴液，多留一分生机。张小玲常运用麦冬、石斛、沙参、玉竹、百合这类甘润生津之品，凉而不寒，润而不腻，不伤胃气，养阴润燥。张景岳曾言"善补阴者，必于阳中求阴，则阴得阳升而泉源不竭"，张小玲亦认为纯阴无阳不能升发，故滋养阴液时不忘少佐性温之品，如桂枝、肉桂等，取"阳中求阴"之意。

三、验案举隅

病案1　张某,男,51岁。

[初诊]2020年2月17日。

主诉:食管癌放化疗后,口干咽痛4个月余。

2019年2月患者出现进食哽噎感,查胃镜病理示(食管,活检)鳞状上皮重度异型增生、癌变。PET-CT示上段食管癌,颈部右侧Ⅳ及纵隔1R、8U区多发淋巴结转移。行化疗(卡铂550 mg+紫杉醇240 mg+尼妥珠单抗200 mg)6个疗程+放疗1个疗程(具体不详)。2019年10月上述治疗结束后,出现口干、咽痛,食之无味,进行性加重,自服西洋参,未改善。为求中医药治疗来我科门诊。

刻下症:口干,咽痛,饮水不能缓解,食之无味,胃纳差,大便秘结,小便尚调,舌红而干,苔光,脉细数。

西医诊断:食管恶性肿瘤。

中医诊断:食管癌(津亏热结证)。

治法:滋养津液,清热散结。

方药:增液汤加味。麦冬20 g,生地黄30 g,沙参20 g,石斛12 g,玉竹10 g,百合20 g,金荞麦30 g,火麻仁20 g,肉苁蓉15 g,山慈菇15 g,浙贝母15 g,麦芽15 g,14剂。

[二诊]患者便秘好转,咽痛、口干缓解不明显,胃纳较前好转,舌红而干,苔少,脉细数。效不更方,续服14剂。嘱平日可自制"五汁饮"代茶饮。

[三诊]咽痛、口干明显好转,食之有味,可尝出甜咸之味,二便调,舌红,较前转润,苔薄,脉细数。原方去火麻仁,续服28剂。

按语:同步放化疗是治疗食管癌的常用手段,可有效减小肿瘤体积,延长患者生存时间,但食管癌放疗会造成胸部器官放射性损伤,而化疗药物的细胞作用会对机体骨髓功能、消化道功能造成较大伤害,引起免疫功能下降,不利于后续治疗的顺利开展,进而影响患者预后。张小玲认为食管癌患者在放化疗的同时使用中药制剂辅助治疗可发挥中药的调理作用,提高治疗效果,并能在一定程度上减轻放化疗造成的不良反应,提高患者对放化疗的耐受性。

中医认为,饮食不节、七情内伤容易造成阴津枯竭、虚火上逆、气血运行不畅,热邪内结、湿毒瘀滞阻隔于食道、胃脘,引发食管癌。生津润燥,清养肺胃,解毒散结为治疗该病的主要原则。该患者为典型的放化疗后津亏热结之证，表现为便秘、咽痛、口干。予增液汤加甘润生津之石斛、玉竹、百合，并予火麻仁、肉苁蓉通便泄热，麦芽护胃。因患者癌肿尚存，加用山慈菇、浙贝等化痰散结之剂。全方共奏滋养津液，清热散结之效。"五汁饮"为《温病条辨》中名方，由梨汁、荸荠汁、鲜藕汁、鲜麦冬汁、鲜芦根汁混合而成。五药合用，共同发挥清热养阴，生津止渴的作用，可以用于治疗热性疾病后期，热邪尚存而津液损伤所致的身热、烦躁、口渴、咳嗽不止、便秘等症状。"甘寒救液著奇功"，可作为放疗后口干患者的长期食疗，需要注意的是，虽然本方具有养阴润燥作用，常用于热性疾病后期，但对于热性疾病的早期，不伴有明显阴液损伤时，即口渴咽燥不明显时，则不宜使用本方，以免过早补益而影响清热之力，延误疾病治疗。同时，对于脾胃虚弱，容易腹泻的患者，应慎用或加热炖熟后服用，以免引起腹泻不适。

病案 2　俞某，男，75 岁。

[初诊] 2021 年 2 月 24 日。

主诉：食管癌术后 5 年余，纳差 1 周。

2015 年 4 月患者因进食梗阻行食管癌根治术。病理示（食管＋贲门）腺鳞癌，以鳞状细胞为主。浸润全层至浆膜外纤维脂肪组织，未见明确神经脉管侵犯，上、下切缘未见癌累及，大网膜未见癌累及，淋巴结 3 枚均未见癌转移。术后行化疗 4 次（具体方案不详）。1 周前患者无明显诱因下出现纳差，精神软，偶有恶心，伴嗳气，口苦，夜寐欠安，服用"艾司唑仑每次 3 片，每晚 1 次"维持睡眠，小便可，大便偏干，每日一解，偶用开塞露帮助排便，体重无明显增减，舌红，苔白腻，脉弦细。

刻下症：纳差，食之无味，食后腹胀，精神软，偶有恶心，伴嗳气，口苦，夜寐欠安，大便偏干，舌红，苔白腻，脉弦细。

西医诊断：食管恶性肿瘤。

中医诊断：食管癌（肝郁脾虚证）。

治法：疏肝解郁，健脾和胃。

方药：小柴胡汤合旋覆代赭汤加味。柴胡 15 g，黄芩 15 g，人参 15 g，旋覆花 10 g，代赭石 10 g，炙甘草 9 g，制半夏 9 g，炒麦芽 15 g，火麻仁 20 g，陈皮 6 g，生姜 3 片，大枣 10 枚，14 剂。

[二诊]患者仍有嗳气,纳差、恶心、口苦明显好转,睡前不服用安眠药即可入睡,精神好转,大便调,舌淡红,白腻苔减去大半,脉细。减火麻仁10 g,加白英15 g,冬凌草15 g,续服14剂。

[三诊]仍有嗳气,余诸症皆调,舌淡红,苔薄白,脉细。效不更方,28剂。

按语:该患者肝疏泄功能异常,肝气郁结,影响脾胃的升清降浊,肝郁脾虚而出现口苦、咽干、嗳气不舒、恶心等症。方用小柴胡汤合旋覆代赭石汤疏肝和胃,降气消痰,再稍加润肠之火麻仁,不适之症很快消散。

小柴胡汤是张仲景创立的经典名方,由柴胡、黄芩、人参、炙甘草、半夏、生姜、大枣等组成,在《伤寒论》中是治少阳病的主方。历代医家多认为"口苦,咽干,目眩,往来寒热,胸胁苦满,嘿嘿不欲饮食,心烦喜呕"七大症为小柴胡汤的主症。尽管主治症情纷繁,但小柴胡汤终归以和解少阳为主旨,只要证属少阳经脉脏腑功能失调,"便可但见一症,不必悉具"。

旋覆代赭汤出自《伤寒论·辨太阳病脉证并治太阳病变证》篇,由旋覆花、人参、生姜、代赭石、炙甘草、制半夏、大枣组成。该方具有和胃降逆,化痰下气的功能,传统用于痰气痞证,为调和脾胃,扶正祛邪的代表方剂之一。《素问·逆调论》:"阳明者,胃脉也,胃者,六腑之海,其气亦下行,阳明逆不得从其道,故不得卧也。"《素问·逆调论》曰:"胃不和则卧不安。"后世医家对此的理解有两种:一是指患者由于气喘而不得平卧,是一种疾病强迫性体位的表现;二是指由于脾胃不和而出现的失眠不能安卧等病证。张小玲认为,"胃不和则卧不安"是对因于饮食不节,肠胃受损,胃气不和的失眠病理机制做出的高度概括。患者虽有失眠,但张小玲未直接用安神之剂,用旋覆代赭汤以治之,取效显著。

对于纳差、失眠的患者,张小玲亦经常嘱咐患者改变不良生活习惯,晚上适量且尽早进食,清淡饮食,不嗜烟酒,平时可服用山楂片,或泡莱菔子茶,以健脾开胃消食,清热助眠。

病案3　胡某,男,64岁。

[初诊]2021年2月26日。

主诉:食管癌术后9年余,口咽干燥10日。

患者2020年1月出现吞咽哽噎感,3月10日行胃镜检查示胃溃疡,距门齿25～28 cm食管肿块伴狭窄。病理提示(胃角)黏膜慢性炎(活动性),幽门螺杆菌(＋),(食管)鳞状细胞癌。3月12日行胸部增强CT示食管中段管壁增厚,考虑食管癌,纵隔淋巴结肿大。行新辅助化疗,方案为"多西他赛 119 mg d1+顺铂 50 mg d1~3 静滴,3 周 1 次"3 个疗程。5 月 7 日行"胸腹腔镜联合食管癌根治术+胃食管颈部吻合术",术后病理示鳞状细胞癌,组织学分级:中,浸润至食管壁全层,脉管内癌栓(+),神经侵犯(-),切缘(-),淋巴结(2/15)见癌转移。后行化疗 2 次,放疗 1 次。10 日前出现口咽极度干燥,但喜热饮,呃逆,声音略嘶哑,喉中有痰,吞咽不利,大便干燥如羊屎,2~3 日 1 次,为求中医药治疗来我科门诊。

刻下症:咽干,音嘶,喉中有痰,不易咳出,吞咽不利,大便干燥,多梦心悸,舌瘦小,舌质红,苔少,脉细。

西医诊断:食管恶性肿瘤。

中医诊断:食管癌(气阴两虚证)。

治法:和胃降逆,益气养阴。

方药:生脉饮加味。人参 15 g,麦冬 15 g,五味子 6 g,白芍 15 g,苏子 12 g,苏梗 12 g,半夏 12 g,炙甘草 10 g,冬凌草 30 g,石见穿 30 g,干姜 6 g,14 剂。

[二诊]患者诉每日早晨牙龈出血,胃中灼热,便秘好转,一日 1 次,质软,无呃逆,仍有口干咽燥,痰黏难以咳出,舌红,薄黄,脉细。上方去干姜,加生石膏 30 g,黄连 6 g,女贞子 15 g,旱莲草 15 g,续服 14 剂。

[三诊]服上方 10 剂后未见牙龈出血及胃中灼热,大便调,口干咽燥程度较前减轻,痰量减少,难咳出。上方去生石膏、黄连,继服 14 剂。

按语:张小玲认为癌症患者经过手术、放疗、化疗等治疗后,病机往往错综复杂。寒热交杂很是常见,临证总要以望、闻、问、切所得为依据。食管癌的病因主要包括脾胃气虚、情志不遂、饮食劳伤等,但从大量的临床报道和实验研究来看,其基础起于"内寒"。《灵枢·百病始生》指出:"积之始生,得寒乃生,厥乃成积矣。"脾阳不振、寒邪凝滞是食管癌形成尤其是在晚期的基本动因。"阴寒"生于内,寒多则气滞。"癌毒"积热于外,正气亏损无力抗邪,邪积毒蕴则耗气伤阴,里寒外热、虚实夹杂,如此反复而成寒热错杂之证。尤其是在食管癌晚期,这种恶性循环会更加明显。此外,放化疗是除手术外食管癌的主要治疗手段。放疗虽然目的在于治疗疾病,但其作用于人体时也变为"火热邪毒",刺激机体发生热毒内盛,伤阴耗血,气血亏虚。放化疗后的食管癌患者易出现骨髓抑制和消化道不良反应,胃气虚弱,土虚木乘,肝气横逆犯胃而出现恶心呕吐、呃逆反酸、口干口苦、乏力等寒热错杂之证。

生脉饮具有益气复脉，养阴生津之功效，其中人参补肺气，益气生津，为君药；麦冬养阴清肺而生津，为臣药；五味子敛肺止咳止汗，为佐药。药虽精，但三味药合用，可共成补肺益气，养阴生津之功。用药之后还能改善久病所致身体羸弱、血气运行不畅等情况，促使脉象、气血恢复。该患者口咽干燥，却喜温热饮食，可见存在寒热交杂，但热多寒少，以冬凌草、石见穿与干姜为伍。《黄帝内经》谓"三阳结谓之隔"，强调阳热结聚则影响气机升降，津液输布而成吞咽困难。二诊，口干口渴，齿龈出血，胃中灼热，寒象不显则去干姜，加用清胃火的生石膏、黄连；胃火耗伤阴液，故予女贞子、旱莲草以滋阴液。三诊时患者诸症渐消，胃火已清，故去生石膏、黄连，继服14剂以巩固疗效。

病案 4　张某，男，87 岁。

[初诊] 2020 年 5 月 12 日。

主诉：进食梗阻 1 周。

2020 年 5 月 5 日患者家庭聚餐后出现进食后梗阻不畅，以固体食物为甚，流质可正常饮用，胸膈痞闷，常伴嗳气和隐痛。行胃镜示食管中段增殖性病变。活检病理示鳞状上皮重度异型增生，癌变。因患者年事已高，拒行手术及放化疗，而求中医治疗。

刻下症：进食后梗阻感，吞咽困难，胸膈痞闷，常伴嗳气和胸骨后隐痛，舌淡，苔白腻，脉弦滑。

西医诊断：食管恶性肿瘤。

中医诊断：食管癌（痰气交阻证）。

治法：开郁降气，化痰散结。

方药：启膈散加减。北沙参 15 g，丹参 12 g，茯苓 20 g，郁金 12 g，川贝母 6 g，砂仁 3 g，荷叶 6 g，柴胡 15 g，白芍 20 g，制半夏 12 g，陈皮 12 g，全瓜蒌 15 g，制南星 6 g，半枝莲 15 g，生姜 3 片，白花蛇舌草 30 g，14 剂。

[二诊] 患者进食梗阻感较前缓解，但胃纳欠佳，胸骨后隐痛仍存。上方加炒麦芽 15 g，鸡内金 15 g，炒白芍 15 g，14 剂。

[三诊] 患者无明显进食梗阻感，胸骨后隐痛缓解，胃纳可，二便调，未诉其他不适，舌淡红，苔薄白，脉弦。效不更方，再进 28 剂。

按语：中医认为情志与肿瘤密切相关。中医将情志归纳为七情，即喜、怒、忧、思、悲、恐、惊。七情太过或不及，能引起体内气血运行失常及脏腑功能失调，亦可导致肿瘤的发生与发展。早在《素问·上古天真大论》有记载"虚邪贼风，避之有时，恬淡虚无，真气从之，病安从来"。情志不遂，气机郁结，久则导致气滞血瘀；而或气不布津，久则津凝为痰，痰浊成结，渐而成块。张小玲在门诊经常告知患者需调摄精神、避免情志过激和精气妄耗。

　　该患者近年来因家庭问题而情志抑郁，长期忧思恼怒，情志失调，肝失疏泄，肝气郁结，气滞血瘀，阻于谷道而成噎膈。舌淡、苔白腻、脉弦滑属痰气交阻之象。启膈散出自清代医家程国彭《医学心悟》，其中论述噎膈说："凡噎膈，不出胃脘干槁四字。""噎膈，燥证也，宜润。"方中用沙参滋阴润燥而清肺胃，可以改善食管癌晚期患者的噎膈症状；川贝母甘苦微寒，润肺化痰，泄热散结，两者合为君药。茯苓甘淡，甘能补脾和中，淡能渗湿化痰；砂仁气味清淡，行气开胃，醒脾消食；郁金辛苦性寒，芳香宣达，为血中之气药，故能行气解郁，破瘀凉血，且能清心解郁；丹参味苦微寒，入心、肝二经，有活血祛瘀，清心除烦之效；以上诸药共奏理气开郁，活血化痰之功，合为臣药。荷叶苦平，用以醒脾和胃，宣发脾胃之气；加全瓜蒌、制半夏、天南星以助化痰之力。启膈散为张小玲治疗食管癌带瘤生存患者的常用方，每每获益良多。二诊患者进食梗阻即明显好转，虽胃纳不佳，但已无大碍，加鸡内金、麦芽健脾消食，顾护胃气。三诊来时，诸症已消，虽身体仍有肿块，但生活与常人无异，患者心情亦随之舒畅。

第五节　结 直 肠 癌

　　大肠癌包括结肠与直肠癌，其中直肠癌占 60%～75%。近年来，我国结直肠癌的发病率和死亡率均保持上升趋势，其发病率自 40 岁开始上升，并在 50 岁起呈现显著上升趋势。2022 年中国癌症统计报告显示，我国结直肠癌发病率、死亡率在全部恶性肿瘤中分别位居第 2 和第 4 位，其中 2022 年新发病例 51.71 万，死亡病例 24.00 万。

　　大肠癌的具体病因尚未明确，目前普遍认为是环境、饮食习惯、遗传等多种因素协同作用的结果。早期大肠癌可无明显症状，随着疾病的进展，不同部位的大肠癌会出现不同的临床表现：直肠癌会出现便血、排便习惯改变以及大便性状的改变；左半结肠癌会出现完全或部分肠梗阻的表现；右半结肠癌以腹部包块、贫血、消瘦以及腹痛为主要临床表现。

中医无大肠癌病名,根据其临床表现可归属"肠覃""脏毒""肠澼""锁肛痔"等范畴。中医文献中也早有相关记载,如隋代巢元方《诸病源候论》中记有:"诊得脾积,脉浮大而长……累累如桃李……腹满呕泄,肠鸣,四肢重,足胫肿厥,不能卧。"清代祁坤《外科大成·论痔论》中记载:"锁肛痔,肛门内外如竹节锁紧,形如海蜇,里急后重,便粪细而带扁,时流臭水,此无治法。"清代唐容川《血证论》有:"脏毒者,肛门肿硬,疼痛流水。"

一、病因病机

《疮疡经验全书》中指出本病:"多由饮食不节,醉饱无时,恣食肥腻……任情醉饱耽色,不避严寒酷暑,或久坐湿地,恣意耽看,久忍大便,遂致阴阳不和,关格壅塞,风热下冲,乃生五痔。"清代李用粹《证治汇补》言:"积之始生,因起居不时,忧患过度,饮食失节,脾胃亏损,邪正相搏,结于腹中,或因内伤外感气郁误补而致。"张小玲认为本病乃内、外因相互作用的结果,病因病机主要为以下几点。

饮食不节,恣食肥甘厚味,或醉饮无时,或误食不洁、霉变食物,损伤脾胃,脾胃运化失司,代谢失常,气滞津停,酿湿生痰。内伤七情,忧愁思虑,肝气郁结,乘脾犯胃,致气机逆乱,运化失司,代谢失常,气血失和,癌肿内生。正气亏虚,禀赋不足,先天本虚,或久泻久痢,损伤正气,脾胃运化失司,肾亏正虚,使痰毒、湿邪、瘀血、气滞胶结不化,正虚又难以祛邪,久而久之,胶结成癌。《灵枢·五变》云:"人之善病肠中积聚者,皮肤薄而不泽,肉不坚而淖泽。如此则肠胃恶,恶则邪气留止,积聚乃伤。"外邪侵淫,《灵枢·水胀》有言:"肠覃何如?岐伯曰:寒气客于肠外,与卫气相搏,气不得荣,因有所系癖而内著,恶气乃起,息肉乃生。"六淫毒邪外侵,留滞于肠腑,肠中糟粕失于传导,毒邪在肠道内蓄积,脏腑失和,升降失司,气机失调,生化失常,癌毒内生,恰逢正气内虚,无力抗邪,则癌毒蕴结于大肠,凝聚成积。

张小玲指出,结直肠癌的主要病机是湿热、痰毒、瘀血为标,正气不足为本,尤其是脾虚、肾亏,但在临床上常常是几种因素相互交叉出现,互相联系,互相影响,虚实夹杂。

二、诊治观点

1. 培补中焦,健脾养胃　张小玲认为脾胃虚弱贯穿大肠癌的发生、发展过程,一则脾胃受损,人体生化无源,正气亏耗,无法抵御肿瘤的发生;二则脾升胃降失司,降浊能力降低,化生癌浊,或联合毒、瘀互结于肠络,最终发生大肠癌。大肠癌患者饮食习惯差,较易伤及脾胃,且大肠癌经放化疗等西医"攻伐"治疗之后,人体的内环境被破坏,导致气机失衡,脾虚失运,脾胃升降失常,气失调达,乃生瘀血,气滞、痰毒、瘀血、湿邪互结于肠道,造成肠腑不通,久而成积。故治疗时应以健脾养胃贯穿始终。

2. 温肾补虚,固本培元　肾精化生肾气,气分阴阳。张小玲指出大肠癌以肾阳不足为主。肾阳为人体阳气之根本,具有推动、温煦机体之气和蒸腾气化水液的作用,若肾阳不足,则易致气机不畅、水湿浊毒停聚,正虚邪结日久,发为肿块。《景岳全书》谓:"五脏之伤,穷必及肾。"大肠癌患者或因久病伤及肾阳,或因手术、抗肿瘤治疗损耗精血,久而出现肾虚证。临床常见疲倦乏力,腰膝酸软,或畏寒,或小便清长等肾阳虚之候,张小玲常用菟丝子、补骨脂、淫羊藿、仙茅、桂枝等药物温补肾阳。

3. 以通为用,以降为顺　大肠为六腑之一,主传化精微物质,排泄糟粕。大肠癌生于肠道,阻滞气血运行,糟粕无以排出,临床常可见腹痛腹胀、饮食不下、大便秘结等腑气不通之症。根据"六腑以通为用,以降为顺""泻而不藏"的生理特点,六腑须保持畅通,才有利于饮食的及时下传、糟粕的按时排泄及水液的正常运行。肠积之病,下焦为患,而"下焦如渎",宜因势利导,"其下者引而竭之"。张小玲指出,肿瘤患者体质虚弱,又经过手术放化疗等攻伐,多有正气亏损的表现,不可使用大黄等苦寒败胃的泻下药,徒伤正气。治疗上应在固护正气的基础上,使用温下或润下等药物,如瓜蒌仁、枳实、肉苁蓉等。大肠与肺关系密切,张小玲也常用党参、黄芪、麦冬、黄精等归肺经的中药,意在通过补肺来助大肠肃降;运用苦杏仁、桔梗等宣通肺气之品,使气降于下以通腑驱邪。

三、验案举隅

病案 1　楼某某,男,70 岁。

[初诊] 2023 年 10 月 6 日。

主诉:直肠癌术后,腹泻 2 个月余。

2023 年 7 月患者无明显诱因下出现左下腹隐痛伴排便次数增多,7 月 3 日查肿瘤标志物示癌胚抗原 22.5 ng/mL。7 月 17 日查上腹部盆腔 CT＋平扫示直肠上段-乙状结肠交界处肠壁增厚伴强化,上方淋巴结肿大,考虑肿瘤。肠镜示直肠距肛门 10 cm 可见巨大隆起肿块约占肠腔 1/2 圈,质脆易出血,边界不清,表面充血糜烂,活动度小。排除手术禁忌后,7 月 19 日在该院全麻下行"腹腔镜下直肠根治术＋腹腔镜下肠粘连松解术",术后病理(直肠癌根治标本)示中-低分化腺癌,大小 3 cm×2.5 cm,隆起型巨大肿瘤,未发现穿孔,系膜完整,管状腺癌,组织学分级 G2 - 3,中-低分化,浸润浆膜下层,区域淋巴结转移情况(2/6),两端切缘及环周切缘均阴性;未见神经、血管侵犯,pTMN(AJCC 第 8 版):pT3N1bMx;免疫组化示错配修复基因表达正常。术后未行化疗。患者术后大便次数明显增多,日行 10～20 次不等,便质稀溏,伴里急后重感,遂来我科门诊求诊。

刻下症:大便次数每日 10～20 次不等,大便呈稀水样,有时无法控制,矢气时常伴有稀溏便,平素常有里急后重感,时时有便意,但行大便时量不多,偶有肛门下坠感,无便血,乏力明显,少气懒言,纳食不佳,食后腹胀不适,舌淡,苔薄腻,脉细弱。

西医诊断:直肠恶性肿瘤。

中医诊断:泄泻(脾虚湿盛证)。

治法:健脾祛湿,涩肠止泻。

方药:参苓白术散合赤石脂禹余粮汤加减。炒党参 15 g,炒扁豆 20 g,赤石脂 20 g,禹余粮 20 g,茯苓 40 g,葛根 40 g,炒白术 15 g,生甘草 6 g,陈皮 9 g,苍术 12 g,木香 12 g,山药 30 g,薏苡仁 30 g,石榴皮 15 g,7 剂。

[二诊] 2023 年 10 月 13 日。患者大便次数较前减少,每日 6～8 次,粪质仍稀,肛门坠胀感减轻,无明显里急后重感,纳食仍欠佳,自诉时感腹胀不适,腹中噜噜作响,舌淡,苔白,脉细弱。上方去赤石脂、禹余粮,加干姜 15 g,炒稻芽、炒麦芽各 30 g,7 剂。

[三诊] 2023 年 10 月 20 日。患者大便次数明显减少,日行 2～3 次,粪质软,无肛门坠胀感和里急后重感,腹中肠鸣音好转,纳食较前略增加,但仍感乏力,活动后明显,舌淡,苔白,脉细。上方去葛根、干姜、石榴皮,加芡实 20 g,黄芪 30 g,7 剂。

按语:腹泻是肠癌术后常见并发症,腹泻不仅可导致水电解质紊乱、一般状况变差等,严重影响患者的生活质量和精神状态,还会使患者对后续治疗产生畏惧甚至拒绝,而被迫中断治疗,导致治疗的失败。腹泻在中医可归为"泄泻"范畴,《素问·阴阳应象大论》中提出湿邪是导致泄泻的首要病因,并论述泄泻的形成机制,与伏邪为病、脾胃升降功能失调相关。张景岳提出本病责于脾胃,认为"利水为上策"。

张小玲认为泄泻之本由于脾胃,关乎大小肠,无湿不成泄。本案患者为直肠癌术后,癌肿虽已切除,但手术必耗伤元气,患者年老体弱,又受刀圭损伤,使脾胃虚损,引起脾之健运失司,胃之和降失常,则水谷无力运化,而湿浊内生,脾虚湿盛,小肠清浊不分,大肠传导不利,泄泻乃生。在治疗上张小玲采取健益脾气与渗利湿浊同用,既无纯以补益而有"实其实"之弊,又可避重以利湿而无耗伤阴液之虞。本案患者泄泻日久,大便呈稀水样不能控制,矢气时伴肛门稀溏便,加之肛门有下坠感,均提示有气虚滑脱之象,因此张小玲在使用参苓白术散健脾渗湿的基础上,予以赤石脂、禹余粮涩肠止泻,且重用葛根以升发脾胃清阳之气而止泻。二诊时患者便次、便质较前均有好转,但见腹中水样声,提示脾阳亏虚不能温阳化水,痰饮停留于中焦,故去赤石脂、禹余粮,加用干姜,其与党参、白术、甘草共组理中汤,补脾阳而温化寒湿。至三诊时患者腹泻明显好转,腹中肠鸣音消失,诸症基本痊愈。

张小玲指出泄泻核心病理因素为湿,治疗应立足健脾运湿之法,脾旺则胜湿,强调脾胃同居中焦,生理、病理均相互影响,治疗时不能唯药是治,还需重视饮食调理以祛湿,并要因人、因时制宜。

病案2 胡某某,女,71岁。

[初诊] 2022年3月25日。

主诉:结肠癌术后2年余,腹胀腹泻1个月。

2019年10月患者体检肠镜示升结肠占位,结肠息肉。查腹部肠系膜动脉CTA示肝右叶及左肾囊肿,升结肠占位,恶性可能性大,腹主动脉粥样硬化。排除相关禁忌后,于2019年11月11日在全麻下行"腹腔镜下右半结肠切除术+肠粘连松解术+腹腔化疗",术后病理示右半结肠隆起型肿瘤,大小5.0 cm×3.8 cm×1.5 cm,腺癌,中分化,浸润至浆膜;脉管内癌栓(—),神经侵犯(—),肠周淋巴结17枚呈反应性增生,阑尾(—)。免疫组化提示错配修复基因表达正常。基因检测KRAS(+),PIK3CA(+),APC(+),TP53(+),术后予卡培他滨1 500 mg,每日2次 d1~14 口服化疗。2022年2月起癌胚抗原、CA199持续升高,近1月来大便每日4~5次,便质溏结不调,时有排便不畅,伴腹胀腹痛,神疲乏力,遂来我科门诊求诊。

刻下症:大便每日 4～5 次,便质溏结不调,时有排便不畅,伴腹胀腹痛,神疲乏力,面色萎黄,口干口苦,食欲差,心烦失眠,情绪焦虑,小便调,舌淡红,边有齿痕,苔薄白,脉弦细。

西医诊断:结肠恶性肿瘤。

中医诊断:泄泻(肝郁脾虚证)。

治法:疏肝理气,健脾止泻。

方药:柴芍六君子汤加减。柴胡 10 g,炒白芍 15 g,木香 10 g,炒枳壳 10 g,党参 15 g,茯苓 20 g,炒白术 15 g,生甘草 6 g,半夏 10 g,陈皮 10 g,黄芩 10 g,厚朴 12 g,炒麦芽 30 g,炒稻芽 30 g,升麻 15 g,7 剂。

[二诊]2022 年 4 月 1 日。乏力较前改善,无口干口苦,腹痛腹胀减轻,大便每日 2～3 次,偶有排便不畅感,食欲较前增加,心烦失眠,多梦易醒,小便正常,舌淡红,苔薄白,脉弦细。上方去黄芩,加知母、灵芝各 10 g 清心除烦、养心安神,7 剂。

[三诊]2022 年 4 月 8 日。诸症皆明显好转,大便每日 1～2 次,基本成形,无排便不畅感,胃纳佳,夜寐较前改善,但仍易惊醒,小便调,舌淡红,苔薄白,脉弦细。上方去炒二芽、升麻,加珍珠母 30 g 镇惊安神,7 剂。

按语:长期情志失调易致气机升降失常,气机不畅则人体内部机制失调,精血津液运行输布失常可见水湿、痰浊、瘀血等病理产物生成,会导致气机进一步失调。肠癌患者多伴随恐惧、紧张情绪,久则影响气机运行。《黄帝内经》云:"正气存内,邪不可干。"气机失常会导致体内原本正气转化为内生邪气而致疾病发生或进展,气机畅达为人体内环境稳定的基础条件。《格致余论》提出:"司疏泄者,肝也。"肝主疏泄,疏通畅达全身气机,能调节脾胃气机升降。肝于五行之中属木,脾属土,若木乘土,则致脾失健运,水谷精微消化、吸收、输布失常而致泄泻。肝气不畅影响津液输布,津液聚集于肠腑则致大便稀溏。

肠癌为消耗性疾病,加之手术、放化疗等治疗损耗正气,脾为后天之本,肠癌患者多脾胃虚弱,肠癌术后饮食失常,水谷精微来源不足,且忧思伤脾,脾胃更为虚弱。脾为仓廪之本,气血生化之源,全身脏腑组织皆有赖于气血津液充养,脾虚失于健运,水谷不化,气血不足,可见腹胀、便溏。《临证指南医案》提到"脾宜升则健,胃宜降则和"。脾胃共司水谷精微及水湿受纳运化,脾为阴土主升清,胃为阳土主降浊,同居中焦之脾胃为气机升降的枢纽,同时肝之疏泄正常,则饮食物消化吸收及排泄正常。若脾胃升降失常,脾气不升滞于中,或反下降,则会出现便溏腹泻、脘腹胀满等症,正如《素问·阴阳应象大论》所道:"清气在下,则生飧泄。"脾居中央为水液升降输布枢纽,脾虚枢转水液之功效减弱而致水液停滞于肠腑,则见腹泻便溏。

本案患者首诊以腹痛腹泻为主症,辨证为肝郁脾虚。张小玲认为其治疗一要调整气机升降,二要疏理肝脾。柴芍六君子汤,出自清代吴谦《医宗金鉴》,其由《伤寒论》之四逆散和《世医得效方》之六君子汤加减而来,既可疏肝,又可健脾,木达则舒,脾旺则健,调节脾胃运化,调畅肝木气机,使肠道通降和顺,恢复正常的传导作用。张小玲还强调要重视患者精神状况,临证主张身心同调,中药配合情志疏导,消除不良情绪。

病案3 赵某某,男,64岁。

[初诊] 2018年9月11日。

主诉:结肠癌术后半年余,腹泻1个月。

2018年2月患者无明显诱因出现大便带血,色鲜红,量少,2月21日行上下腹部增强CT示结肠肝曲肠壁增厚伴狭窄,考虑肿瘤。癌胚抗原62.3μg/L,CA199 133.8 IU/mL。升结肠活检示黏膜慢性炎伴腺上皮高级别上皮内瘤变,癌变。2月28日全麻下行"肠粘连松解术+腹腔镜右半结肠切除术+肝脏部分切除术",术后病理示(右半结肠)溃疡型中分化腺癌,肿块大小约4.0 cm×4.0 cm×1.3 cm,浸润肠壁全层至浆膜外纤维脂肪组织,并侵犯肝脏实质,可见脉管及神经累犯。阑尾组织符合慢性阑尾炎,未见癌累及。回肠切缘、结肠切缘及肝切缘均阴性。肠周淋巴结(1/33)见癌转移。术后于3月29日起行"XELOX方案"化疗8疗程(具体剂量不详)。近1个月来出现便意频繁,有排便不尽感,每日5~6次不等,为求中医治疗来我科门诊就诊。

刻下症:大便每日5~6次,便质稀而黏,偶有腹痛,便意频繁,里急后重,口干口苦,口臭,神疲乏力,少气懒言,纳少,寐差,舌暗红,苔黄腻,脉细数。

西医诊断:结肠恶性肿瘤。

中医诊断:泄泻(脾胃虚弱,湿热内蕴证)。

治法:健脾和胃,清热利湿。

方药:葛根芩连汤加减。葛根30 g,黄芩15 g,黄连10 g,厚朴12 g,枳实12 g,香附15 g,炒白芍15 g,败酱草15 g,半枝莲15 g,大血藤15 g,鸡内金

15 g,木香 10 g,薏苡仁 30 g,生甘草 6 g,7 剂。

[二诊] 2018 年 9 月 18 日。口干口苦减轻,大便每日 3～4 次,便质稀软,偶有腹痛,仍有里急后重感,口臭,少气懒言,纳少,眠差,舌暗红,苔黄腻,脉细数。上方加芡实 20 g 健脾止泻,7 剂。

[三诊] 2018 年 9 月 25 日。大便次数明显减少,每日 2 次左右,便质软,腹痛缓解,里急后重、口干口苦减轻,口臭消失,稍感乏力,纳食增加,睡眠改善,舌暗红,苔薄黄,脉细数。上方改黄连 6 g,加党参 15 g 益气健脾,7 剂。

按语:葛根芩连汤出自张仲景《伤寒论》:"太阳病,桂枝证,医反下之,利遂不止,脉促者,表未解也,喘而汗出,葛根黄芩黄连汤主之。"此方用以治疗里热下迫,利遂不止又兼有表邪未尽之证。大肠癌术后和(或)化放疗后患者,正气已伤,易外感内伤,再者饮食不堪节制口腹之欲,极易感获湿热之邪,出现下利难止、便稀或黏、魄门灼热等症,与葛根芩连汤主治利遂不止,里急后重之症相合。本案患者临床表现以腹泻、里急后重、口干、苔黄、脉数等为特点,以脾胃亏虚为本,湿热内蕴为标,符合葛根芩连汤证。故治疗的关键是要清除肠内湿热,恢复大肠的正常传导功能。葛根升发脾胃清阳之气而止泻,黄芩、黄连清热燥湿,厚肠止泻,生甘草甘缓和中,缓阳明之气,使之鼓舞胃气,而为承宣苦寒之使,以调和诸药。四药合用,使湿热内除,气机调畅,清浊归于本位。再加薏苡仁健脾化湿,枳实、厚朴行气消痞,香附、木香、炒白芍调和气血,败酱草、半枝莲、大血藤清热解毒,活血祛瘀,鸡内金健脾消食。全方共奏清热燥湿,健脾止泻之效。

张小玲指出,临床上常可见正虚、湿热、痰毒、瘀血等因素相互交叉出现,疾病的本质和属性往往通过"证"表现于临床,所以要重视辨证,注重抓病因病机,"观其脉证,知犯何逆,随证治之",法因证立,方随法出。

病案 4　倪某某,男,78 岁。

[初诊] 2018 年 7 月 20 日。

主诉:结肠癌术后 2 个月余,便秘 1 个月。

2018 年 4 月 28 日患者因"排便习惯改变 1 个月"就诊,查肠镜示距肛 20 cm 见巨大溃疡增殖性病变,环周生长。病理示(乙状结肠)腺癌。腹部 CT 平扫+增强示乙状结肠恶性肿瘤侵犯浆膜层,伴周围及腹膜后淋巴结。排除相关禁忌,于 5 月 21 日全麻下行"腹腔镜乙状结肠癌根治术+肠粘连松解术"，术后病理示乙状结肠隆起型中分化腺癌，大小 5.5 cm×4 cm×1 cm，浸润至浆膜下，可见神经及脉管侵犯。上、下切缘及环切缘均阴性。(肠周)淋巴结(2/12)见癌转移；术后已行"XELOX"方案化疗 3 次。近 1 个月来患者大便秘结，为求中药治疗遂至我科门诊就诊。

刻下症：神疲乏力，面色少华，自觉腹部及腰部怕冷不温，热敷则舒，四肢不温，大便干结，3～5 日一行，胃纳不佳，夜寐欠安，夜尿频数，舌淡，苔白，脉沉细。

西医诊断：结肠恶性肿瘤。

中医诊断：便秘(脾肾阳虚证)。

治法：温补脾肾，润肠通便。

方药：济川煎加减。肉苁蓉 30 g，牛膝 20 g，当归 15 g，炙黄芪 15 g，白术 20 g，党参 20 g，升麻 6 g，火麻仁 20 g，炒枳壳 12 g，木香 10 g，柏子仁 15 g，泽泻 10 g，7 剂。

[二诊] 2018 年 7 月 27 日。患者便秘症状减轻，大便 2～3 日一行，四肢不温较前好转，胃纳转佳，乏力改善，诉仍夜寐欠安，夜尿频多，舌淡，苔白，脉沉细。上方加酸枣仁 10 g，合欢花 12 g 宁心安神，益智仁 15 g 温肾固精缩尿，7 剂。

[三诊] 2018 年 8 月 3 日。患者大便 1～2 日一行，排便过程通畅，怕冷症状明显好转，胃纳可，夜寐安，夜尿 1～2 次。效不更方，原方 14 剂。

按语：脾肾虚衰是老年人便秘的根本原因。肾为先天之本，脾为后天之本，先天生后天，后天养先天。故脾、肾的功能正常与否，与人体正常的运行息息相关。人到老年，脾肾两虚，脏腑功能也逐渐衰退，容易并发多种疾病，而且肠胃的运化功能也渐衰退，经常发生壅滞现象，且老年人多阳气衰少，温煦功能失常，寒自内生，或阴津亏虚，大肠失去津液濡养，也加剧了便秘的发生。李东垣在《东垣十书》中指出，便秘当责脾、肾，认为发病关键为津液亏损，大便内结化燥，治法当以润散为主。

本案患者年过古稀，脾肾渐衰，加之手术、化疗攻伐，脾阳虚弱，肾阳不温，不能温煦全身，故见腹部、腰部以及四肢不温；阴寒内盛，大肠传导功能受阻，故而便秘；脾胃虚寒，脾不升清，胃不降浊，而致饮食不佳。方中肉苁蓉、生白术共奏补益脾肾，温阳益气，润肠通便之功；炙黄芪、党参健脾益气培中；牛膝补益肝肾；当归补血润燥，润肠通便；火麻仁、柏子仁润肠通便；炒枳壳、木香行气理滞宽中,以助大肠传导之功;泽泻清泄肾浊,兼防补益药滋腻;少量升麻以求清阳升则浊阴降。纵观全方,补中有泻,降中有升,共奏温补脾肾,润肠通便之功。本案患者便秘因脾肾阳虚,无以温煦肠道所致,因此张小玲取"塞因塞用"之意,采用温阳通便之法,调动其中焦,温补其下焦,恢复脾胃升清降浊的功能,脾肾互资互助,肾阳得以温煦全身,脾气运化推动肠道运行,便秘之症得解。

病案5 杨某,女,56岁。

[初诊] 2021年7月6日。

主诉:乙状结肠癌术后1年余,乏力3个月。

2020年4月患者无明显诱因下出现腹部隐痛,排便后可缓解,未予重视,后腹痛进行性加重,6月出现大便不通,遂就诊行全腹部CT示降结肠及乙状结肠肠壁似增厚,周围渗出影,盆腔少量积液;升降结肠及横结肠明显扩张,考虑结肠癌可能,遂于2020年6月13日全麻下行"腹腔镜探查+乙状结肠癌根治性切除+降结肠造瘘术+肠粘连松解术+腹腔引流术",术后病理示一端切缘6.5 cm,距另一端切缘4 cm溃疡型肿瘤,大小4.0 cm×3.0 cm×0.5 cm,腺癌,中-低分化,浸润至浆膜下层,见脉管神经侵犯,肠周淋巴结(1/12)见转移,上、下、环周切缘均阴性。免疫组化示错配修复基因表达正常。术后行"奥沙利铂+卡培他滨"规范化疗6次。近3个月来感周身乏力,畏寒肢冷,为求中医治疗遂来我科门诊就诊。

刻下症:周身乏力明显,下腹隐痛,喜温喜按,畏寒肢冷,食欲减退,夜寐一般,大便溏薄,不成形,每日2~3次,夜尿频数,舌淡胖,苔白腻,脉沉细。

西医诊断:乙状结肠恶性肿瘤。

中医诊断:虚劳(脾肾阳虚证)。

治法:温补脾肾。

方药:黄芪建中汤加减。炙黄芪20 g,桂枝10 g,炒白芍15 g,生甘草6 g,干姜10 g,仙鹤草20 g,薏苡仁20 g,大枣8枚,陈皮9 g,党参12 g,炒白术15 g,茯苓15 g,半枝莲15 g,半夏10 g,白花蛇舌草15 g,7剂。

[二诊] 2021年7月13日。乏力症状较前有所改善,纳食可,面色少华,腰膝、下腹冷痛时作,大便稀溏,夜尿频多,舌淡胖,苔白,脉沉细。上方加山药30 g,山茱萸10 g,益智仁10 g补肾健脾,7剂。

[三诊] 2021年7月20日。诸症皆减,纳寐可,大便成形质软,每日1~2次,小便调,舌淡胖,苔白,脉沉细。效不更方,继服14剂。

按语:癌因性乏力是结直肠癌患者最常见、最痛苦的临床表现之一,相比于一般的乏力,癌因性乏力具有程度更加严重、持续时间长、不易缓解、更令人情绪低落等特点。张小玲认为结直肠癌患者的乏力主要由肿瘤本身及抗肿瘤治疗后引起人体五脏阴阳气血的损伤所致,虽然以乏力主证,但并非单纯虚证。此因肿瘤居于机体,癌毒内蕴日久,邪之深陷,损伤正气,攻伐元阳,脾肾双亏,因实致虚,因病成损;因脾为后天之本,主生化气血,肾为先天之本,主贮藏精气,肠癌患者经历手术、化疗等杀伤性治疗后,往往导致脾胃受伐,健运失司,气血耗伤,生化乏源,五脏虚损,"五脏之伤,穷必及肾",病之渐久,则致脾肾两虚;又因脾主运化水湿,肾主命门之火,能温煦脾阳,脾肾既虚,则阳气不足,温煦失职,水湿不化,且肠癌病理因素以湿邪为重,湿为阴邪,耗伤阳气,如此反复,则致脾肾阳虚,五脏六腑、四肢百骸失去温养,出现疲劳乏力、畏寒肢冷、腹痛绵绵、大便稀溏等阳虚症状。

癌因性乏力可归属于中医"虚劳"范畴,以正虚为本,《黄帝内经》有言"虚则补之""劳者温之""损者益之",诸虚劳损之病当以温补为首。通过温补脾肾,使先后天之本不败,则能促进各脏腑功能的恢复。正如李东垣所言:"水为万物之元,土为万物之母,二脏安和,一身皆治,百疾不生。"

张小玲临证时强调辨病与辨证相结合。结直肠癌患者因手术、放化疗后,体内的有形癌肿已经消除,但其无形的痰、湿、瘀诸邪并未随之而去,仍蓄积于体内,蕴积日久而成癌毒。此外,对于复发转移的晚期结直肠癌患者而言,局部癌肿无法通过手术及放化疗等治疗而清除,患者整体属虚,而局部属实。癌因性乏力以虚证为主,然肿瘤患者虚证日常可因虚致实而出现虚实夹杂之证,故在辨证论治时应考虑兼夹其他实邪。张小玲提倡在温补脾肾的基础上,适时适当适量地使用清热解毒之品,不可单用补虚之法,应扶正兼顾祛邪,从辨证的角度看,祛邪亦可起到固护正气的作用,防止因邪恋而进一步耗伤正气。

病案6 王某某,男,64岁。

[初诊] 2022年10月7日。

主诉:直肠癌术后2年余,手足麻木1年。

2021年4月患者无明显诱因下出现大便不规律,偶有黑便及鲜血便,5月查肠镜提示直肠癌,遂于 2021 年 6 月 2 日行全麻下"腹腔镜下直肠癌根治术＋回肠造瘘术"。术后病理示直肠溃疡型肿瘤,大小 5 cm×5 cm×1 cm,腺癌伴坏死,组织学分级中分化,浸润外膜层;可见脉管内癌栓,无神经侵犯,上、下及环切缘均阴性;淋巴结见转移,肠周淋巴结见转移。免疫组化示错配修复基因表达正常。2021 年 7 月 23 日至 2022 年 2 月 19 日行化疗 8 个疗程(奥沙利铂＋卡培他滨),其间行腹盆腔放疗 25 次。2021 年 9 月复查胸部 CT 示双肺多发小结节,转移待排。基因检测示微卫星不稳定性 MSS,KRAS 突变。经多学科会诊考虑肺部单发肿瘤转移灶,考虑予以手术切除或 SBRT 治疗。患者未进一步治疗,继续予原方案化疗。因手足麻木来我科门诊就诊。

刻下症:手足麻木,畏寒,神疲乏力,胃纳差,夜寐欠安,大便稀软,日行 2～3 次,小便尚调,舌淡胖,苔薄白微腻,脉细弦。

西医诊断:直肠恶性肿瘤。

中医诊断:痹证(气虚血滞证)。

治法:益气温经,和血通痹。

方药:黄芪桂枝五物汤合四君子汤加减。当归 12 g,桂枝 10 g,炙甘草 6 g,川芎 10 g,茯苓 20 g,鸡血藤 15 g,炙黄芪 20 g,赤芍 10 g,炒白芍 15 g,炒白术 15 g,党参 15 g,砂仁 6 g(后下),7 剂。

[二诊] 2022 年 10 月 14 日。乏力畏寒较前改善,手足麻木症状缓解,纳食增加,大便同前,夜寐不安,睡后易醒,难以复睡,舌淡暗,苔薄白微腻,脉细滑。上方加酸枣仁、夜交藤各 15 g,7 剂。

[三诊] 2022 年 10 月 21 日。患者上述症状均有所改善,纳食可,大便质地正常,日行 1～2 次,舌淡红,苔薄白,脉细。守法守方,7 剂。

按语:奥沙利铂是治疗消化道肿瘤的常用化疗药,其特征性毒副反应为神经毒性,主要表现为手足末端麻木、感觉异常,严重者可有功能障碍,从症状而言,与中医的"肌肤麻木不仁"相对应。根据《黄帝内经》《金匮要略》等中医典籍的相关描述,可将奥沙利铂的神经毒性表现归属于"痹证""血痹"等范畴,营卫虚弱,风邪外袭,气血痹阻是其发病的主要机制,治疗多从益气温经,活血通络着手。张小玲认为化疗药毒通过血脉直入五脏六腑、四肢百骸,损伤气血阴阳,致使荣卫行涩,脉络痹阻,阳气不达四末,四肢失于濡养温煦,如遇寒邪,筋脉收引,营血凝滞加重,导致手足麻木发作或加重;或是久病药毒入络,致使气血凝滞,脉络痹阻,四末不荣。

手足麻木不仁的直接病因是营血亏虚或脉络瘀阻，四末失养，而脾居中焦，主运化，脾气健旺，和胃升清功能正常，则纳谷得运，水谷之精得以上归于肺而化为气血，脾"灌四旁"，脾气健旺，则气血及水谷精微得以充达四肢，"脾病……四肢不得禀水谷之气，气以日衰，脉道不利，筋骨肌肉，皆无气以生，故不用焉"。气血亏虚，气虚无力推动血行，血虚不能充养脉道，致使脉络瘀阻，最终四末肌肉筋脉失养而见手足麻木。因此，脾虚与手足麻木不仁关系密切。本案患者肠癌术后，病情迁延，癌毒内结，耗伤气血精微，久而脏腑受损，脾胃功能失职，受纳腐熟无权，运化失职，日久则变生痰湿，阴湿重邪停滞，阻碍气机正常运行，血行不畅则成瘀，痰瘀阻滞四肢经脉则出现手足麻木不仁。

《景岳全书》有云："凡脾肾不足及虚弱失调之人，多有积聚之病。盖脾虚则中焦不运，肾虚则下焦不化，正气不行则邪滞得以居之。"因此，张小玲强调在祛除实邪的同时，需要注意扶助正气，调补五脏，扶正不留邪，祛瘀不伤血，化痰不耗津，通过固护先天之本，补益后天之本，调补脏腑气血津液而达到脏腑平和，气血津液旺盛，气机通畅的状态。

第六节　肝　癌

原发性肝癌是目前我国第4位常见恶性肿瘤，在肿瘤致死病因中位居第2，严重威胁人民的生命健康。原发性肝癌主要包括肝细胞癌、肝内胆管癌和混合型肝细胞癌-胆管癌三种不同病理学类型，三者在发病机制、生物学行为、病理组织学、治疗方法以及预后等方面差异较大。

在我国，肝癌高危人群主要包括有乙型肝炎病毒（HBV）和（或）丙型肝炎病毒（HCV）感染、过度饮酒、非酒精性脂肪性肝炎、其他原因引起的肝硬化以及有肝癌家族史等的人群，尤其是年龄＞40岁的男性。

中医古籍中无肝癌之名，根据症状、病因、病机及辨治的相似性，多将肝癌论述为"肝积""癥瘕""积聚""鼓胀""黄疸""痞气""癖黄"。《难经》云："肝之积，名曰肥气。在左或右胁下，如覆杯，有头足，久不愈。"《金匮要略·黄疸病脉证并治》："黄疸之病，当以十八日为期，治之十日以上，反剧为难治。"《全生指迷方》云："腹中成形作块，按之不移，推之不动，动辄微喘，令人寒热，腹中时痛，渐渐羸瘦，久不治之，多变成水虚劳，亦由忧思、惊恐、寒热得之。"书中所述病症与肝癌十分相似。在治疗上《景岳全书》言"凡积聚之治,如《经》之云者,亦既尽矣。然欲总其要,不过四法,曰攻,曰消,曰散,曰补,四者而已。"《素问·六元正纪大论》有云:"大积大聚,其可犯也,衰其大半而止,过者死。"皆对临床治疗有指导意义。

一、病因病机

张小玲认为肝癌发生的始动因素为邪毒内侵,此毒可为西医学概念里的病毒感染,是正虚与邪实共同作用的结果,正虚是本病的发病基础,包括正气不足、禀赋不全、脏腑气血虚损、脾气亏虚等;邪实包括感受疫毒、情志抑郁、痰湿、瘀血阻滞等。正虚加之邪实,邪气通过三焦、血脉羁留于肝,正气亏虚,正邪相争,正不能祛邪外出,邪气羁留于内,导致肝体失养,肝用无能,而疏泄失调,血行不畅,气血失和,邪气阻滞气血脉络,肝脉不通,结于胁下,形成积聚,久积成癌。肝络不通为病理基础,肝体失养,肝用不足是病机关键。

二、诊治观点

1. 中西医结合分期论治 张小玲认为对于肝癌早期,有手术指征的患者,优先行外科手术切除,绝不可延误时机,并根据术后病理结果选择配合辅助性化疗或靶向药物治疗;无法行外科手术的患者,应考虑进行介入治疗或是局部消融治疗。中晚期患者的治疗主要是以全身治疗为主,包括化疗、靶向治疗、免疫治疗、中医药治疗及对症支持治疗等。中医药干预可贯穿整个肝癌治疗全过程,不仅发挥抗癌消瘤的作用,还能对西医疗法减毒增效并可有效改善患者临床症状。张小玲认为中药干预的重点在于健脾理气,疏肝散结,增强体质,调节脏腑。中医个体辨证论治,可以提高机体对化学药物的敏感性,并能降低毒副作用发生的频率,综合提高介入治疗、靶向治疗、免疫治疗的临床疗效,提高患者生活质量。

2. 在肝癌的整个发病过程重视瘀毒 张小玲治疗肝癌常从中医"癥""积"辨治,癥积的产生与瘀密切相关,如《素问·举痛论》言:"血气稽留不得行,故宿昔而积成矣。"《难经本义》谓:"积蓄也,言血脉不行,蓄积而成病也。"《医林改错》言:"肚腹结块者,必有形之血。"《血证论·瘀血》言:"瘀血在经络脏腑之间,则结为癥瘕。"因此,瘀血成为癥积的重要因素,血瘀使肝脏从无形的功能障碍变成了有形的实质损伤,故临床肝癌患者可常见"内有干血,肌肤甲错,两目黯黑"等血瘀之象,如见肝掌、蜘蛛痣、腹壁静脉曲张等。张小玲根据瘀血病症的轻重,通常采用通络祛瘀、活血化瘀、破血逐瘀等治法。

三、验案举隅

病案 1 俞某,男,64 岁。

[初诊] 2018 年 3 月 15 日。

主诉:肝癌术后 1 年余,乏力 1 个月。

患者于 2017 年 3 月出现右上腹部不适感,食欲减退,消瘦,当地行上腹部彩超示肝内实质性肿块,甲胎蛋白 400 ng/mL。进一步查全腹部增强 CT 示右肝前下段占位,倾向恶性肿瘤。2017 年 3 月 26 日全麻下行"肝叶部分切除术",术后病理示中分化腺癌。术后未予放化疗,予索拉非尼靶向治疗。2018 年 2 月 17 日上腹部 MR 增强提示肝左外叶肝裂旁异常信号及强化结节,考虑肝癌复发,遂行"肝动脉栓塞术"(具体不详)。术后出现乏力明显,经补液等治疗后,未见明显缓解。现患者乏力感明显,粒细胞降低,遂寻求中医治疗。

刻下症:面色晦暗,神疲乏力,消瘦,腹胀,脘痞纳呆,怕冷,小便可,大便稀溏,每日 3～5 次,睡眠欠佳,舌暗淡,边有齿痕,舌下瘀络,苔薄,脉弦滑。

西医诊断:肝恶性肿瘤。

中医诊断:肝癌(脾虚血瘀证)。

治则:健脾益气,活血消癥。

方药:归芍异功散合三棱丸加减。生黄芪 30 g,党参 15 g,桂枝 10 g,炒白术 15 g,陈皮 15 g,茯苓 15 g,当归 10 g,炙甘草 6 g,炒白芍 15 g,鳖甲 25 g,川芎 15 g,三棱 10 g,莪术 10 g,香附 10 g,佩兰 10 g,合欢皮 15 g,半枝莲 20 g,白花蛇舌草 25 g,7 剂。

[二诊] 2018 年 3 月 22 日。患者诉乏力稍减轻,肝区仍不适,大便次数减少,每日 1～2 次,仍稀,寐欠佳,食欲仍欠佳,舌淡暗,边有齿痕,舌下瘀络,苔薄,脉弦滑。继予前方 7 剂。

[三诊] 2018 年 3 月 29 日。患者上述诸症缓解,坚持门诊治疗,定期复查病情稳定,生活如常。

按语:患者素有肝疾,宿邪迁延留滞体内,导致正气虚损,肝病最易损伤脾胃,而使脾胃运化失常,气血津液无以化生,故可见面色晦暗、神疲乏力、消瘦、腹胀、大便溏薄等一系列脾胃亏虚之症;正虚不能祛邪外出,致阴阳失调,气血运行不畅而留瘀,故可见舌下瘀络、舌暗等;瘀毒结于体内,久则发为肝积,结合舌脉,辨为脾虚血瘀证。方中生黄芪、党参补中益气;白术、茯苓、炙甘草益气健脾,且白术燥湿、茯苓利湿、陈皮、佩兰行气和胃化湿,四药共用,以泄中焦之浊气,助脾胃之运化;白花蛇舌草、半枝莲、鳖甲解毒软坚散结消癥,三棱、莪术、炒白芍破血逐瘀;当归、川芎、桂枝性温,使诸活血药得温而行之更远。凡患癌者,大多情志不舒,故佐以香附,其主入肝经,具有疏肝解郁之功,合欢皮则疏肝解郁,养心安神。全方寓扶正祛邪之意,共奏益气健脾,活血消癥之功。

病案 2　胡某,男,40 岁。

[初诊] 2019 年 9 月 18 日。

主诉:确诊肝癌 1 个月余,肝区胀痛 20 余日。

2019 年 8 月 6 日患者因"疲劳"在外院体检就诊,甲胎蛋白(AFP)834 ng/mL,糖类抗原 CA199 45 U/mL;胸腹部 CT 提示肝内多发占位性病变,考虑为肝右叶恶性肿瘤,并肝内多发转移;肺部慢性炎症并节段性肺不张,肺部结节。患者无手术机会,2019 年 8 月 24 日予"仑伐替尼 8 mg,每日 1 次"靶向治疗,治疗后患者疲劳症状未见明显改善,时感肝区胀痛不适,查生化示谷草转氨酶(AST) 63 U/L,谷丙转氨酶(ALT) 55 U/L,遂寻求中西医结合治疗。

刻下症:肝区胀痛,神疲乏力,入睡困难,二便尚调,舌质绛,舌苔白厚,脉缓。

西医诊断:肝恶性肿瘤,肝继发恶性肿瘤。

中医诊断:肝癌(湿热内蕴,瘀毒互结证)。

治则:清热化湿,祛瘀解毒。

方药:化积丸加减。鳖甲 10 g,制香附 10 g,生蒲黄 10 g,五灵脂 10 g,当归 10 g,川芎 10 g,土鳖虫 10 g,制三棱 10 g,制莪术 10 g,半枝莲 30 g,白花蛇舌草 30 g,红景天 20 g,丹参 30 g,垂盆草 20 g,茵陈蒿 20 g,半夏 10 g,陈皮 10 g,7 剂。

[二诊] 2019 年 9 月 25 日。患者自诉 7 剂后疲劳较前好转,肝区胀痛仍存,感口苦,舌质绛,舌苔白厚,脉缓。上方加柴胡 15 g,黄芩 12 g,延胡索 15 g,再进 7 剂。同时复查肝功能。

[三诊] 2019 年 9 月 25 日。患者乏力好转,肝区无明显胀痛,复查肝功能

AST 45 U/L,ALT 40 U/L,舌红,苔白而略厚,脉缓。效不更方,上方续服。

按语:《素问·至真要大论》曰:"坚者削之……结者散之,留者攻之。"对于恶性肿瘤的具体治法,张小玲认为早期"结者散之"以祛邪为主,扶正为辅,中期"坚者削之",晚期扶正和祛邪并重。张小玲临证之际谨守病机,倡导寒温融合,重视舌象,喜用药对。张小玲根据外感温病的舌象指导内伤杂病的辨治,以寻求病机之妙窍。此例患者舌苔白厚,舌质绛,《温热论》云:"若苔白而底绛者,湿遏热伏也。"在治此例肝癌时加用半枝莲、白花蛇舌草清热利湿,解毒散结之药对。化积丸出自《类证治裁》,由香附、五灵脂、三棱、莪术等组成,具有活血化瘀,软坚消积之功。《神农本草经》谓:"鳖甲味咸平,主心腹癥瘕坚积。"其具有软坚散结之功。《重订灵兰要览》云:"治积之法,理气为先,气既升降,津液流畅,积聚何由而生。"故用制香附疏肝理气,鳖甲配伍香附,顺应肝脏"体阴用阳"的生理特性,体现"和肝"即"伸其郁,开其结"的用药特点。土鳖虫和丹参也是张小玲临证常用药对,《神农本草经》云:"土鳖主心腹寒热,血积癥积,破坚。"《神农本草经》曰:"丹参主心腹邪气……破癥除瘕。"二药配伍,具有活血通络,消癥除瘕之功。张小玲将"经脉所过,主治所及"的针灸治则运用于临床实践,足少阳胆经"起于目锐眦,上抵头角,下耳后,循颈",故在本案中加入了小柴胡汤中的柴胡、黄芩。柴胡配伍黄芩,具有疏肝利胆,和解少阳之功。张小玲认为,疼痛是络脉不宁的一种表现,邪瘀互结于络脉之中,痼结难去,非虫类搜剔之品难除,故选用土鳖虫,每获佳效。

病案3 俞某,男,60 岁。

[初诊] 2018 年 6 月 8 日。

主诉:肝癌介入治疗术后 2 年余,肝区疼痛 2 年余。

2016 年 4 月患者因右胁肋部疼痛于当地医院就诊,腹部增强 CT 提示肝脏左叶后段见实质性占位,约 5 cm×6 cm;肝右叶低密度影;脾大(7.7 cm);腹腔积液;门静脉一下腔静脉见管状结构影。诊断为肝恶性肿瘤,遂行介入治疗(具体经过不详),术后恢复可。2018 年 3 月出现乏力,纳差,口干口苦,右胁部疼痛加重等症状,遂至当地医院复查腹部 CT,示肝脏形态大小正常,表面光滑,各叶比例正常,肝脏右后叶团块状低密度影。考虑肝肿瘤复发,甲胎蛋白506.42 ng/mL,上腹部 B 超示肝内部回声不均匀,呈实质性高回声,边界不清,无包膜,形态不规则,与周围组织分界不清,考虑肿瘤复发,寻求中西医结合治疗。

刻下症：右胁刺痛，伴有灼热感，乏力，时有昏眩，眼干涩，面色黧黑，口苦口干，食少腹胀，时有嗳气吞酸，厌食油腻之品，多食不舒，小便黄，大便溏，每日2～3次，舌质紫暗，有瘀点，舌苔黄厚腻，脉弦细。

西医诊断：肝恶性肿瘤，肝硬化。

中医诊断：肝癌（肝郁脾虚，瘀毒互结证）。

治则：疏肝健脾，攻毒散结。

方药：逍遥散合鳖甲煎丸加减。生黄芪30 g，炒白术15 g，炒山楂20 g，生麦芽30 g，杏仁9 g，鸡内金30 g，炒白芍15 g，炒薏苡仁15 g，太子参15 g，生蒲黄15 g，土茯苓20 g，藤梨根20 g，土鳖虫15 g，鳖甲20 g，蜂房10 g，地龙10 g，九香虫10 g，淡豆豉10 g，甘草6 g，柴胡10 g，当归10 g，7剂。

［二诊］2018年6月15日。胁痛减轻，仍有灼热感，乏力、食少减轻，食纳知味，无反酸感，偶有头晕，舌质暗红，苔黄薄腻，脉弦细。上方去鸡内金，加三七粉3 g，虎杖15 g，14剂。

［三诊］2018年6月29日。胁痛基本缓解，饮食如常，无乏力、头晕，偶有便溏，余无明显不适。去杏仁、虎杖，改生黄芪50 g，加苍术10 g，14剂。

按语：《黄帝内经》曰："邪之所凑，其气必虚。"张小玲认为本案患者受毒邪攻侵，虽五八壮年，却已显疲态。责其正虚邪盛，毒瘀互结，且两者互为因果，循环无端。治疗当以"稳""准""狠"为目标，稳调正气，准切病机，狠除异端。然虽病位在肝，脾土受肝木所乘，亦不可保全，既为人生机之源，于标于本，皆应顾护。以大剂量生黄芪，适量太子参，匡正扶本，补益正气，配伍炒白术更增益气健脾之功；以炒山楂、生麦芽、炒薏苡仁、鸡内金健运中焦脾胃，以消食积，清水肿，除有形实邪之郁积；以苦杏仁宣通之性，畅达人体之气机；土茯苓、藤梨根、豆豉清解肝毒，肃清肝经毒邪。肝癌发病，瘀毒胶结，视其病深，非植草所能除之，故辅以蜂房、地龙、土鳖虫之虫药，以攻毒散结，通络祛瘀；邪居久虚，肝体受扰，阴虚内热，辅以柴胡、当归、白芍、鳖甲滋补肝肾，清虚除烦，软坚散结，除癥消积；辅以九香虫温补脾肾，兴阳益精；甘草调和诸药。诸药合用，配伍精良，了无赘余，且虫药巧用，补护不滞，攻伐不伤，体畅神清，乖虐自和。二诊时，患者食纳知味，瘀热仍显，故去鸡内金，加三七粉助攻瘀之力，加虎杖增清毒之功。三诊患者已无明显不适，大便稀溏，故守方加减，去杏仁、虎杖，增黄芪，加苍术以固其效力，通闭解结，反之于平。

病案 4 张某,男,63 岁。

[初诊] 2021 年 10 月 6 日。

主诉:肝癌术后 8 个月余,右上腹疼痛 9 个月余。

2021 年 1 月患者无明显诱因下出现右上腹疼痛不适,反复发作,因疼痛可耐受故当时未予以重视。2021 年 2 月 5 日突然出现右上腹剧烈疼痛,外院完善检查考虑原发性肝癌破裂出血,急诊行"肝动脉栓塞术+肠系膜上动脉造影",术后血止,疼痛缓解。后于 2021 年 2 月 23 日行"腹腔镜下肝Ⅷ段切除术",术后病理示肝细胞肝癌伴坏死,中-低分化,大小 6.1 cm×5.0 cm×4.0 cm,局部被膜缺损,脉管内未见癌栓,断端切缘(一),周围肝组织轻度界板性炎,汇管区小胆管增生,急、慢性炎细胞浸润。后于 2021 年 3 月 4 日行"肝动脉化疗栓塞术"。2021 年 3 月 30 日胸部 CT 平扫示两肺多发结节,考虑转移瘤。患者有乙型病毒性肝炎病史 30 年余,自诉曾口服药物治疗(具体不详),有饮酒史 30 年余。

刻下症:右侧肝区疼痛,神疲乏力,气短懒言,目光暗淡,面色晦暗,表情痛苦,言语低沉,纳食欠佳,夜寐尚安,二便尚调,体重无明显增减,舌质紫暗,边有瘀斑,舌下络脉迂曲扩张,苔白,脉沉。

西医诊断:肝恶性肿瘤,伴肺转移,Ⅳ期。

中医诊断:肝癌(气虚血瘀证)。

治则:扶正祛邪,益气健脾,祛瘀通络。

方药:四君子汤加减。生黄芪 20 g,女贞子 15 g,灵芝 10 g,绞股蓝 10 g,白花蛇舌草 10 g,茯苓 15 g,延胡索 10 g,人参叶 15 g,白术 15 g,土鳖虫 6 g,远志 10 g,莪术 10 g,半边莲 10 g,鸡内金 15 g,半夏 10 g,枳壳 10 g,炙甘草 6 g,7 剂。

[二诊] 2021 年 10 月 13 日。患者于 2021 年 10 月 10 日排除相关禁忌后,行"信迪利单抗 200 mg d1+卡培他滨 1 500 mg,每日 2 次 d1~14"方案治疗,辅以止吐、护胃等减轻胃肠道反应。来诊诉咳嗽咳痰,痰中带血丝,自觉肝区疼痛,倦怠乏力等症状较前有所改善,纳差,夜寐安,二便调,舌暗红,舌下络脉迂曲扩张,苔白,脉弦。上方去白花蛇舌草、半边莲,加川贝母 15 g,陈皮 15 g,炒谷芽 15 g,石菖蒲 6 g,桔梗 10 g,杏仁 10 g,7 剂。

[三诊] 2021 年 10 月 20 日。患者自诉咳嗽咳痰明显减轻,肝区疼痛较前明显改善,神疲乏力较前明显好转,面色较前红润,纳寐可,二便调,舌暗红,舌

下络脉瘀滞较前减轻,苔白,脉弦细。目前临床症状得到明显改善,体质得到明显增强。继予二诊方治疗,并嘱患者按期行免疫治疗。

按语:患者年老体衰,阴阳失衡,脏腑失调,气血生化不足,运行不畅,气机郁结,气滞、血瘀与邪毒互结日久,癌毒内生,终致癌病。张小玲分析指出,患者病属晚期,癌毒耗伤人体气血津液,正气大伤,不耐攻伐,当以扶正为主。结合患者舌苔脉象,四诊合参,证属气虚血瘀证。治疗上以益气固本,扶正祛邪为主,辅以散结消积,祛瘀通络,标本兼顾。由于各种癌病都与肝、脾、肾三脏功能失调相关,故治疗中应酌情加入补益肝肾,健脾和胃之品。一诊中用黄芪、白术、灵芝、人参叶、绞股蓝益气扶正;鸡内金、茯苓健脾助运,女贞子、远志补益肝肾;白花蛇舌草、半枝莲清热解毒;延胡索、土鳖虫、莪术祛瘀止痛;半夏、枳壳行气散结,炙甘草调和诸药。患者免疫治疗周期结束,脾胃功能受损,去白花蛇舌草、半边莲等清热解毒药以免正气愈伤,加用陈皮、炒谷芽、石菖蒲理气化湿,桔梗、川贝母、杏仁宣肺止咳。

病案 5 张某,女,66 岁。

[初诊] 2020 年 6 月 10 日。

主诉:肝癌术后 2 年余,巩膜黄染 5 个月余。

患者 2 年前因体检发现肝内占位(原发性肝癌)行外科手术(具体手术不详),术后一直规律服用抗病毒药物,定期复查,病情尚稳定。5 个月前无明显诱因自觉乏力、尿黄、尿少、巩膜黄染、腹胀,未予重视,因症状逐渐加重,故来我院门诊,以"肝癌术后复发,肝硬化腹水"收入院。入院后查肝功能示谷丙转氨酶(ALT)55 U/L,谷草转氨酶(AST)68 U/L,γ-谷氨酰转移酶(GGT)78 U/L,甲胎蛋白(AFP)259 ng/mL;CT 示肝左叶术后改变,肝右叶略低密度灶,腹腔及腹膜后多发肿大淋巴结,肝内结节,肝硬化,门静脉高压,脾大,腹水形成。给予常规保肝退黄利尿对症治疗,经治疗,腹水较前消退,但黄疸持续不退,肝酶、胆红素、甲胎蛋白进行性升高。西医治疗效果不佳,故求诊于中医。

刻下症:身、目、小便皆黄,乏力,纳少,便溏,身痒,形体消瘦,面色晦暗灰黄无华,下肢轻度水肿,舌质暗淡、胖大,苔薄,脉沉细略濡滑。

西医诊断:肝癌术后肝内复发,肝硬化失代偿,腹水。

中医诊断:肝癌(寒湿困脾,湿瘀阻络证)。

治则:健脾退黄,温化寒湿。

方药：茵陈术附汤加减。茵陈蒿 50 g，附子 10 g，干姜 6 g，茯苓 15 g，生黄芪 30 g，车前子 15 g，防己 30 g，砂仁 10 g，葛根 30 g，秦艽 30 g，赤芍 30 g，红花 10 g，桃仁 10 g，白鲜皮 30 g，柴胡 10 g，黄芩 10 g，甘草 10 g，炒白术 15 g，21 剂。

[二诊] 2020 年 6 月 24 日。复查肝功能示谷丙转氨酶、谷草转氨酶、胆红素均较前下降，白蛋白较前升高，乏力、纳差仍存，守方续服。

[三诊] 2020 年 7 月 8 日。患者黄疸明显消退出院，继续门诊服中药调理，方药：北沙参 15 g，麦冬 15 g，党参 30 g，山药 15 g，山茱萸 10 g，女贞子 15 g，五味子 10 g，茯苓 15 g，白术 10 g，鸡内金 10 g，郁金 15 g，赤芍 15 g，茜草 30 g，益母草 15 g，半枝莲 30 g，牛膝 10 g。

上方加减调治 5 个月，查肝功能示 ALT 24.2 U/L，AST 49.2 U/L，GGT 199.2 U/L，A/G(34.5/39.8) g/L，TBIL 21.01 μmol/L，AFP 168 ng/mL。停服中药，规范抗病毒治疗。随访 1 年，肝功能示 ALT 26.1 U/L，AST 42.1 U/L，GGT 199.6 U/L，A/G(36.2/32.1) g/L，TBIL 16.89 μmol/L，AFP 157 ng/mL。患者诉纳好，尿量可，大便正常，未诉不适。

按语：患者老年女性，肝癌术后肝内复发，肝硬化腹水，胆红素升高，黄疸明显。张小玲认为其病情迁延，缠绵难愈，一般黄疸持续时间较长，中医辨证多为寒湿困脾，痰湿瘀血阻络，属于中医学"阴黄"。由于湿邪阻滞中焦，脾胃失健，肝气郁滞，疏泄不利，导致胆汁疏泄失常，胆液不循常道，外溢肌肤，下注膀胱，发为黄疸，《金匮要略》载"黄家所得，从湿得之"，故重用茵陈蒿以清热利湿。张小玲认为患者久病体虚，多种疾病缠身，已属正气大亏，瘀血阻滞，所以治疗当培本扶助正气，予黄芪、白术、附子、干姜、葛根温运脾阳，以散寒湿，是治其本；"治黄不利小便，非其治也""诸病黄家，但利其小便"，故以防己、茯苓、车前子利其小便；久病入络必瘀，故加赤芍、红花、桃仁活血化瘀，佐以柴胡、黄芩调节少阳肝胆枢机，使气机调畅。黄疸渐退，恐温药伤阴，予滋阴、补肾、益气，佐清热凉血解毒善后调理，使患者逐渐康复。

病案 6 李某，男，64 岁。

[初诊] 2021 年 5 月 18 日。

主诉：肝癌术后 3 年余，腹痛 3 个月。

患者于 2018 年体检发现肝右叶占位（具体不详），于当地医院行"肝癌切除术",术后病理提示肝细胞性肝癌。术后予规范抗病毒治疗,恢复可,定期复查,病情稳定,未见明显异常。2021年2月8日因"间断中上腹疼痛"复查CT,示肝右叶略低密度灶较前增大,腹腔及腹膜后多发肿大淋巴结,左肺下叶结节,考虑转移,予住院后行对症治疗,腹痛未见明显好转。为求中医治疗,遂来门诊。既往有慢性活动性乙型病毒性肝炎病史。

刻下症:腹痛,恶心,自觉肋下发胀,嗳气,口干口苦,小便黄,大便四五日一行,质干,纳差寐可,周身乏力,近期体重下降10 kg,舌质淡红,苔薄黄,脉弦。

西医诊断:肝恶性肿瘤伴淋巴结、肺转移。

中医诊断:肝癌(肝郁化火证)。

治则:理气止痛,清热养阴。

方药:金铃子散加减。柴胡15 g,陈皮12 g,清半夏9 g,乌药12 g,葛根45 g,延胡索24 g,川楝子9 g,金钱草45 g,青礞石60 g,石斛30 g,玉竹30 g,火麻仁45 g,芦根45 g,白芍60 g,炒麦芽45 g,7剂。

[二诊] 2021年5月25日。患者诉腹痛较前减轻,食后加重,自觉饱腹感,纳少,入睡较困难,二便调,乏力较前好转,近期体重略有下降,舌质淡红,苔薄白,脉弦。辨为肝郁脾虚证,予上方加佛手30 g,合欢皮30 g,麸炒白术15 g,枳壳15 g,大腹皮15 g,儿茶15 g,14剂。

[三诊] 2021年6月8日。患者诉腹痛减轻,右下腹刀口处发胀,纳眠较前好转,体力一般,近期体重平稳,舌质红,苔薄黄,脉弦。辨证同前,予原方加百合30 g,远志15 g,黄芪45 g,厚朴15 g,砂仁9 g,儿茶15 g,党参60 g,14剂。

患者坚持服用初诊方加减半年余,2021年12月28日复查CT示肝癌术后,肝右叶结节,较前略增大,肝囊肿,腹腔及腹腔干周围淋巴结无显著变化,转移不除外;左肺结节,无著变,考虑转移;右肺小类结节,钙化灶变化不著。症状明显改善,病情稳定,现定期门诊复诊。

按语:张小玲认为本病以脾肾不足,气血亏虚为本。本案患者为老年男性,脾肾不足,后天失于濡养,又情志不畅,肝不条达,肝体失于柔和,横逆犯脾,脾胃受制于肝,脾失健运,胃失和降,运化功能减弱,痰浊瘀血内生,搏结患处发为本病,久郁化热。初诊时患者腹痛明显,乏力,消瘦,大便干,苔薄黄,脉弦,辨为肝郁化火证。本阶段治以理气止痛,清热养阴。方中柴胡疏肝理气,白芍养血柔肝,共为君药,以奏疏肝养血之功;延胡索、川楝子、乌药疏肝行气以减轻腹痛,为臣药;陈皮、半夏燥湿健脾,化痰散结,炒麦芽消食和胃,葛根、金钱草、芦根、石斛、玉竹以清热滋阴,青礞石重镇降逆止呕,又因患者大便困难、质干,加火麻仁以润肠通便,共为佐使药。二诊时患者自述腹痛较前减轻,但食后加重,入睡较困难,苔薄白,脉弦。张小玲认为患者热象减轻,本阶段脾虚加重,仍气滞于肝,肝郁脾虚,故加佛手、麸炒白术、枳壳以顾护脾胃,行气止痛,大腹皮行气宽中,合欢皮解郁安神,儿茶活血疗伤以保肝、抗肿瘤。三诊时患者腹痛、乏力、纳眠均有较好改善。张小玲以扶正为主,顾护脾胃之气,予初诊方加黄芪、党参大剂量以健脾益气,砂仁温中行气,加百合、远志以养心安神。本案张小玲分阶段论治,先重祛邪而后重扶正,标本兼治。患者服药后主要症状好转,效果较佳。

第七节　胰　腺　癌

胰腺癌是消化道常见的恶性肿瘤之一,据统计,2022 年我国胰腺癌新发病例 11.87 万,死亡病例 10.63 万。胰腺癌发病隐匿,具有早期临床表现不典型、恶性程度高、进展快、预后差等特点,被称为"癌症之王"。其临床治疗手段疗效一般,至今尚未出现可显著延长患者生存期的治疗方案。

一、病因病机

我国中医古籍中对胰腺的记载很少,《难经》之"散膏"被认为是对胰腺最早的记载,根据胰腺癌腹中积块、黄疸、疼痛、呃逆嗳气、恶心呕吐、便闭不通等特点,胰腺癌被归属于中医"积聚""癥瘕""黄疸""腹痛""伏梁"等范畴。胰腺癌从古至今是一种难治性疾病,正如《难经·五十六难》曰:"心之积,名曰伏梁,起脐上,大如臂,上至心下,久不愈,令人病烦心。"张小玲认为,胰腺癌的发生、发展不外乎内因、外因,总属本虚标实之病症,内因为机体脾胃虚弱,或年老体衰,或先天禀赋异常;外因为六淫邪毒久袭,或七情怫郁,或饮食失节,或久患宿疾,致机体脏腑、阴阳、气血失调,脾气亏虚,肝脾失调,日久及肾。病理因素为气滞、痰凝、血瘀,病邪内结,积聚成瘤,产生各种变证。《灵枢·百病始生》云:"卒然外中于寒,若内伤于忧怒,则气上逆,气上逆则六输不通,温气不行,凝血蕴里而不散,津液涩渗,着而不去,而积皆成矣。"胰腺癌是全身疾病的一个局部表现,总体为全身属虚,局部属实,为本虚标实之证。《黄帝内经》"正气存内,邪不可干""邪之所凑,其气必虚""虚邪不能独伤人,必因身形之虚而后客之",阐明了正气充盛与否是一切疾病发生、发展的关键。

二、诊治观点

1. 重视中焦气机升降　气的运动谓之气机,由运动产生的各种变化,谓之气化。《素问·六微旨大论》中言:"出入废则神机化灭,升降息则气立孤危。故非出入,则无以生长壮老已;非升降,则无以生长化收藏。"升降出入是气机的基本形式,出入针对表里,升降常言上下。脏腑是人体生命活动的核心。升降运动体现于脏腑生理功能之中,五脏主升,六腑主降,脏腑功能正常运行是升降运动有序进行的保证。张小玲认为,胰腺癌的发生和发展与气机失常有密切关系,脾升胃降失常,可影响全身气机升降。脾不升清,周身失养可见神疲乏力、消瘦、气短懒言等气虚之象;胃失沉降,浊邪上犯,可见腹胀中满、呃逆嗳气、恶心呕吐等症。脾升胃降有序,则各脏腑生理功能正常运行。明代张景岳谓"凡脾肾不足及虚弱失调之人,多有积聚之病",表明正虚邪实是肿瘤发病的基础。脾胃亏虚,无力抵御外邪,癌毒自外而入,或脾胃亏虚,癌毒蕴积而生,阻滞气血,凝结为疾,日久而为肿瘤。患者脾气虚弱,脾阳不足,日久必伤及肾阳,所谓"五脏之病,穷必及肾"。脾乃后天之本,气血生化之源;肾乃先天之本,寓元阴、元阳。张小玲认为胰腺癌的发生又与肝相关,《黄帝内经》认为"肝肾同源",即肝、肾起源相同,于先天,肝、肾共同起源于生殖之精;于后天,肝、肾共同受肾所藏的先、后天综合之精的充养。张小玲在补气健脾方面,常用药为黄芪、白术、党参、茯苓、山药及甘草,益气健脾时不忘温肾阳以暖脾阳;疾病日久,肾阴亏耗,后期主要以肾阴虚为主,配伍淫羊藿、肉苁蓉、杜仲等以阳中求阴,使"阴得阳升,则源泉不竭"。

2. 重视疏肝,调畅气血　《素问·举痛论》曰:"百病皆生于气也。"张小玲认为,胰腺癌的发生和发展与情志变化关系密切,疾病日久,情志抑郁,使脏腑功能失调,影响脏腑气机,情志内伤最易伤肝,导致肝失疏泄,肝气郁结,阻滞经脉,血行受阻,气滞血凝,日久而为肿瘤。因此,张小玲认为只有气运调达,血行通畅,方能固本护体,抵御外邪。《丹溪摘玄》:"阴阳不和,脏腑虚弱,四气七情常失所以,为积聚也,久而为癥瘕。"张小玲在临床中发现,胰腺癌患者常有脾气亏虚,肝气不舒,肝脾失和的表现。胰腺与肝、脾两脏在生理、病机等方面互为关联,情志、饮食失宜等均可致脾虚肝郁,脾虚湿浊内生,肝郁日久化热,湿热酝酿成瘀毒,日久成肿块。其本在肝郁、脾虚,其标为湿热、瘀毒内聚,病位常见于肝、脾。脾胃为后天之本,气血生化之源,脾虚则气血生化无源,致中焦脾胃功能逆乱,气机升降失调,因肝主疏泄、调达气机,故气机阻滞,肝胆功能亦受影响,因此胰腺癌患者的临床症状多以脾胃、肝胆功能失调,气机不畅为主。张小玲在治疗胰腺癌时,着重疏肝理气,兼以调畅气血,并以此作为治疗胰腺癌的大法,理气以降气为主,以达顺气之效。常用的药物有柴胡、预知子、木香、香附、陈皮、莱菔子及九香虫等,其中柴胡能疏肝解郁,升举阳气;预知子能疏肝理气,活血止痛,除烦利尿;九香虫为虫类药,为血肉有情之品,既能理气止痛,又能温肾助阳。《本草纲目》描述九香虫主治“膈脘滞气,又兼顾补肾,补而不滞”,赤芍、红花、桃仁、川芎、三棱、莪术活血化瘀,消癥止痛,一走血分,一走气分,共奏疏肝解郁,调畅气机,和血通腑,消癥止痛之效。

3. 兼顾固本与攻伐　张小玲根据“全程扶正,适时攻伐”的胰腺癌治疗理念,临证运用,颇有成效,认为胰腺癌多病势重,病情进展迅速,非攻不能平,当于健脾补肾基础上重视化痰解毒之法以消除癌肿,延缓病情进展。根据胰腺癌病机特点,辨清主次,除其满,清其热,消其积,削其坚,解其毒,随证加减,条分缕析。胰腺癌患者多有疲乏、腰背酸痛、肢凉、颜面浮肿等症状,多与脾肾阳虚相关,可予温阳之法以复其阳,脾阳充足则化源不息,充养周身,肾阳充足则温煦气化有权,使痼痰渐消。其用法有轻重之别,当谨守病机以探机体阴阳盈虚消长,不可妄用温阳。轻者补阴助阳,旨在扶护正气,消痼防变。正气耗伤,邪实愈盛而正气愈虚,单予健脾补肾之法难以维持,可适投巴戟天、淫羊藿、菟丝子、锁阳等温平之剂以补助机体不足之阳气,使气血得温而宣流,药力得助而攻坚行滞之强,以期养正消积之效。重者固阳回阳,此正气亏耗严重,仅温平之剂难及,当投以仙茅、淫羊藿、仙鹤草、桂枝、附子等品温固肾阳,起体内沉痼之阴寒,固护一身之阳气。若痰湿为患,症见食欲缺乏、脘腹胀满、腹泻者,可予茯苓、白术、陈皮等健脾祛湿;症见腹水、肢体浮肿者,予车前草、猪苓、薏苡仁、腹水草等利水渗湿;若痰热为患,症见发热、便秘者,可予黄芩、大黄、青礞石等清热通腑;症见身目俱黄者,可予茵陈蒿、虎杖、龙胆草等泄热退黄;若痰浊为患,症见胃反、呕吐者,可予旋覆花、代赭石等降逆化痰和胃;症见积滞不下,可予姜半夏、鸡内金、僵蚕、牡蛎等化痰消积;若痰瘀为患,症见胁下癥块者,予血府逐瘀汤、抵当汤活血消癥,推陈致新;若病进迅猛,顽痰与癌毒胶痼,易化热伤正,可重投半枝莲、半边莲、蒲公英、蛇六谷之品清解癌毒以削其病势。

三、验案举隅

病案 1 陈某,男,64 岁。

[初诊] 2019 年 10 月 24 日。

主诉:胰腺癌术后 1 个月余,伴乏力 1 个月余。

患者因左下腹疼痛于 2019 年 7 月 21 日行上腹部磁共振,提示胰腺体部不规则异常信号灶(大小约 30 mm×21 mm),考虑胰腺癌,腹膜后淋巴结转移。于 2019 年 9 月 6 日行胰腺癌手术治疗,病理诊断:胰体尾部中分化导管腺癌。术后出现乏力,休息后无法缓解,伤口处时有疼痛,暂未行放化疗,为求中西医结合治疗来张小玲处就诊。

刻下症:四肢乏力,腹部伤口处疼痛,无腹胀,偶有头晕,纳寐欠佳,小便可,大便质稀,日 2～3 次,舌质淡,苔薄白,脉沉细。

西医诊断:胰腺恶性肿瘤,伴淋巴结转移。

中医诊断:胰腺癌(气血亏虚,瘀毒内结证)。

方药:四君子汤加减。黄芪 30 g,半枝莲 30 g,石见穿 30 g,党参 15 g,白术 15 g,茯苓 15 g,女贞子 15 g,八月札 15 g,山楂 15 g,半夏 10 g,鸡内金 10 g,重楼 10 g,莪术 10 g,土鳖虫 6 g,甘草 5 g,7 剂。

患者服用 7 剂中药后自觉四肢乏力症状、纳寐好转,腹部伤口处疼痛缓解。

2019 年 11 月至 2020 年 2 月患者于我院行化疗,化疗期间配合中药扶正培本,减毒增效。在首方基础上加鸡血藤 30 g,当归 10 g,砂仁 6 g,并随症加减。患者于 2020 年 8 月 10 日复查 CT 提示病灶大致同前,无明显进展。于 2021 年 1 月因发现肝转移于外院行"肝脏微波消融术",行 2 个周期化疗。化疗期间仍持续服用中药治疗,在首方基础上随证加减,化疗期间未见明显不适。患者 2021 年 4 月 15 日来复诊无明显不适,纳寐尚可,二便调,近期无体重变化。

按语:患者初诊时为胰腺癌术后,癌瘤虽已切除,然其毒根深藏未除,癌毒互结留着于脾,一则致脾络瘀阻,故见腹部疼痛;二则致脾气衰弱,故见四肢乏力;三则致脾失健运,运化水谷精微功能失常,故见纳食欠佳。癌毒虽为局部,但虚损则为全身,故治宜扶正培本,抗癌解毒。首方中党参、白术、黄芪益气扶正;重楼、半枝莲清热解毒;半夏、莪术化痰散结;土鳖虫、石见穿攻毒散结;八月札疏肝理气止痛;辅以鸡内金、山楂健脾消食;茯苓健脾和胃,宁心安神;女贞子滋补肝肾之阴;甘草调和诸药。化疗期间加用鸡血藤、当归与黄芪三者合用,意在补气以生血,补而兼行,使补而不滞;加用砂仁以健脾和胃,以防化疗药物损伤脾胃。两者共同加强扶正培本,减毒增效之功。患者初诊时为胰腺癌伴腹膜后淋巴结转移。长期服用中药以抗癌解毒,扶正培本,化疗期间口服中药以减毒增效,其间未见明显不适,一般情况可。这体现了在中西医结合治疗肿瘤的过程中,中医药治疗可改善患者症状,减少化疗引起的不良反应,延长患者生存期。

病案2 刘某,女,63岁。

[初诊] 2020年10月3日。

主诉:胰腺癌术后,伴腹痛2个月余。

患者2020年6月体检时发现CA199升高(具体数值不详),行腹部增强CT检查提示胰腺颈体部3 cm处占位,2020年7月8日行PET-CT提示胰腺体部见13 mm×12 mm稍低密度结节影,边界欠清,FDG代谢增高,腹腔及腹膜后未见明显肿大淋巴结及FDG代谢异常增高。2020年7月16日行"胰体尾切除术+全脾切除术+腹膜后淋巴结清扫+肠粘连松解术",病理提示胰体尾导管癌Ⅱ级(2.3 cm×1.2 cm×1 cm),淋巴结未见转移,术后未行放化疗,术后出现腹痛腹胀,左上腹明显,无按压痛,无恶心呕吐,大便通畅,乏力,予对症处理后无法缓解,未求进一步中西医结合治疗,遂来门诊求治。

刻下症:腹胀腹痛,面色少华,体型偏瘦,情志抑郁,寡言少语,神疲乏力,心事重重,腰膝酸软,厌食纳呆,小便正常,下肢凹陷性水肿,大便2~3日一行,夜寐一般,自发病以来体重减轻约5 kg,舌淡,边有齿印,苔白,脉沉细。

西医诊断:胰腺恶性肿瘤。

中医诊断:胰腺癌(脾肾亏虚,肝郁气滞,痰湿瘀互结证)。

治法:健脾补肾,理气化痰,利水消肿。

方药:六君子汤合旋覆代赭汤加减。黄芪15 g,白术15 g,茯苓15 g,茯神15 g,淫羊藿15 g,肉苁蓉15 g,柴胡9 g,预知子15 g,木香15 g,香附15 g,陈皮12 g,半夏12 g,旋覆花9 g,代赭石30 g,莱菔子9 g,鸡内金15 g,枳壳15 g,

枳实 15 g,大血藤 15 g,半边莲 30 g,半枝莲 30 g,片姜黄 12 g,垂盆草 15 g,7 剂。

[二诊] 2020 年 10 月 10 日。面色少华、腹胀、厌食纳呆均有好转,仍有乏力,腹痛,伴呕吐吞酸,二便可,寐一般。前方加灵芝 30 g,白芍 15 g,黄连 2 g,14 剂。

此后每半个月复诊 1 次,坚持服用中药并联合化疗,随访至今未见肿瘤复发转移,生存期至今 3 年余。

按语:患者正气不足,脾肾亏虚故见癌肿,加之行手术治疗后损伤气血,正气亦不足,故症见面色少华、神疲乏力、腰膝酸软;脾气亏虚,脾不升清,不能运化水谷精微,故厌食纳呆、腹胀、舌淡边有齿印、苔白、脉沉细。张小玲认为患者疾病日久,情志不畅,肝脾不和,故精神差、情志抑郁、寡言少语、心事重重;脾不能运化水谷精微,故易出现腹胀腹痛。治予健脾补肾,理气化痰散结,利水消肿。药用黄芪、白术、茯苓健脾益气;茯神宁心安神;淫羊藿、肉苁蓉温补肾阳;木香、香附、柴胡、八月札理气疏肝;莱菔子、陈皮、半夏理气化痰;旋覆花、代赭石重镇降逆止呕;鸡内金消食除胀;枳实、枳壳行气除痞,化痰消积;大血藤活血化瘀;半枝莲、半边莲、垂盆草利水消肿。二诊患者面色少华、腹胀、厌食纳呆均有好转,仍有乏力、腹痛,伴呕吐吞酸,故继续前方治疗,并加用灵芝补气养血,益气安神;白芍柔肝缓急止痛;川连消痞止呕。患者生存期 3 年余,目前情况良好,生活质量可,随访至今未见复查转移,说明中医药治疗胰腺癌有良好的疗效。

病案 3　李某,男,50 岁。

[初诊] 2021 年 9 月 8 日。

主诉:发现胰腺癌 3 个月余。

患者 2021 年 5 月下旬无明显诱因下出现"恶心呕吐"就诊于外院,经查全腹部增强 CT,考虑为胰恶性肿瘤,于 6 月 15 日行开腹探查,术中示肝左叶、大网膜转移,无法行根治性手术,遂关腹。后行化疗 2 周期,末次化疗时间 7 月 29 日,药用吉西他滨+白蛋白结合型紫杉醇,化疗过程出现剧烈恶心呕吐、腹胀,对症处理后仍无法改善,遂暂缓化疗方案,为求中西医结合治疗,来门诊求治。

刻下症:恶心呕吐,不能控制,神清,精神弱,面色暗黄无华,消瘦乏力,腹胀,大便 3 日未行,舌暗,有瘀斑,苔黄,脉沉。

西医诊断：胰腺恶性肿瘤。

中医诊断：胰腺癌（脾虚腑实夹瘀证）。

治法：健脾益气，理气通腑，活血化瘀。

方药：小承气汤合膈下逐瘀汤加减。生大黄 10 g，枳壳 6 g，厚朴 10 g，牡丹皮 10 g，桃仁 10 g，红花 10 g，莪术 10 g，壁虎 5 g，全蝎 3 g，川楝子 20 g，延胡索 20 g，浙贝母 10 g，土茯苓 10 g，黄芪 30 g，太子参 15 g，炙甘草 6 g，红曲 5 g，焦谷芽 10 g，焦麦芽 10 g，7 剂。

[二诊] 2021 年 9 月 15 日。患者大便已下，恶心呕吐、腹胀较前好转，仍消瘦乏力，舌暗红，苔白，瘀斑减轻，脉沉。前方加女贞子 30 g，枸杞子 10 g，继服 14 剂。

[三诊] 2021 年 9 月 29 日。患者无明显恶心呕吐，稀软便日 1～2 次，舌暗瘀斑明显减轻，脉沉但较前有力。前方去桃仁、红花、莪术，加熟地黄 20 g，当归 20 g，继服 14 剂。后患者坚持门诊调方随诊，纳食、排便情况稳定。

按语：本案患者胰腺恶性肿瘤，经开腹探查，肿物较大伴胰周转移，已无手术机会，遂行化疗以期控制病灶。初诊时张小玲认为患者癌瘤阻滞中焦，升降失灵，胃气上逆，则见恶心呕吐；大肠传导失司，腑气不通，故见腹胀便闭。观其舌面，血瘀之象显著，故辨证为脾虚腑实夹瘀之证。大黄泻下攻积，厚朴、枳实破气消积除痞，三者共为君药，泻阳明实结，以通腑气；臣以川楝子、延胡索疏肝理气，增强通腑之功，莪术、桃仁、红花、全蝎、壁虎化瘀通络，黄芪、太子参、炙甘草健脾益气以顾护正气；佐以红曲、焦谷芽、焦麦芽消食和胃，助脾运化，土贝母、土茯苓消瘤解毒。全方以通腑为先，以求胃肠虚实更替，清升浊降。同时配合化瘀通络，健脾消食和胃之品，共奏通腑化瘀健脾之功。二诊患者大便已下，腑气一通，胃肠之气得以顺降，故恶心呕吐旋即减轻。观其舌象，瘀斑较前减轻。固守前方，加女贞子、枸杞子以顾护真阴。三诊诸症缓解，然肠腑以通为顺，壅闭为病，况"六腑以通为补"，仍需通腑，以保证浊邪有出路。故效不更方，前方略增减。考虑血瘀得减，故去破瘀活血之莪术、桃仁、红花，加入熟地黄、当归以滋阴养血，顾护正气。

病案 4 王某，男，65 岁。

[初诊] 2021 年 5 月 3 日。

主诉：胰腺癌术后 1 年余，伴肝转移 4 个月。

患者 2019 年 7 月无明显诱因下出现"腹痛伴恶心呕吐"于当地医院就诊，经对症治疗无法完全缓解，后行全腹部 CT 提示胰体尾部肿胀，经上腹部增强磁共振考虑胰腺肿瘤，于 2019 年 8 月 12 日行胰体尾切除术，术后病理示胰腺导管腺癌，病理分期 T2N0M0，术后口服替吉奥化疗 6 个周期，经手术及化疗治疗后，腹痛等症状明显好转，病情稳定，定期复查。2021 年 1 月 5 日复查全腹部 CT 示肝 S6 段近包膜下异常强化，较前新出现，考虑转移。考虑转移病灶无法手术，患者家属要求中西医结合治疗。

刻下症：食欲欠佳，食后感胃脘作胀，时有嗳气，口干，夜寐一般，小便正常，大便干结，舌淡红，苔薄白微腻，脉细弦。

西医诊断：胰腺恶性肿瘤术后伴肝转移。

中医诊断：胰腺癌（脾失健运，肝气郁结证）。

治法：健脾助运，行气解郁。

方药：异功散加减。太子参 15 g，淮山药 15 g，炒白术 15 g，茯苓 15 g，鸡内金 15 g，焦六曲 15 g，焦山楂 15 g，仙鹤草 15 g，半枝莲 15 g，黄精 15 g，郁金 10 g，陈皮 10 g，佛手 10 g，炒薏苡仁 30 g，绿萼梅 5 g，7 剂。

［二诊］2021 年 5 月 24 日。患者 2021 年 5 月 6 日行肝脏 MRI 检查示肝右叶 S6 段异常信号，考虑转移。2021 年 5 月 15 日行腹腔镜下射频消融术。刻下：偶感乏力，食欲改善明显，腹胀较前缓解，口苦仍作，夜寐安卧，二便正常，舌淡红，苔薄白，脉细。上方去仙鹤草、半枝莲、酒黄精，加黄芪、酒萸肉、白花蛇舌草、地锦草各 10 g，14 剂。

［三诊］2021 年 6 月 7 日。2021 年 5 月 29 日予"白蛋白结合型紫杉醇 400 mg d1，3 周 1 次"方案化疗 1 周期。刻下：仍有乏力，胃纳尚可，腹胀好转，口苦不显，夜寐安，二便正常，舌淡红，可见齿痕，苔薄白，脉细弦。上方去地锦草，黄芪加量至 40 g，14 剂。

此后患者定期前来复诊，处方随症加减，随访至今。至 2022 年 4 月 6 日已完成 8 个周期化疗，化疗过程顺利。

按语：张小玲认为患者原发胰腺癌，病属中焦，术后气血耗伤加之化疗损伤脾胃，故以脾虚为辨证根本。脾虚运化水谷无力，故食欲欠佳、胃脘胀气；肝主疏泄，肝郁气滞，则阻碍脾胃气机升降，故嗳气时作；肝失疏泄，则水液代谢失常，津液不得布散，故口干、大便干结；再结合舌脉，张小玲辨证为脾虚肝郁，治当健脾助运，疏肝理气。首诊方以太子参、淮山药益气扶正，炒白术、茯苓、炒薏苡仁健脾护胃，佛手、绿萼梅、陈皮、郁金疏肝理气，佐以鸡内金、焦六神曲、焦山楂消食助运，仙鹤草、半枝莲抗癌解毒，黄精平补气阴。二诊患者再次为手术所伤，气耗阴伤更甚，故加用黄芪健脾益气，萸肉改黄精补益收涩。此外，张小玲认为清热解毒抗癌类中药应灵活调换，以防患者耐受而疗效不显。三诊患者接受化疗，时感乏力，胃气虚更甚，加大黄芪用量以增强补中益气之力，去地锦草以减攻邪之力，且在病程中配合化疗随时调整处方，帮助患者顺利完成化疗计划。

第八节 乳 腺 癌

乳腺癌是一种女性最常见的恶性肿瘤。据世界卫生组织统计，2020年全球女性乳腺癌新发病例超226万，为所有女性新发癌症之首。近20年来，女性乳腺癌发病率逐年攀升，而且从数据上来看，乳腺癌的发病率有年轻化的趋势。年龄、家族史、遗传和内分泌因素对乳腺癌的发生有较大的影响，饮食习惯、生活方式和外源激素的应用（避孕及激素替代疗法）对乳腺癌的发生也有影响。微观上特殊基因的突变，尤其是 *BRCA1* 和 *BRCA2* 在乳腺癌的发生、发展上起着重要作用。

一、病因病机

乳腺癌在中医文献中常被冠以"乳岩""乳石痈"等名称。从经络方面看，足阳明胃经从缺盆下而贯乳中，足厥阴肝经上穿膈，散布胸胁绕乳头上行；冲脉挟脐上行至胸中而散，任脉循腹里，上关元至胸中；可见乳腺癌与肝、脾以及冲、任二脉有着密切的关系。《医学正传》载："乳岩……此症多生于忧郁积忿中年妇女。"情志失调，肝郁气逆犯脾，脾失健运，则痰湿内生，气滞、痰湿相互搏结于乳络形成乳岩，是乳腺癌发病的重要病机。另有肝肾亏虚致冲任失调，气血不足，经络气血运行不畅，气滞、血瘀阻于乳络而发病。张小玲认为乳腺癌病性为本虚标实，其病根主要在肝，多涉及肾、脾。

二、诊治观点

1. 治疗重视疏肝养肝 《外证医案汇编》谓："若治乳，从一气字著笔，无论虚实新旧,温凉攻补,各方之中夹理气疏络之品,使其乳络疏通,气为血之帅,气行则血行,阴生阳长,气旺流通,血亦随之而生,自然壅者易通,郁者易达,结者易散,坚者易软。"肝主疏泄,畅达气机,气行则血行,可促进血液运行和津液的输布代谢。张小玲认为,肝脏喜条达而恶抑郁,肝气条达则五脏六腑之气通顺,气血津液畅行无阻,气血充和则百病不生。临床用药应顺肝之生理特性,以疏肝行气之法,解其郁结,故疏肝乃理气的根本。早中期乳腺癌患者往往优先选择手术、放化疗或内分泌治疗等方法,但西医方法攻邪峻猛,热毒炽盛,易伤正气,灼伤肝阴,致使肝肾阴虚,冲任失调。张小玲在辨证论治基础上重视疏肝养肝,并配以养肝滋肾,平调冲任之法。

同时在与患者沟通中,张小玲非常重视患者的心理疏导,鼓励患者稳定情绪,树立"既来之则安之"的思想,保持积极乐观的心态,从而减轻心理负担,安定神志。

2. 辨病与辨证相结合 病证结合是张小玲治疗肿瘤学术思想的重要组成部分,强调中医的病和证是密切关联、不可分割的。辨病治疗是针对疾病的共性、普遍性。乳腺癌的共性就是乳房有肿块,中医认为肿块为有形之物,由气滞、痰湿、血瘀、热毒互结而成,故张小玲从辨病的角度出发,认为痰瘀毒结为乳腺癌的基本病理特征,贯穿乳腺癌发生、发展的全过程。

在辨证上,张小玲认为乳腺癌的演变过程开始为肝郁脾虚,逐步发展为痰瘀毒结,气血两虚,最后为肝肾亏虚。当然其传变有时也不循常道,可呈跳跃式传变。张小玲在临床上多把乳腺癌分为肝气郁结证、冲任失调证、毒热蕴结证、气血两虚证、气阴两虚证、阳虚痰凝证六型。不同证型的治疗用药不同,肝气郁结证,常用柴胡疏肝散;冲任失调证,常用知柏地黄汤;毒热蕴结证,常用仙方活命饮;气血两虚证,常用八珍汤;气阴两虚证,常用沙参麦冬汤;阳虚痰凝证,常用阳和汤。并根据痰瘀毒结为乳腺癌的基本病理特征,在辨证的基础上,结合辨病的认识,在上述药方中适时适量地加入化痰祛瘀解毒的中药组方进行治疗。

三、验案举隅

病案1 王某,女,59岁。

[初诊] 2019年11月6日。

主诉:左侧乳腺癌术后近3年,潮热盗汗5个月。

2016 年 10 月 23 日患者因体检发现乳腺癌,行"左乳改良根治术"。术后病理示浸润性导管癌,ER(＋),PR(＋),HER－2(－)。术后行辅助化疗 8 周期(具体方案不详),服用"阿那曲唑片,每日 1 粒"至今。定期复查,未见肿瘤复发。5 个月前出现潮热,每日五六次,每日夜间盗汗,日渐加重,夜间因盗汗擦身换衣,影响睡眠。为求中医药调理来我科门诊。

刻下症:潮热,五心烦热,盗汗,汗出湿衣,腰膝酸软,口干咽燥,胃纳、二便尚调,舌红,苔少,脉细数无力。

西医诊断:乳腺恶性肿瘤。

中医诊断:乳岩(冲任失调证)。

治法:调理冲任,滋补肝肾。

方药:左归饮加减。熟地黄 30 g,山药 20 g,枸杞子 15 g,炙甘草 6 g,茯苓 15 g,山茱萸 6 g,北沙参 15 g,麦冬 15 g,鳖甲 15 g,地骨皮 20 g,桑枝 15 g,络石藤 15 g,酸枣仁 20 g,炒麦芽 15 g,14 剂。

并嘱勿食蜂王浆之类激素类食物,不要轻易服用"养颜""延缓衰老"的保健品。

[二诊] 患者潮热明显好转,每日两三次,每日盗汗仍有,但汗量减少,可以不用擦身换衣,继续入睡。腰膝酸软、口干症状不明显,左上肢酸胀不适仍存。时有胃脘部胀满,舌红,苔薄白,脉细数。仍以调理冲任,滋补肝肾治之。前方改熟地黄为 15 g,去北沙参、麦冬,加陈皮 6 g,续服 14 剂。

[三诊] 患者潮热盗汗次数明显减少,数日一作,汗量少,睡眠佳,无明显腰膝酸软、口干,左上肢酸胀有所缓解,二便可,胃纳佳,舌淡红,苔薄白,脉细。效不更方,守方 14 剂。

按语:该患者为雌激素受体阳性乳腺癌,术后服用内分泌药物后出现潮热盗汗、腰膝酸软之症。内分泌治疗是乳腺癌的重要治疗手段,通过雌激素受体拮抗剂或芳香化酶抑制剂来控制肿瘤的进展,但用药后患者会出现烘热汗出、烦躁易怒、月经失调、头晕耳鸣、心悸失眠等类更年期症状。更年期是妇女卵巢功能逐渐减退直至完全消失的一个过渡时期,《素问·上古天真论》指出:"七七任脉虚,太冲脉少,天癸竭,地道不通,故形坏而无子也。"西医多以雌激素替代疗法,内分泌治疗药物可以抑制卵巢合成雌激素,但也会出现更年期综合征的一系列症状,有潜在的不良反应和危险性。

乳腺癌患者情绪容易波动,情志内伤,肝气不舒,肝失调达,再加上药物副作用,容易出现潮热盗汗、烦躁易怒等症状。张小玲认为此乃冲任失调,肝肾阴虚之证。《景岳全书》指出:"肝肾不足及虚弱失调之人,多有积聚之病。"治以调理冲任,滋补肝肾,基础方为左归饮补肾滋阴,加以北沙参、麦冬滋阴生津,酸枣仁宁心安神,桑枝、络石藤益肝肾,强筋骨,鳖甲、地骨皮滋阴清热,炒麦芽健脾和胃。该患肿块已去,且无复发,故未加用解毒散结之品。14 剂后上述症状好转,但时有胃脘部胀满,故减熟地黄剂量,加陈皮以减其滋腻;无明显口干,故去北沙参、麦冬。

病案 2　叶某,女,51 岁。

[初诊] 2019 年 8 月 5 日。

主诉:右侧乳腺癌术后近 5 年,乏力 1 个月。

2015 年 6 月患者因体检发现右乳占位,于 7 月 12 日行"右侧乳腺癌改良根治术"。术后病理示浸润性癌,ER(−),PR(−),术后化疗 8 次,放疗 1 个疗程(具体不详)。2020 年 3 月复查 CT 示左肺上叶转移灶,肝转移,遂又行 4 个疗程化疗,2020 年 6 月复查 CT 示两肺多发转移性结节,较前进展,肝内多发转移,较前进展。6 月 24 日查肝功能,AST 260 U/L,ALT 81 U/L。

刻下症:乏力,不欲进食,发热,心烦,口干,便秘,舌暗红,苔黄腻,脉弦数。

西医诊断:乳腺恶性肿瘤肝肺转移。

中医诊断:乳岩(毒热蕴结证)。

治法:清热解毒,消肿化瘀。

方药:仙方活命饮加减。金银花 30 g,皂角刺 15 g,天花粉 15 g,赤芍 15 g,白芷 9 g,贝母 15 g,防风 10 g,当归 10 g,生甘草 6 g,乳香 12 g,没药 12 g,陈皮 6 g,山慈菇 6 g,蒲公英 30 g,柴胡 9 g,虎杖 15 g,地锦草 15 g,地耳草 30 g,14 剂。

[二诊] 服药 5 日后乏力较前好转,心烦、口干亦不明显,未见发热,仍有纳呆食少,大便 2～3 日一行,不干结,舌淡红,苔黄白,脉弦数。前方加麦芽 20 g,六神曲 20 g,鸡内金 20 g,续服 14 剂。

[三诊] 乏力明显好转,胃纳可,精神良好,家中可以日常活动,大便 1～2 日一行,质稍干,舌淡红,苔黄白,脉弦。效不更方,守方 14 剂。

[四诊] 复查 CT 示两肺多发转移性结节,较前相仿,肝内多发转移,较前缩小。肝功能 AST 223 U/L,ALT 54 U/L。无明显乏力,胃纳可,大便每日一

行,质软,舌淡红,苔薄白,脉弦。前方减金银花、天花粉、地锦草、地耳草,14剂。

按语:该案乳腺癌放化疗后又出现复发转移,经过多次化疗,转移灶仍有进展。放射治疗是某些对放射敏感性肿瘤的一种重要而有效的治疗方法。它是利用电离辐射阻止和破坏肿瘤细胞分裂,最终达到消灭肿瘤的目的。但是,正常器官、组织、细胞同样遭受射线的损伤从而引起放疗副作用。从中医角度而言,放疗多属热毒,热易耗气伤津,气虚则脾虚气滞,津亏则阴虚内热;又根据部位不同最易导致火灼伤肺及热灼肠腐;热易动血,故可咯血、便血。张小玲认为该患者表现的发热、心烦、口干、便秘等症与放疗热毒外邪入侵体内出现毒热蕴结之证有关。

随着新的化学药物不断出现、多种药物的联合应用、用药方法的改进,化疗效果显著提高,但不可避免的是其毒副作用较大,对胃肠道的刺激和骨髓的抑制,特别是对人体免疫功能的影响。于中医角度而言,根据化疗的临床特征,多属湿邪中阻,湿阻中焦则出现恶心、呕吐、不思饮食等消化道反应。中医药根据辨证原则,结合化疗周期进行分阶段分期治疗,其对减轻化疗毒副作用和提高化疗疗效具有重要作用。张小玲认为化疗后易出现肝功能损害,肝失疏泄,更加重脾失健运,恶性循环。该患者目前正气尚存,以邪实为主。在仙方活命饮清热解毒,消肿化瘀的基础上,加山慈菇、蒲公英加强散结之功,柴胡疏肝解郁,虎杖、地锦草、地耳草清热利湿。服药后热毒快速消退,但仍有纳呆食少之症,加用三仙以健脾和胃。2个月后复查示肺部癌肿稳定,肝部癌肿较前缩小,生活质量明显好转,患者热毒之象减退,故稍减清热解毒之药。

病案3 张某,女,61岁。

[初诊] 2020年10月29日。

主诉:双侧乳腺癌术后6年余,腰痛6个月。

患者2014年6月扪及右侧腋下淋巴结肿大,行淋巴结穿刺,病理示右腋淋巴结转移性分化差腺癌。ER(+++),PR(+),结合免疫组化,乳腺来源可能大。予新辅助化疗8个疗程后,于2014年11月25日行"双侧乳腺癌根治术"。术后病理示浸润性导管癌,右侧腋窝淋巴结转移(15/21)。术后放疗1个疗程,并口服"阿那曲唑片,每日1粒"至2020年初。2020年4月出现腰痛,ECT示骨盆转移瘤。每月予唑来膦酸治疗,腰痛未见好转,活动时尤甚。患者与家人不和,时有争吵。担心病情的同时,因无家人理解、陪伴而伤心,多次在诊室哭诉。

刻下症：腰痛，胁肋胀满不适，郁郁寡欢，胃纳差，食后腹胀，二便调，舌红，苔白腻，脉弦。

西医诊断：乳腺恶性肿瘤骨转移。

中医诊断：乳岩（肝气郁结证）。

治法：疏肝散结，健脾补肾。

方药：柴胡疏肝散加减。柴胡 15 g，川芎 12 g，香附 12 g，芍药 12 g，枳壳 9 g，陈皮 6 g，炙甘草 6 g，制狗脊 15 g，槲寄生 20 g，菟丝子 15 g，茯苓 15 g，炒白术 15 g，厚朴 10 g，红豆杉 4 g，猫爪草 15 g，麦芽 20 g，六神曲 20 g，鸡内金 20 g，14 剂。

嘱其舒畅情志，不要被家人所累，不要总是待在家里，体力允许的情况下多多出门活动散心，分散注意力，也可以与好友倾诉，以解心中烦闷。

[二诊] 患者诉按嘱每周与好友近郊出行，心情好转，无明显胁肋胀满，胃纳亦增加。腰痛稍缓解，散步时无明显疼痛感。但乏力仍存，活动后易汗出。舌红，苔白腻，脉弦。前方加生晒参 15 g，生黄芪 30 g，浮小麦 30 g，续服 14 剂。

[三诊] 患者乏力、出汗明显好转，腰痛好转，活动时少有疼痛，不影响日常生活。大便每日一行，质软，舌淡红，苔薄白，脉弦。效不更方，守方 28 剂。

按语：该案乳腺癌放化疗及内分泌治疗后数年又出现骨转移。让患者烦恼的是，不仅有患处的疼痛，担心病情进展危及生命，更有情绪烦闷，肝郁脾虚导致的疼痛加重、胁肋胀满等一系列症状。柴胡疏肝散是行气类代表方剂，主要由陈皮、柴胡、川芎、枳壳、芍药、炙甘草、香附等组成，具有疏肝解郁、行气止痛的功效。适用于肝郁气滞引起的两胁肋部疼痛、胸闷善太息、情绪急躁易怒、反酸嗳气、脘腹胀满等证。除了应用疏肝散结药物以外，还辅以狗脊、槲寄生、菟丝子等强健筋骨，红豆杉、猫爪草等解毒散结。肝气不舒易致肝胃不和，故予三仙固护胃气，健脾和胃。《外科正宗》指出："忧虑伤肝，思虑伤脾，积想在心，所愿不得者，致经络痞涩，聚结成核。"中医认为，人的情绪、精神状态活动与机体疾病、身心健康的变化具有密切的联系。从中医角度，癌痛为经络受机体组织病变所累，机体正气亏损，气滞血瘀而引发疼痛；肝可调畅气机，疏通排泄，恶抑郁而喜调达，与患者精神情志的关联性极为密切。张小玲在遣方用药的同时，注重患者的心理疏导。一方面，通过对患者进行个体化情志管理，有效缓解患者的悲伤、惊恐、易怒的情绪,疏导肝气郁结,气机得以流通,疼痛得以缓解;另一方面,患者的不良情绪得到引导,治疗的信心得到加强,中枢神经系统的紧张状态得到缓解,神经元对疼痛信号的传递和处理较为缓和,减弱了疼痛的刺激性,同时有效调动了患者的主观能动性,提高了患者的疼痛阈值,减少止痛药物的使用,减轻了不良反应对疼痛的影响,从而有效降低了疼痛评分,让患者转移注意力,树立信心,充分发挥人体自身抗肿瘤能力。

病案 4　胡某,女,48 岁。

[初诊] 2019 年 2 月 18 日。

主诉:发现右侧乳腺癌多发转移 1 年,面色苍白 1 周。

2018 年 11 月患者出现腰痛查腰椎磁共振提示 L3 椎体病理性骨折。查 PET－CT 示全身骨骼多发骨质破坏灶,考虑转移性恶性肿瘤;右乳腺结节样影,考虑乳腺恶性肿瘤;左肺上叶前段结节转移瘤可能性大。11 月 13 日行右乳肿块穿刺,病理示浸润性癌,ER 强阳性,PR 强阳性。11 月 28 日行 T12、L3 椎体后凸成形术。12 月行 T12、L3 椎体转移灶姑息性放疗,放疗后腰痛较前减轻。12 月 25 日行乳腺癌原发病灶姑息性放疗。2019 年 2 月,ECT 提示 T4 骨转移,遂行 T4 椎体转移灶病灶姑息性放疗。2 月 14 日查白细胞计数 1.8×10^9/L,血红蛋白 68 g/L,血小板 100×10^9/L。为求中医药治疗来我科门诊。

刻下症:形体消瘦,面色苍白,少气懒言,语声低微,夜寐不安,夜间胡思乱想,胃纳、二便尚调,舌暗淡,苔薄白,脉沉细。

西医诊断:乳腺恶性肿瘤骨转移。

中医诊断:乳岩(气血亏虚证)。

治法:补气养血,解毒散结。

方药:八珍汤合归脾汤加减。生晒参 15 g,炒白术 15 g,茯苓 15 g,当归 15 g,川芎 9 g,白芍 12 g,熟地黄 30 g,炙甘草 6 g,生黄芪 20 g,龙眼肉 15 g,酸枣仁 30 g,木香 10 g,远志 6 g,炒麦芽 30 g,白花蛇舌草 15 g,半枝莲 15 g,14 剂。

[二诊] 乏力明显好转,语声提高,夜寐好转,活动增加,但活动时有潮热、腰膝酸软等症,胃纳、二便调,舌暗淡,苔薄白,脉沉细。复查白细胞计数 2.2×10^9/L,血红蛋白 72 g/L,血小板 97×10^9/L。前方加菟丝子 15 g,墨旱莲 15 g,女贞子 15 g,续服 14 剂。

[三诊] 患者潮热、腰膝酸软等症缓解,面色较前红润,胃纳、二便调,舌暗淡,苔薄白,脉沉细。复查白细胞计数 $3.2×10^9$/L,血红蛋白 105 g/L,血小板 $112×10^9$/L。效不更方,守方 14 剂。

按语:该案多次放疗后出现重度骨髓抑制,白细胞、血红蛋白、血小板均下降。张小玲临证常见放化疗后骨髓抑制患者,认为其中医病因病机主要有:① 放化疗作为邪毒可侵害机体,导致脏腑、气血损伤,尤以肾精受损,脾胃功能失调最为严重。② 放化疗后出现的白细胞减少现象以气血虚弱为主要病机和临床证候。③ 放化疗之所以能够损伤机体,应责于正气虚弱,以脾肾虚弱最为关键。④ 放化疗后白细胞减少症与心、肝、脾、肾之阳气精血不足相关。⑤ 脾、肾是化疗后骨髓抑制最重要的虚损器官,并由此衍生多种病理变化。⑥ 药毒、射线可伤及阴血,影响脏腑功能,从而变生多症。

张小玲认为,药毒、射线进入机体,与脉道运行之气血相搏,毒邪过盛而导致气血两伤;中伤脾胃,运化失常,水谷之精微物质缺乏,气血生化无源而导致气血两虚;侵入骨髓,骨髓功能失司,血液生成减低,以致阴血亏虚;肾精亏损,精不养髓,髓不化血以致血液虚少;气血亏虚,进一步发展而致阴阳受损,使气血阴阳俱虚;气虚无以推运血行,阴血亏虚,脉道艰涩,血流不畅,阳虚生内寒,血遇寒则凝滞等均可导致血液瘀滞骨髓。总之,放化疗后的骨髓抑制,虚损脏腑关键在脾、肾,主要发生部位在骨髓,累及心、肝等脏器。

癌症患者进行西医治疗时亦应讲求人与疾病和平共处,过度放化疗易耗伤正气。《素问遗篇·刺法论》云:"正气存内,邪不可干。"八珍汤出自元代《瑞竹堂经验方》,为四君子汤和四物汤的复方,共成益气补血之功。人体旺盛的气血正是抵抗病邪很重要的一部分。张小玲通过临床观察发现,八珍汤可以减轻放化疗患者的骨髓抑制反应,能明显抑制外周血细胞的下降,对免疫系统、造血系统有保护效应;对患者放化疗期间出现的乏力、头晕、纳差、失眠、腰酸等不适有预防性治疗作用,从而增强了恶性肿瘤患者对放化疗的耐受性和依从性。

第九节 卵 巢 癌

卵巢癌是女性生殖系统三大恶性肿瘤之一,发病率仅次于宫颈癌和子宫内膜癌。近10余年来,卵巢癌的发病率呈上升的趋势,在我国卵巢癌患者5年生存率仅约40%,死亡率高居妇科恶性肿瘤之首,是女性生殖系统最难治愈的恶性肿瘤之一。

卵巢癌的病因尚不清楚,世界各地发病率有显著差异,北欧、北美最高,日本最低。卵巢癌的发病年龄与肿瘤类型有关,占2/3的卵巢上皮癌多发生在绝经期和绝经后的妇女,并随年龄增长发病率明显上升。卵巢恶性生殖细胞瘤多发生于儿童及青少年。妊娠不排卵对卵巢癌的发生有保护作用,长期服用口服避孕药也可减少卵巢癌的发生;卵巢癌与遗传因素相关,家族母亲或姐妹有卵巢癌者,其本人发病率明显增高。

卵巢癌在中医学中属于"肠蕈""癥积""腹痛"等范畴。《灵枢·水胀》说:"寒气客于肠外,与卫气相搏,气不得荣,因有所系,癖而内著,恶气乃起,息肉乃生。其始生也,大如鸡卵,稍以益大,至其成,如怀子之状。久者离岁,按之则坚,推之则移,月事以时下,此其候也。"《景岳全书》说:"瘀血留滞作癥,惟妇人有之,其证则或由经期,或由产后,凡内伤生冷,或外受风寒,或恚怒伤肝,气逆而血留,或忧思伤脾,气虚而血滞,或积劳积弱,气弱而不行,总由血动之时,余血未净,而一有所逆,则留滞日积而渐成癥矣。"在治法治则方面,《医宗必读》说:"积之成也,正气不足,而后邪气踞之。"《医学心悟》说:"积者,推之不移,成于五脏,多属血病;聚者,推之则移,成于六腑,多属气病。"《素问·至真要大论》中说:"坚者削之,客者除之,劳者温之,结者散之,留者攻之……薄之劫之,开之发之,适事为故。"确立了"癥积"的治疗以"补虚""理气化瘀"及"攻下逐瘀"为原则。

一、病因病机

张小玲认为卵巢癌的发病因素虽有诸多方面,但其主要病机在于脏腑虚损,正气先伤,七情郁结,木旺克土,脾虚不运,水湿内聚,蕴而成痰,痰湿瘀互阻,感染邪毒,积久成瘀。痰湿瘀毒郁结体内,日久而成癥瘕。此病与肝、脾、肾三脏及痰、毒、瘀三因素密切相关。

1.气滞血瘀 患者或因长期情志不和,多怒积郁,肝失疏泄,而致气机不畅;或寒湿凝滞,或久病不愈,脏腑虚弱,气机不畅,则血壅不流,日久必瘀,瘀积胞宫,日久形成癥瘕。

2.痰湿内阻 寒温失节,或饮食不节,或情志久郁,均可损伤脾胃功能,致水湿不运,聚而生痰,脂膏痰湿阻滞冲任,任脉不畅,日久生积。

3. 气血两虚　先天肾气不足,精血衰少,无以濡养冲任,渐生病变;或久病体虚,脾运不健,气血生化乏源,无以补充先天,而致脏腑气血虚弱,气虚血滞,瘀血凝滞于胞脉之中而成癥瘕。

4. 肝肾阴虚　绝经期患者肾精亏虚、天癸失充、冲任失调,母病及子,水不涵木,乙癸同源,肝失濡养而致肝肾阴虚。阴虚火旺进一步耗伤肝血肾阴,冲、任、督脉失调,气血功能失司,气滞血瘀,痰、毒、瘀搏结于下焦,日益增大为癥积。

张小玲认为正气亏虚和情志失调是卵巢癌发病的主要诱因,女性月经来潮、生产等使得胞宫空虚,感染邪气的机会增多,若正气不足,起居不慎,感染邪气,不能及时清除,必成邪毒,毒邪阻滞经脉,影响气血运行,日久变成癥积。妇女多忧思忧虑,长期情志不畅,导致肝气郁结,肝郁或乘脾,或犯胃,导致脾胃功能受损,脾失健运,水湿内停,成为邪气,湿邪积聚,日久成痰,痰毒阻滞冲任,冲任不畅成癥。故张小玲认为该病的病因病机与肝郁脾虚及瘀、毒、痰等因素有关。

二、诊治观点

1. 治病求本,分清虚实　张小玲认为中西医结合治疗卵巢癌具有显著优势,治疗肿瘤以"扶正祛邪"为治则,立"调肝健脾,补肾解毒"为卵巢癌的基本治法。张小玲认为卵巢癌的发病与肝、脾、肾有密切的关系。肾养五脏,既是真阴之府,又是真阳之宅,"肾者,精神之舍,性命之根……人之有肾,犹树之有根",故肾为先天之本。女子以肝为先天,女子经、带、胎、产生理功能均依赖于肝,肝失条达,疏泄失常,则气血失常,冲任不调,痰瘀互结,故而发病。肝气调达,脾气健旺,则气血生化有源,肝体得以濡养。张小玲治病"以人为本,注重整体",不仅仅以消瘤为目的,更注重治人,攻克有度,究其病因对症下药,治病仔细观察患者体质之壮实羸瘦,病之新起久患,辨别证之虚实。临床卵巢癌患者初期正气尚存,正邪相争,表现为邪实为主,治当攻邪为主,治以行气化瘀,利湿解毒为主,多用柴胡疏肝散、逍遥散等。若正气不足,邪实正虚,脾虚痰湿,治当健脾益气,化痰散结,行气利水,多用二陈汤、平胃散等。若邪盛正虚,治当扶正为主,祛邪为辅,治以健脾补肾,多用八珍汤、金匮肾气丸等。

2. 内外同治,标本兼顾　张小玲临证治疗时既抓住其本病,也注重临床的并发症,标本兼顾,精准辨证施以中药内服,适时予以外敷中药,既能控制病情,稳定病灶,又能减轻患者不适症状,改善生活质量,让患者保持良好的生存状态。临床出现腹水者,加用大腹皮、木香、枳实、车前草、猪苓、泽泻等中药内服,同时予以外敷中药活血利水方(《新编妇科验方荟萃》);出现腹块包块坚硬伴腹痛者,内服用鳖甲、穿山甲、三棱、莪术等以软坚散结,或加用桃仁、土鳖虫、水蛭等以活血化瘀,同时采用延胡索、芒硝、三七粉、败酱草、川楝子、白芍、乳香、没药等药物打粉外敷化瘀止痛,通过内服调理,协同中药外敷,以求内外同治,标本兼顾。

三、验案举隅

病案 1 范某某,女,58 岁。

[初诊] 2023 年 8 月 11 日。

主诉:卵巢癌术后 1 年余,乏力伴纳差 1 个月。

患者 2022 年 2 月无明显诱因下出现腰酸不适,至当地卫生院查腹部彩超见右侧附件区一混合回声包块,查腹部增强 CT 示盆腔占位,右侧卵巢交界性囊腺瘤。于 2022 年 3 月 4 日在该院全麻下行"经腹右侧附件切除术＋大网膜切除术＋腹主动脉旁淋巴结清扫术＋盆腔淋巴结清扫术＋腹膜多点活检术＋肠粘连分解术",术后病理示卵巢透明细胞癌,肿块大小 8 cm×8 cm×2.5 cm,无脉管内癌栓,无神经侵犯,输卵管组织未见癌累及,大网膜组织未见癌累及,送检纤维脂肪组织未见癌累及,送检淋巴结(0/31)未见癌转移。术后予"紫杉醇＋卡铂"化疗 6 周期。1 个月前出现乏力伴纳差,为求中医药治疗来我科门诊。

刻下症:神疲倦怠,胃纳减少,午后低热,心悸烦躁,日渐消瘦,喜凉饮,大便干结,舌淡,边尖红,苔薄,脉细弱。

西医诊断:卵巢恶性肿瘤。

中医诊断:卵巢癌(冲任失调证)。

治则:调理冲任,清热解毒。

方药:六味地黄丸加减。熟地黄 20 g,山药 20 g,仙茅 10 g,淫羊藿 10 g,茯苓 20 g,山萸肉 15 g,狗脊 15 g,枸杞子 10 g,半枝莲 15 g,马齿苋 15 g,土茯苓 15 g,白花蛇舌草 15 g,远志 8 g,首乌藤 15 g,合欢皮 15 g,鲜石斛 9 g,生山楂 15 g,炒麦芽 15 g,7 剂。

[二诊] 患者精神较前大为改善,胃纳好转,午后低热较前改善,心悸烦躁仍存,大便偏干难解,舌质淡红,苔薄白,脉沉细。前方加生地黄 30 g,丹皮 15 g,制香附 15 g,郁金 15 g,柏子仁 10 g,7 剂。

[三诊] 药后患者面色较前好转,大便通畅,夜寐改善,自诉体重增加 1kg,舌脉同前。上方去首乌藤,继服 7 剂。

患者患病 1 年间,随证加减,巩固治疗至今,病情稳定,未见复发。

按语:本案患者素体肾气亏虚,冲任失调,气血不通,瘀积胞宫,日久结为癥瘕。卵巢癌术后化疗后,张小玲治疗时则注重扶正培本,调和脏腑,化痰解毒以预防癌症复发。依据"冲为血海、任主胞胎"的理论,认为在治疗妇科肿瘤的过程中,抓住调和冲任即可达到调理阴阳的目的。掌握调和冲任之法即可以达到"阴平阳秘,精神乃治"之目的。方以六味地黄丸益精补肾,调和冲任,二仙汤加狗脊、枸杞子滋养肾精以固冲任。医圣张仲景在《伤寒论》中强调"保胃气,存津液""令胃气和则愈"。故张小玲又予生山楂、炒麦芽帮助脾胃功能恢复,固护后天之本。合欢皮开郁理气,调出入,畅达周身气机,恢复脏腑的正常功能,乃"养正而积自除"之意也,正如《医学启源》中所写"故治积者,当先养正,则积自除"。张小玲对术后患者临证取药不常用虫类药物,因虫类药物活血破瘀,易攻邪过度而伤正。故本案用半枝莲、马齿苋、土茯苓、白花蛇舌草以清热解毒,祛湿抗癌;夜寐差,加用远志、首乌藤安神助眠;大便干结,予鲜石斛以滋养阴液。诸药合用,共奏调和冲任,补肾护胃,清热解毒之效。二诊患者午后低热较前改善,心悸烦躁仍存,大便偏干难解,考虑其阴虚有热,肝经郁结,故加生地黄、丹皮养阴清热,加制香附、郁金疏肝解郁;柏子仁味甘,性平,入心、肝、脾经,方中加柏子仁既能养心安神,又能润肠通便,一药多效。张小玲用药注重肝肾毒性,虽首乌藤养血安神,但有较大临床样本数据研究表明,长期使用首乌藤会有肝损伤的毒副作用,故在患者三诊时去首乌藤以继前方。

病案 2　林某某,女,52 岁。

[初诊] 2023 年 7 月 21 日。

主诉:卵巢癌术后 3 年余,潮热盗汗 1 周。

2020 年 6 月患者无明显诱因出现下腹部持续性隐痛不适,彩超示下腹部囊实性为主混合型回声,于 6 月 8 日行"筋膜外全子宫切除术+双侧附件切除术+大网膜切除术+盆腔淋巴结清扫术+腹主动脉旁淋巴结活检术",术后病理示右侧附件瘤细胞,KI-67(＋)40％,左侧附件瘤细胞,KI-67(＋)30％,右侧输尿管腔内肿瘤细胞,P53(＋)突变型,KI-67(＋)40％,送检淋巴结未见癌转移,大网膜未见癌累及,(腹水)涂片中找到多堆肿瘤细胞。术后行(白蛋白紫杉醇＋奈达铂)化疗4次,副作用不明显。平素服用中药调理,定期检查,病情尚稳定。2022年9月9日我院查全腹部增强CT示肝脏左叶血管瘤;腹腔多发结节、盆腔软组织灶,复发及腹腔种植转移考虑。予"白蛋白紫杉醇＋奈达铂"化疗4次,效果可。2023年6月26复查糖类抗原125 698.0 U/mL,考虑肿瘤复发,至我院就诊行"白蛋白紫杉醇200 mg＋顺铂60 mg"化疗联合"贝伐珠单抗针"治疗。1周前出现潮热盗汗,为求中医药治疗来我科门诊。

刻下症:消瘦,神疲倦怠,面色㿠白,潮热盗汗明显,腰酸畏寒,胃纳欠佳,夜寐欠安,大便尚调,舌质淡,苔薄白,脉沉细弱。

西医诊断:卵巢恶性肿瘤,腹腔继发恶性肿瘤,腹盆腔积液。

中医诊断:卵巢癌(气血亏虚,冲任不固证)。

治则:健脾益肾,利水散结。

方药:归脾汤合当归六黄汤加减。炒党参15 g,茯苓30 g,白术15 g,甘草6 g,炙黄芪30 g,当归15 g,远志10 g,龙眼肉10 g,酸枣仁15 g,地骨皮15 g,土茯苓12 g,生地黄20 g,熟地黄20 g,黄柏15 g,苍术20 g,山萸肉15 g,桑椹20 g,薏苡仁30 g,焦三仙各15 g,7剂。

[二诊]药后患者神清,精神可,面色淡红有华,语声有力,情绪乐观,言谈甚欢,潮热盗汗减轻,手心发热,腹部稍许膨隆,腹围缩小,行走自如。饮食、睡眠、小便尚可,大便稀薄。舌质红,苔薄黄,诸脉皆平有力。黄芪加至50 g,当归减至12 g,加贯众15 g,白头翁15 g,继续服用7剂。

[三诊]精神好转,效不更方,继服14剂。患者化疗、靶向治疗期间随访,平时服用中药汤剂调理,诸多症状得以改善,化疗时中药不间断,中西医结合治疗,肿瘤指标稳步下降,获益显著。

按语:张小玲认为女性经、孕、胎、产乳均是血之所化,血之所养,故女子以血为本。而血与气互根互生,相互依存。气为血之帅,血为气之母,血足气旺,冲任调达,则生理功能自然正常,反之则变生百病。本案患者因气机阻滞,不能帅血畅行,血行受阻,日久成瘀;又因脾失健运,水湿不化,湿邪积聚日久成痰湿瘀血而阻滞气机,循环往复,使病情不断加重。痰瘀互结,阻于胞脉,渐成癥瘕。张小玲辨证过程中强调"治病必求其本",故予健脾益肾法以扶正,利水散结以祛邪。本案患者思虑过度，劳伤气血，心藏神而主血，脾主思而统血，思虑过度，心脾气血暗耗，脾气亏虚，故见消瘦、体倦、食少；心血不足，故见健忘、不寐。脾为营卫气血生化之源，《灵枢·决气》曰："中焦受气取汁，变化为赤是为血。"方中白术、甘草、黄芪、党参甘温之品，补益脾气以生血，使气旺血生；当归、龙眼肉甘温补血，养心安神；茯苓、远志、酸枣仁宁心安神；小腹胀满，以苍术、土茯苓、生薏苡仁健脾燥湿利水；肾主骨生髓，肾精不足，骨髓空虚，骨骼失养，故见腰酸；肾阴耗伤，肾脏气血亏虚不畅，郁而化热，故见潮热。《脾胃论》中说："或曰：湿之与汗，阴乎阳乎？曰：西南坤土地，脾胃也。人之汗犹天地之雨也，阴滋其湿，则为雾露为雨也，阴湿寒，下行之地气也，汗多则亡阳……《内经》曰：气虚则外寒，虽见热中，蒸蒸为汗，终传大寒，知始为热中，表虚之阳。"脾胃内伤，初为热中，气虚不运，升降枢转失常，三焦郁滞，阴火内生，迫津外泄，而成盗汗；也就是说，盗汗之起由于气虚，盗汗之成由于阴火。因此，张小玲用生地黄、黄柏甘寒泻阴火，熟地黄、当归甘温补阴血，地骨皮凉血除蒸，更加桑椹、山萸肉补益肾气，填精补髓，又能预防化疗后引起的全血细胞减少；焦三仙使得补而不腻，充分体现了张小玲顾护脾胃的理念。诸药配伍，寒温并用，消补兼施，以补为主，共奏益气扶正，化水散结之功。复诊患者大便稀溏，倍用黄芪甘温补元气，因当归能润肠通便，减少当归用量，加贯众、白头翁平和之品清热解毒。张小玲认为对晚期患者以扶正培本为主，脾肾兼顾，寓攻于补，可减轻症状，维持生机，常能带瘤生存。

病案3 徐某某，女，46岁。

[初诊] 2023年9月12日。

主诉：卵巢癌术后10年余，胸胁胀闷半个月。

2013年7月患者无明显诱因下出现下腹隐痛，B超示盆腔囊实混合性包块。肿瘤标志物CA125 85.2 U/mL，CA153 55.7 U/mL，AFP 358.18 U/mL。于2013年7月25日在全麻下行"卵巢癌根治术"，术后病理示（右侧附件）低分化恶性肿瘤伴出血、坏死，符合高级别浆液性腺癌，部分区呈癌肉瘤改变，小灶区见少量软骨成分，肿块大小12 cm×9 cm×8 cm，可疑脉管内癌栓形成，神经未见明确侵犯。术后行化疗8次（紫杉醇＋顺铂，具体剂量不详），有恶心呕吐消化道毒副反应，耐受可。半月前出现胸胁胀闷不适，为求中医药治疗来我科门诊。

刻下症：全身乏力，胸胁胀闷，心情不畅，咽部物堵感，手脚冰凉，食欲欠佳，时有嗳气，大便稀溏，舌淡红，苔薄白，脉弦。

西医诊断：卵巢恶性肿瘤，甲状腺功能亢进症。

中医诊断：卵巢癌（肝气犯脾证）。

治则：疏肝解郁，健脾化痰。

方药：四逆散合半夏厚朴汤加减。柴胡 15 g，炒白芍 15 g，炙甘草 6 g，枳壳 10 g，茯苓 15 g，白术 15 g，陈皮 6 g，郁金 15 g，薏苡仁 20 g，苏梗 12 g，苍术 15 g，半夏 9 g，厚朴 10 g，生姜 6 g，黄芪 30 g，土茯苓 15 g，白花蛇舌草 15 g，紫草 10 g，焦三仙各 15 g，7 剂。

[二诊] 服上方后胸胁胀闷好转，疲劳感减轻，偶有腰酸，纳食可，大便不成形仍存。前方去紫草、白花蛇舌草，加菟丝子 15 g，槲寄生 10 g，酸枣仁 15 g，赤芝 15 g，山药 20 g，再服 7 剂以健脾温肾止泻。

[三诊] 乏力较前明显好转，四肢得温，体力逐渐恢复，心情不畅，时有嗳气仍存。前方去厚朴，加梅花 6 g，佛手 9 g 疏肝理气续服。告知患者梅花象征五福，佛手象征福寿。服上方后，效果很好，故又按原方服用 14 剂，后续患者继续中药辨证施治，长期调理，心情舒畅，病情控制稳定。

按语：张小玲认为卵巢癌发病与肝及冲、任关系密切。肝主疏泄，冲为血海，任主胞胎，情志不遂，肝郁不疏，冲任失调，气血运行不畅，气滞血凝，脉络壅阻而生积聚。正如《外科正宗》云："忧郁伤肝，思虑伤脾……致经络痞涩，聚结成核。"又如《景岳全书》说：胁痛之病，本属肝、胆二经，以二经之脉循胁肋故也。其痛走窜不定，气滞之象也。四逆散疏利肝胆，调达气机，为治气滞胁痛之良方也。半夏厚朴汤出自《金匮要略·妇人杂病脉证》，是主治咽喉部有异物感的专方。原文说："妇人咽中如有炙脔，半夏厚朴汤主之。"故治疗上选四逆散合半夏厚朴汤加减。以柴胡疏肝，白芍柔肝，两者合用，补养肝血，条达肝气，枳壳降气解郁，与柴胡相配，升降相兼，增强调畅气机之功，与白芍相配，理气和血，气血并调；半夏辛温入肺、胃，化痰散结，降逆和胃；厚朴苦辛性温，下气除满，二药相合，化痰结，降逆气，痰气并治；茯苓健脾渗湿，湿去则痰无由生；生姜辛温散结，和胃止呕，且制半夏之毒；紫苏梗芳香行气，助厚朴以行气宽胸，宣通郁结之气；土茯苓、白花蛇舌草味苦性寒，温中有清；郁金味辛、苦，性寒，具有清热解毒，活血止痛以及行气解郁之作用；紫草咸寒，入肝经血分，能活血解毒，并有抗肿瘤作用。脾胃为后天之本，气血生化之源，人体依赖脾胃化生的气血而生存，所以"得胃气则生"。脾胃功能正常，气血化生有源，才能保证正气盛。故方中茯苓、白术、苍术、薏苡仁健脾除湿，焦三仙是张小玲方中常用之品，充分体现了其顾护脾胃的理念。二诊患者大便不成形，喜暖怕冷之症仍存，伴有腰酸不适，此为气滞阳郁兼肾阳不足，故主方不变，去紫草、白花蛇舌草，稍予菟丝子、槲寄生、山药补肾助阳之品，加酸枣仁、灵芝以养心安神。方中梅花配伍佛手疏肝理气，开胃解郁，又因梅花象征五福，佛手象征福寿，使得患者寄托健康、富裕、美好的生活向往，使其心情得以舒畅。

病案 4 周某某，女，59 岁。

[初诊] 2023 年 9 月 15 日。

主诉：卵巢癌术后 4 年余，胁痛伴纳差 1 周。

2019 年 4 月患者无明显诱因下出现恶心呕吐，行腹部增强 CT 示腹主动脉旁多发肿大淋巴结，恶性肿瘤转移可能。肿瘤标志物 CA125 135.30 U/mL，CA199 25.70 U/mL。进一步行 PET - CT 示子宫左侧肌壁结节影，腹膜后腹主动脉旁多发肿大淋巴结，FDG 代谢均异常增高，考虑子宫恶性病变可疑伴多发淋巴结转移，不除外淋巴瘤。行后腹膜肿块穿刺活检，病理示（腹膜后）条索状淋巴组织内见低分化癌。免疫组化结果缺乏特异性，倾向女性生殖系统来源。遂行"TP 方案"辅助化疗 3 次，2019 年 7 月 1 日全麻下行"经腹卵巢癌根治术"，术程顺利。术后病理示腺癌，行"TP 方案"化疗 4 次（用药同前），盆腔放疗 25 次。1 周前出现胁痛伴纳差，为求中医药治疗来我科门诊。

刻下症：全身乏力，面色萎黄，胸胁胀痛，纳谷不馨，大便稀溏，夜寐不安，寐浅易醒，舌质淡红，苔白腻，脉弦细。

西医诊断：卵巢恶性肿瘤。

中医诊断：卵巢癌（肝郁脾虚证）。

治则：疏肝健脾，化痰散结。

方药：逍遥散加减。柴胡 15 g，白芍 15 g，当归 15 g，炒白术 20 g，茯苓 15 g，黄芪 30 g，党参 20 g，陈皮 6 g，枳壳 15 g，土茯苓 15 g，八月札 15 g，莪术 15 g，炒山楂 15 g，炒神曲 15 g，炒麦芽 20 g，甘草 6 g，7 剂。

[二诊] 服上方后仍有精神容易紧张，疲劳感减轻，偶有腰酸，纳食可，大便不成形，舌淡红，边有齿痕，苔薄白，脉略弦。大便不成形考虑与脾虚有关，前方去莪术、八月札、当归，加薏苡仁 20 g，补骨脂 15 g，山药 20 g，狗脊 15 g，

再服 7 剂以健脾温肾止泻。

[三诊] 乏力较前明显好转,体力逐渐恢复,心情不畅仍存。前方加白英 15 g,白花蛇舌草 15 g,龙葵 15 g,半枝莲 15 g 以清热解毒祛瘀。后续患者继续中药辨证施治,长期调理,心情舒畅,病情控制稳定。患者坚持服药,至今已 3 年有余,未见复发。

按语:本例患者平素忧思善虑,加之性格内向,肝气郁结,积病日久,损伤脾胃,脾虚无以运化水湿,聚湿成痰,痰毒搏结于下焦,日渐以大,发为肿瘤。正如《医学入门·积聚皆属于脾》提出:"郁结伤脾,肌肉消薄,与外邪相搏,而成肉瘤。"可见情志内伤与脾关系十分密切。胸胁胀痛,情志不遂,是为肝气郁结之象;日久肝气乘脾,致脾胃虚弱,脾胃运化水谷失司,气血生化无源,症见面色萎黄、乏力、大便稀溏、纳谷不馨;肝血亏虚,则夜寐欠安、寐浅易醒;舌质淡红、苔白腻、脉弦细,皆为肝郁脾虚之象。综上所述,四诊合参,病本在下焦,累及肝、脾,属本虚标实,诊断为卵巢癌肝郁气滞型。逍遥散为肝郁血虚,脾失健运之证而设。肝为藏血之脏,性喜调达而主疏泄,体阴用阳。若七情郁结,肝失调达,使肝气横逆,乘脾犯胃,脾气虚弱,而致气血生化乏源。此时疏肝解郁,固然是当务之急,而养血柔肝,亦是不可偏废之法。方中当归、芍药与柴胡同用,补肝体而助肝用,血和则肝和,血充则肝柔;黄芪、白术、茯苓、党参健脾益气,枳壳、陈皮行气,炒山楂、炒神曲、炒麦芽和胃,莪术活血消癥,八月札、土茯苓清热解毒,甘草调和诸药。诸药合用,使肝郁得疏,血虚得养,脾弱得复,气血兼顾,体用并调,肝脾同治。二诊患者胃纳较前好转,腰酸不适,大便不成形仍存,考虑脾虚仍存,故去味苦之八月札、药性峻猛之莪术、有滑肠之弊的当归,加薏苡仁、补骨脂、山药、狗脊以温肾健脾涩肠,使水谷得以吸收,气血化生有源。三诊患者病情平稳,故继续治以调肝健脾,佐以清热祛瘀之品白英、白花蛇舌草、龙葵、半枝莲。

第十节　宫　颈　癌

宫颈癌在我国发病率很高,一直居妇科恶性肿瘤之首位。但近 10 余年来发病数已有明显下降,这与早婚、早产的减少及接种宫颈癌疫苗有关,宫颈癌的普查和普治也使我国发病率和死亡率明显下降。

宫颈癌的病因至今尚不十分清楚,但有大量资料表明人乳头状瘤病毒

（HPV）可能与宫颈癌发生有关，已知与宫颈癌关系密切的是 HPV-16 和 HPV-18 型。还有早婚和早产、宫颈的炎症和创伤、不良性行为和性病、长期口服避孕药、配偶包皮过长和包皮垢等因素。

宫颈癌在中医学中属于"崩漏""带下""癥积"等范畴。《备急千金要方》中所述："崩中、漏下赤白青黑，腐臭不可近，令人面黑无颜色，皮骨相连，月经失度，往来无常。"与宫颈癌晚期的临床表现十分相近。《景岳全书》指出"盖积者，积垒之谓，由渐而成者也……凡汁沫凝聚，施成癥块者，皆积之类，其病多在血分，血有形而静也"，叙述了本病的病理机制。在治则治法上，宫颈癌之最早记载，当推汉代张仲景《金匮要略》，其中不仅有以桂枝茯苓丸治癥瘕的内治法，且开创了用狼牙汤等药局部外用之先河。自此以降，历代医家以其临床实践为主，来探讨疾病的发生与发展规律，见智见仁，各有建树。宋代重视冲任的调理，金元时期偏重于清热泻火，利湿逐痰，明清时代主以肝、脾、肾立论，以行气解郁，活血化瘀为大法，不断充实丰富临床治疗方法。

一、病因病机

张小玲认为本病病机可归于正虚邪实。湿、热、毒邪侵袭为致病之因，脾肾之虚、肝气之郁、气血瘀滞为病机之根本，湿热毒瘀伤及冲任为发病之关键环节。其归纳宫颈癌的病因病机主要有以下两点。

1. 正气亏虚　由于先天禀赋不足，脏腑功能薄弱，又因后天房劳多产，肾气亏损，耗伤精血；或因饮食失调，损伤脾胃，气血生化乏源，无以濡养冲任，难以抵御外邪而致癥积。

2. 湿热瘀毒　外来病毒，归属于湿热之毒，侵袭机体，客于胞门，此为发病之外因。脾肾不足，气化无力，水湿停聚，日久郁而化热；或因七情内伤，肝气郁结，肝失疏泄，而致气机不畅，气滞血瘀；或饮食不节，损伤脾胃，健运失职，湿浊内停，聚而为痰，此为发病之内因。痰湿热下注冲任，阻滞胞络，痰血搏结，此内外之湿热相合，渐积成癥。

二、诊治观点

1. 立肾为本，疏肝养血，调养脾胃　张小玲治疗宫颈癌"立肾为本"，认为该病以肾虚为基本病理因素。《素问·六节藏象论》有曰："肾者，主蛰，封藏之本，精之处也。"肾精是人体生长发育及各种功能活动的重要物质基础，为先天之本,生命之根。宫颈癌发病后手术切除子宫,耗伤精血,尤伤肾阴,放化疗多为热毒,亦耗伤机体阴血,又女子以肝为先天,以血为本,妇女经历经、孕、产、乳耗伤,阴血常不足而气有余,故常有潮热盗汗、眩晕耳鸣、腰背酸楚等肾阴耗伤的表现。张小玲治疗常以益养肾阴为治;肝肾乙癸同源,其治疗密不可分,许多药物也常为肝肾同治;现代生活的普遍压力及疾病带来的身心困扰,使患者常存在情志不舒的病理因素,七情愠怒伤肝,肝气失于疏泄,肝气郁结,久而化火,耗伤肝阴,故张小玲治疗上辅以疏肝养血;脾胃是后天之本,气血生化之源,"内伤脾胃,百病由生",肝肾阴血也有赖于后天脾胃的充养,故张小玲在宫颈癌的治疗中也尤重调理中焦脾胃,脾胃运纳有度,则水谷精微化生气血充足,后天得养方能充养肝肾先天,人体正气充足方能抵御癌邪,利于各病理因素的消除。

2. 首抓病理,分期论治,重视兼症 张小玲认为对早期宫颈癌患者,在手术后或应用放化疗疗法时,应首先抓住"虚、湿、热、毒、瘀"病理因素,同时辨证论治,扶正祛邪,攻补兼施,使得机体阴平阳秘,预防和减轻放化疗的毒副作用,如患者术后脾胃虚弱,常兼有纳呆便溏、四肢倦怠、舌体胖大、边有齿痕等症,可予以健脾和胃,常选用苍术、炒白术、淮山药数味补脾化湿,又以薏苡仁、茯苓补利兼施,缓缓而治,清浊自分;对于肿瘤晚期不可手术或肿瘤复发带瘤生存患者,初治之时,张小玲不用破血猛药,取四物之君,稍添几味桃仁、红花、三七之类,以通利血脉,消散瘀血,待正气有复;对于既往有脉管癌栓、神经侵犯等肿瘤高危因素存在的患者,则选用三棱、莪术、烫水蛭等药逐瘀通经;手术清扫及放疗后,出现下肢淋巴回流障碍,下肢浮肿,多加利水渗湿之品,如泽兰、泽泻、玉米须等;放疗后出现泌尿道感染,出现尿频、尿痛、尿中带血等,治以利尿通淋止血,选方八正散、小蓟饮子,用药车前子、萹蓄、六一散、山栀子、制大黄、藕节炭、蒲黄炭、紫珠草等;放疗后引起放射性肠炎,大便次数增多而便溏者,常以脾虚湿盛为主要病机,以党参、茯苓、炒白术、生薏苡仁、白豆蔻等化湿健脾,湿热热毒下注显著,以白头翁汤清热解毒,燥湿止泻,久泄者取乌梅丸加赤石脂、禹余粮以涩肠止泻,寒温并用。

三、验案举隅

病案1 潘某某,女,54 岁。

[初诊] 2023 年 6 月 16 日。

主诉:发现宫颈癌半年余,尿频尿急 3 日。

2022年9月患者无明显诱因下出现接触性阴道出血,量不多,色鲜红,时有小腹坠胀。9月23日完善盆腔MR增强,示子宫颈部占位性病变,宫颈癌首先考虑,伴宫腔大量积液(含高蛋白成分)。左侧输尿管下段扩张,近膀胱段狭窄,提示肿瘤侵犯。宫颈活检病理示鳞癌。2022年9月30日完善PET/CT,提示子宫颈肿块,FDG摄取增高,考虑宫颈癌,子宫腔大量积液,左肾及左侧输尿管扩张、积水。2022年10月5日行"左肾造瘘术＋经尿道左侧输尿管镜检查术",行化疗2次,放疗25次(具体剂量不详)。2023年4月底无明显诱因下出现发热不适,伴尿频尿急,4月24日盆腔MR增强示宫颈癌化疗后改变,左侧输尿管下段扩张,予抗感染对症支持治疗,于2023年5月19日腰麻下行"经尿道左侧输尿管支架置入术",过程顺利。

刻下症:形体消瘦,乏力明显,精神疲惫,尿频尿急,阴道稍有触痛,NRS评分2分,无阴道出血,时有腰酸伴夜间出汗,失眠多梦,无小腹坠胀感,无腹痛腹泻,舌淡红,苔黄腻,脉弦细。

西医诊断:宫颈恶性肿瘤,阴道继发恶性肿瘤,输尿管继发恶性肿瘤。

中医诊断:宫颈癌(肝肾亏虚证)。

治法:补肾益肝,化痰散结。

方药:六味地黄丸加减。熟地黄30g,山萸肉15g,茯苓20g,白芍10g,山药20g,枸杞子10g,旱莲草15g,女贞子9g,淫羊藿10g,菟丝子15g,萹蓄10g,瞿麦12g,车前子15g,白灯心3g,白茅根15g,甘草6g,7剂。

[二诊]患者自诉尿频尿急明显改善,夜寐好转,腰酸伴乏力有所改善,仍偶有阴道隐痛不适,NRS评分1分,舌苔仍黄腻。前方基础上加黄柏15g,苍术15g清热利湿。

[三诊]患者一般情况较前明显好转,体力逐渐恢复。后续继续中药辨证施治,目前患者体力状态良好,达到"带瘤生存"目的,复查病情无明显进展。

按语:本案患者时有腰酸伴夜间出汗,失眠多梦,辨证是为肾阴虚,当以益养肾阴为治,选六味地黄丸为主方以填精润燥,滋补肾阴。肝肾同源,其治疗亦密不可分,故当以肝肾同治,滋补肝肾,益精填髓。方中二至丸中的女贞子、墨旱莲养阴润燥,可解肝肾之焦枯;方中枸杞子、淫羊藿、菟丝子直接补肝益肾,强筋健骨,取其阳中求阴之意,为古人补肾之效法;肾与膀胱相表里,肾阴亏虚,热毒下注于膀胱,故见尿频尿急,方选八正散利尿通淋,清热泻火,使得标本同治,正气得复。二诊患者舌苔仍为黄腻苔,清代陈修远说:"凡药之燥者未有不热,而寒者未有不湿,黄柏于清热之中而兼有燥湿之效。"苍术则被称为祛湿圣药,健脾王药。选黄柏、苍术药对,苍术得黄柏,则燥湿之力倍增,黄柏得苍术,以温制寒,清热而不致损阳,二药相使相制,清热燥湿功力显著。

病案 2 张某某,女,60 岁。

[初诊] 2023 年 10 月 10 日。

主诉:宫颈癌术后 4 年余,少腹胀痛半个月。

2019 年 3 月患者无明显诱因下出现阴道少量鲜红色出血,行宫颈活检病理显示宫颈黏液腺癌。2019 年 3 月 12 日行单孔腹腔镜下"广泛子宫全切术＋双侧卵巢切除术＋双侧输卵管切除术＋盆腔淋巴结清扫术＋盆腔粘连松解术",术后病理提示腺癌Ⅱ级,部分呈黏液腺癌(4 cm×3 cm×3 cm),浸润纤维肌层全层,累及内膜,脉管内见癌栓,神经束见侵犯,淋巴结见癌转移(4/16)。术后行化疗 5 次(白蛋白紫杉醇＋顺铂)。后续行"盆腔野放疗 58.8Gy/28Fx",同化疗 2 次。2020 年 9 月复查 CEA 较前升高(32.05 ng/mL),PET/CT 提示腹主动脉旁多发淋巴结转移,后行后腹膜转移淋巴结病灶放疗 31 次,同步行 TP 方案化疗 3 次。2021 年 9 月 1 日复查 PET/CT 示新增左锁骨上淋巴结转移及肺转移。予"信迪利单抗＋安罗替尼"免疫联合靶向抗肿瘤治疗,2021 年 11 月 17 日开始针对锁骨上区转移淋巴结病灶行高姑息放疗 28 次,后继续行信迪利单抗免疫治疗近 2 年,安罗替尼抗血管靶向治疗至今,有间质性肺病、甲状腺功能减退毒副反应,病情尚稳定。半个月前出现少腹胀痛,为求中医药治疗来我科门诊。

刻下症:乏力明显,遇事易怒,少腹时有胀痛,口苦咽干,劳累后可见肉眼血尿,量少,无阴道出血,大便溏薄,失眠多梦,舌质淡,边有齿痕,苔薄白,脉弦细。

西医诊断:宫颈恶性肿瘤,肺部继发恶性肿瘤,淋巴结继发恶性肿瘤。

中医诊断:宫颈癌(肝郁脾虚证)。

治法:疏肝健脾,化痰散结。

方药:逍遥散加减。柴胡 15 g,茯苓 15 g,生白术 15 g,炒白芍 15 g,当归 10 g,陈皮 6 g,郁金 15 g,车前草 15 g,薏苡仁 20 g,山药 20 g,枸杞子 15 g,黄芪 30 g,猫爪草 15 g,白毛藤 15 g,灵芝 15 g,远志 8 g,炙甘草 6 g,7 剂。

[二诊] 患者自诉口苦咽干不适明显改善,夜寐好转,夜间时有盗汗。加

焦栀子9g,黄芩15g,知母15g,浮小麦15g,再服7剂以清肝热,收敛止汗。

[三诊]患者一般情况较前明显好转,体力逐渐恢复,仍遇事易怒,心情不畅。前方去柴胡,加佛手8g,香橼皮8g疏肝理气。后续患者继续中药辨证施治,患者目前安罗替尼维持治疗,并配合中药长期调理,一般情况可,心情舒畅,病情控制稳定。

按语:张小玲在养肝方面常强调,"肝喜柔润恶抑郁",应以柔养为主,舒肝气而条达肝木,柔肝阴而润养肝血,此为养肝两大要法。本案以逍遥散为基础加减化裁,柴胡、当归、白芍合用,柴胡疏肝解郁,当归养血和血,白芍敛阴柔肝,君臣相伍,使郁散则肝和,血充则肝柔。二诊患者阴虚热盛,加栀子、黄芩、知母以清肝热,加浮小麦收敛止汗,以免过汗进一步损伤阴液。因柴胡性升散,久用有劫肝阴之弊,张小玲在患者三诊时,恐调肝气之时理气太过而伤肝阴,故数剂之后选用佛手、香橼皮发挥理气舒肝之效。

病案3 朱某某,女,78岁。

[初诊]2023年8月11日。

主诉:宫颈癌术后1年余,腹胀1周。

2021年10月患者无明显诱因下出现阴道出血,色红,量少,于2021年10月25日行彩超示宫颈低回声。2021年11月8日盆腔MRI平扫+增强示宫颈后壁占位,宫颈癌可能。2021年11月22日全麻下行"宫颈癌根治术",术后病理示宫颈肿瘤,大小2cm×2cm×1cm,鳞状细胞癌,角化型,中分化,淋巴结见转移(1/15),术后未行放化疗。1周前出现腹胀不适,2023年8月5日复查盆腔平扫CT提示左侧腹壁切口软组织稍增多。今为求中医药治疗来我科门诊。

刻下症:消瘦,神疲倦怠,面色萎黄,诉食后腹胀,自汗明显,胃纳欠佳,大便溏薄,次数多,夜寐尚可,舌淡,苔薄白,脉沉细弱。

西医诊断:宫颈恶性肿瘤。

中医诊断:宫颈癌(脾胃虚弱证)。

治法:健脾和胃,化痰散结。

方药:参苓白术散加减。党参20g,生白术20g,生黄芪60g,白扁豆10g,山药20g,茯苓15g,炒芡实15g,莲子15g,瘪桃干25g,糯稻根25g,人参片9g,薏苡仁30g,炒麦芽20g,焦山楂15g,焦六曲15g,炙甘草6g,7剂。

[二诊] 患者自诉自汗不适明显改善，大便次数减少，仍偏稀薄，时有腹部胀满不适，得温腹胀缓解。加干姜 10 g，再服 7 剂以温中健脾。

[三诊] 患者一般情况较前明显好转，体力逐渐恢复，手术后未予放化疗，腹壁软组织增多。前方加桃仁 10 g，红花 6 g 以活血化瘀，祛瘀生新。后续继续中药辨证施治，长期调理，定期复查未见复发征象，生活质量良好。

按语：本案患者后天脾胃失养，脾胃虚弱，运化不健，外邪乘虚而入，邪正相搏，致机体阴阳失调，脏腑功能紊乱，经络、气血、津液运行失常，气滞、血瘀、痰凝、湿聚相互交结，化生毒邪蓄积于脏腑，郁结日久形成癥积、癌瘤。正如宋代陈自明《妇人大全良方》中指出："夫妇人癥痞者，由冷热不调，饮食不节，积在腹中或肠胃之间。"故治疗上以脾胃先行，脾胃得健则五脏可安，诸病得缓，此为通法。另外，土爱稼穑，为气血生化之源，肝肾阴血也有赖于后天脾胃的充养。脾胃运纳有度，则水谷精微化生气血充足，后天得养方能充养肝肾先天，人体正气充足方能抵御癌邪，利于各病理因素的消除。本案选用参苓白术散加减，健脾化湿，固表止汗。二诊加用理中丸之干姜温中祛寒，以消久病脾胃虚寒。另外，张小玲指出治病当辨不同主次兼症，攻守有度。本案先固本以攻邪，故三诊中张小玲加用桃仁、红花以活血化瘀，祛瘀生新；选用焦楂曲、炒麦芽取其理气运脾，消食和胃之义，亦使主方中滋阴之药补而不滞，利于药力的发挥。

病案4 虞某某，女，76 岁。

[初诊] 2023 年 3 月 28 日。

主诉：宫颈癌半年余，潮热盗汗 3 日。

2022 年 6 月患者无明显诱因下出现小腹坠胀，查 B 超示宫颈内占位，考虑宫颈癌，盆腹腔浑浊积液，考虑癌性积液。活检病理显示宫颈鳞癌。CA125 3 160.0 U/mL，MR 示子宫颈部占位。阴道壁增厚伴异常强化，考虑阴道炎。腹盆腔积液，腹膜多发增厚，大网膜饼状增厚，考虑转移。未行手术及放疗，2022 年 8 月 29 日行"替雷利珠单抗＋白蛋白紫杉醇＋卡铂"方案抗肿瘤 2 次，其间腹水细胞蜡块病理示找到腺癌细胞，考虑苗勒氏管或子宫内膜来源。2023 年 1 月 13 日复查 CA125：1 196.2 U/mL。2023 年 2 月 27 日在我院行同方案化疗 1 次，后续外院放疗 28 次。3 日前出现潮热盗汗，为求中医药治疗来我科门诊。

刻下症：患者结束放化疗不久，精神体力恢复尚可，潮热盗汗明显，动辄汗出，双下肢水肿、关节酸痛，阴道偶有少量分泌物，色淡黄，已外院行妇科检查未见异常。胃纳可，夜寐一般，二便尚调，舌质红，苔微黄腻，脉细。

西医诊断：宫颈恶性肿瘤，腹膜继发恶性肿瘤。

中医诊断：宫颈癌（冲任失调，下焦湿热证）。

治法：调理冲任，清利下焦。

方药：知柏地黄丸加减。知母10g，黄柏10g，生地黄10g，熟地黄10g，山茱萸10g，牡丹皮10g，牛膝10g，续断10g，槲寄生10g，苍术10g，土茯苓15g，蛇床子10g，泽兰10g，泽泻10g，玉米须20g，生甘草5g，7剂。

[二诊] 患者自诉药后下肢水肿有所减轻，阴道基本未再出现黄色分泌物，但潮热盗汗仍作。前方加生龙骨、生牡蛎、煅龙骨、煅牡蛎各10g（先煎）镇静安神，收敛固涩，浮小麦30g固表止汗，益气出热。

[三诊] 患者潮热盗汗明显减轻，近日夜间未觉出汗，下肢水肿也基本消失。治以前法，巩固疗效。患者在张小玲门诊调治至今，后诸症皆平，定期进行宫颈癌复查均示病情稳定，生活质量显著提高。

按语：张小玲认为本案患者年老，全身脏腑衰弱，癌毒易犯。脾肾素虚，水湿无以运化，聚湿成痰，冲、任、督脉失调，气血功能失司，气滞血瘀，痰、毒、瘀搏结于下焦宫颈，日益增大为癥积，癌毒流窜，发为宫颈癌伴腹膜继发恶性肿瘤。正如隋代巢元方《诸病源候论》中指出："冲任气虚……伤损之人，五脏皆虚者，故五色随崩俱下。"指出了宫颈癌与冲、任受损有着直接关系。本案患者病属晚期，已失手术机会，虽经放化疗治疗，阴道偶有少量分泌物，苔微黄腻，下焦湿热之象仍存，且出现放疗后淋巴回流障碍而水肿，下肢回流障碍极大影响肿瘤恢复期的生活质量。患者初诊之时，潮热盗汗明显，阴虚火旺较甚，下焦湿热症状存留。故在治疗上，张小玲以调理冲任，补肝益肾，清利下焦，解毒祛邪为法。选用知柏地黄丸加减补益肝肾，清热除烦，槲寄生、川牛膝、续断则加强补肾而强筋健骨，通利关节之作用，再加苍术、土茯苓、蛇床子清热燥湿解毒及泽兰、玉米须利水渗湿，利尿消肿之品，生甘草清热解毒又能调和诸药。张小玲临证指出治病当辨不同主次兼症，攻守有度。本方诸药合用，主次兼顾，故可获良效。患者二诊时潮热盗汗症状未见减轻，张小玲考虑到因过汗可进一步损伤阴液，而培肝肾之本为缓治，效难速达，故在原方基础上，加予生煅龙牡、浮小麦加强收敛止汗作用，以免过汗进一步损伤阴液。

第十一节　子宫内膜癌

子宫内膜癌是发生于子宫内膜的上皮恶性肿瘤,是女性生殖道三大常见恶性肿瘤之一,多发生于围绝经期及绝经后妇女。随着人口平均寿命的增加以及生活习惯的改变,子宫内膜癌的发病率近 20 年呈持续上升和年轻化趋势。在我国,子宫内膜癌是继宫颈癌之后第 2 常见的妇科恶性肿瘤,占妇科恶性肿瘤的 20%～30%。

根据发病机制和生物学行为特点,子宫内膜癌可分为雌激素依赖型(Ⅰ型)和非雌激素依赖型(Ⅱ型):Ⅰ型子宫内膜癌大部分病理类型为子宫内膜样腺癌,其与雌激素过量、肥胖、激素受体阳性和子宫内膜增生相关,此类患者预后较为良好;Ⅱ型子宫内膜癌病理类型包括浆液性癌、透明细胞癌、癌肉瘤等,其发生机制至今尚不完全清楚,此类子宫内膜癌恶性程度较高,具有早期扩散和不良预后的倾向。

子宫内膜癌临床常见异常子宫出血,主要表现为不规则阴道流血,如绝经后出血,未绝经女性月经过多,经期延长或月经紊乱,围绝经期患者以不规则阴道流血、经期延长或经量增多常见;还可见阴道排液、分泌物增多,呈血性液体或浆液性分泌物,合并感染时呈脓血性,伴恶臭;下腹疼痛,可扪及包块。中医古代文献并没有子宫内膜癌病名的明确记载,但根据其主要临床特点,可将其归属于中医学的"崩漏""经断复来""五色带下""月经过多""经期延长""月经先期""癥瘕"等范畴。

一、病因病机

《黄帝内经》中指出:"任脉为病,女子带下癥结。"《医学源流论·妇科论》也指出:"凡治妇人,必先明冲任之脉。"可见本病与冲任失调密切相关。张小玲认为子宫内膜癌的病因病机主要为以下几个方面:① 素体亏虚。禀赋不足或后天失养,或久病伤脏,导致肝肾不和,冲任诸脉失养,进而阴阳失调,气机逆乱,生化失常,癌毒内生。② 七情内伤。情志为病,肝气不舒,肝郁乘脾,气血不畅,经脉阻滞,冲任失调,癌毒内生。③ 饮食不节。嗜食肥甘厚味,肥腻膏脂内聚,痰浊内生,或饮食不节,损伤脾胃,脾失健运,湿浊内结,痰浊阻滞,冲任失调，癌毒内生而致癥瘕。④ 经孕失调。当孕未孕，或经水当断未断，天癸运行失常，冲任失调，而致气血逆乱，阴阳失调，癌毒内生。

本病病理属性为本虚标实，初期邪盛而正虚不明显，随病情发展则邪气愈盛而正气愈虚，至晚期患者出现气血阴阳俱虚，正气衰微，最终表现为肝、脾、肾三脏受累为主的复杂病变，由于正气衰微，不能抑制癌瘤的生长扩散，而癌瘤的迅猛生长，更进一步消耗元气精血，两者同时存在，实者愈实，虚者愈虚，这种恶性循环在癌症晚期尤为明显。

二、诊治观点

1. **五脏并治，尤重肝肾**　张小玲认为人体的各个脏腑之间相互联系、相互影响，五脏皆可致病，故辨病时应兼顾五脏，达到"五脏并治"。女性的生殖功能与肾的生理功能息息相关，肾为先天之本，肾气的盛衰关系到天癸的至与竭。肾藏精，精血同源，精能生血，血能化精，肾精充足可化生肾阴与肾阳，阴阳平衡才能维持女性正常的生理活动。女子以肝为先天，肝藏血、主疏泄，喜条达而恶抑郁，肝气调达，肝血充盈则血海充盈而月经正常。所以张小玲认为，治疗子宫内膜癌应着重调补肝肾。

2. **虚寒瘀阻，立法温通**　《黄帝内经》记载："积之始生，得寒乃生，厥乃成积也。"张小玲认为与子宫内膜癌发生、发展密切相关的病因之一是寒邪侵袭。子宫内膜癌的病邪多属寒属瘀，寒瘀与气血互结，日久则成积聚。且大凡肿瘤患者，必当素体亏虚或久病多虚所致，"邪之所凑，其气必虚"，气行则血行，气滞、气虚皆可致血瘀，加之胞宫位在下焦属阴，极易积阴受寒、凝滞聚瘀。故而张小玲在临床治疗时常以温通立法，以期使得子宫内膜癌虚寒瘀阻的内环境得到有效控制。

3. **分期分型，辨证施治**　张小玲结合患者的临床分期、正邪盛衰、症状表现以及相关西医学治疗手段等，认为可将子宫内膜癌分为早、中、晚三期。早期病情尚浅，具有明确根治性手术指征；患者行根治性切除术后，根据情况辅以术后放化疗等综合治疗。此阶段邪正交争剧烈，邪盛为主，也存在正气受损的情况，早期病机多为癌毒胶结，内阻胞宫，治疗以消癌解毒为主。

部分患者发现时已处于中期，或发现时虽为早期，但病情未得到理想控制，步入中期。中期邪盛正虚渐甚，邪毒互结，累及肝、肾、脾等脏。癌毒渐深渐广，脏腑气血阴阳渐亏。中期病机多见湿、热、痰、瘀、毒相互搏结，脏腑失和。治疗以消补兼施为主。

晚期患者或是发生复发、转移，或是基础情况较差，只能行姑息治疗。此阶段以正虚为主，癌毒与诸邪胶结缠绵，耗伤气血阴阳，五脏失养，正气亏虚，癌毒难遏。病机多见癌毒损正，五脏俱虚。临床常见肝肾阴虚、脾肾阳虚等证型变化。治疗以补中寓消，养正除积。

三、验案举隅

病案 1 茅某某,女,48 岁。

[初诊] 2023 年 4 月 6 日。

主诉：子宫内膜癌术后 2 年余，反复腰背酸痛 3 个月。

2021 年 1 月患者无明显诱因下出现阴道出血，色鲜红，伴右侧轻微腹胀及腹股沟韧带轻微牵拉痛。当地医院行宫腔镜检查，病理提示子宫内膜样腺癌。2021 年 1 月 22 日行全麻下"腹腔镜下子宫全切术＋双侧输卵管卵巢切除术＋盆腔淋巴结清扫术＋盆腔粘连松解术"。术后病理，子宫内膜样癌Ⅰ级，伴广泛鳞状化生，病灶大小 4.5 cm×2.5 cm×1.5 cm，浸润子宫浅肌层，局灶脉管内见癌栓，下缘未累及宫颈内口；淋巴结未见癌转移(0/17)。术后行 4 周期 TC 方案化疗(紫杉醇脂质体＋卡铂)，其间予放疗 1 个疗程，患者耐受可。3 个月前出现腰背酸痛，近来加重，伴潮热汗出，心烦少寐，来我院就诊，求助于中药治疗。

刻下症：腰背酸痛无力，偶感头晕耳鸣，时有潮热盗汗，心烦少寐，胃纳可，大便偏干，小便尚调，舌红，苔少，脉弦细。

西医诊断：子宫内膜恶性肿瘤。

中医诊断：腰痛(肝肾阴虚证)。

治法：补益肝肾，滋阴降火。

方药：滋水清肝饮加减。熟地黄 15 g，生地黄 15 g，山药 30 g，山茱萸 12 g，泽泻 10 g，牡丹皮 12 g，茯苓 30 g，柴胡 10 g，狗脊 10 g，远志 8 g，酸枣仁 10 g，甘草 5 g，7 剂。

[二诊] 2023 年 4 月 13 日。患者自诉腰酸乏力改善，头晕耳鸣消失，无明显潮热盗汗，夜寐改善，但睡眠较浅，易惊醒，胃纳可，大便仍较干，小便尚调，舌淡红，苔少，脉细。上方去泽泻，加用当归 15 g 养血润肠，7 剂。

[三诊] 2023 年 4 月 20 日。患者腰酸乏力较前明显好转，无头晕耳鸣，无

潮热盗汗,睡眠较前改善,胃纳可,二便调,舌淡红,苔薄,脉细。上方加鳖甲15 g补阴散结,14剂。

此后患者长期中药治疗,随诊复查,病情稳定,生活如常。

按语:子宫内膜癌发病多在"七七"之际,妇女"以血为用,以肝为先天"的生理特点,与其经、带、胎、产、乳的生理功能密切相关。肝肾同源、精血互生,肾精与肝血同盛同衰,两者虚损日久必累及奇经八脉;下元亏虚,无力抗邪于外,日久则与湿、瘀、毒互结而积聚结块,可见肝肾亏虚为子宫内膜癌发生之根本。女性"七七之年",肾气衰微,天癸竭,肾阴不足,肝肾之阴相互制约,若肾阴不足,母虚累及子脏,引起肝阴不足,阴虚而阳无以制则亢,迫津外泄,出现潮热汗出;肝阳上亢,扰及清窍,出现眩晕耳鸣、不寐;肝肾位于下焦,阴损致下虚上盛,出现腰膝酸软、情绪烦躁;肝阴不足,子虚盗母气,使得肾中阴精更虚,终致肝肾阴虚诸证。子宫内膜癌术后因手术切除卵巢或放化疗损伤卵巢功能,造成人工绝经,常常导致绝经综合征的出现,表现为潮热汗出、焦虑烦躁、五心烦热、头晕耳鸣、心悸胸闷、腰膝酸软、夜寐不安、情志不宁等症状,本案患者就是如此。该患者手术切除子宫、双附件,并接受了放化疗治疗,除了要忍受身体上的疼痛不适,还要忍受癌症所带来的心理创伤,这更易导致潮热出汗、失眠、烦躁等绝经综合征症候群的产生。所以,治疗的重点在于补益肝肾,滋阴降火,张小玲常以滋水清肝饮加减,常共用生地黄、熟地黄,以加强养阴生津,补益肝肾之效;山药健脾滋阴,固肾补虚;山茱萸补益肝肾,收敛固涩;牡丹皮清肝凉血;茯苓健脾祛湿;泽泻清热利湿;酸枣仁、远志共奏养心补肝,宁心安神之效;柴胡疏肝行气;当归养血活血,润肠通便;狗脊补肝肾,强筋骨;甘草健脾益气,调和诸药;鳖甲补阴清热散结;诸药共奏补肾疏肝,滋阴清热之效。

病案2 傅某某,女,57岁。

[初诊]2022年9月9日。

主诉:子宫内膜癌术后5个月余,乏力汗出2个月。

2022年3月患者因摔倒于当地医院查胸部CT发现左肺上叶前段实性小结节异常增大。2022年3月30日行"胸腔镜左上肺切除术＋胸膜粘连烙断术＋纵隔淋巴结清扫术"。病理结合免疫组化,考虑子宫内膜癌肺转移。支气管切缘未见癌累及,胸膜未见癌累及。送检淋巴结未见癌转移(0/8)。2022年4月26日行"腹腔镜全子宫切除＋双附件切除术＋盆腔淋巴结清扫＋盆腔粘连分解术",癌肉瘤,子宫内膜样癌,Ⅲ级,肉瘤成分为纤维肉瘤或子宫内膜间质肉瘤,浸润子宫浅肌层(<1/2肌壁),脉管瘤栓阴性,神经侵犯阴性,切缘阴性,淋巴结未见癌转移(0/25);术后恢复可,术后化疗联合靶向治疗3次(紫杉醇+卡铂+贝伐珠单抗),2022年7月13日开始行盆腔调强放疗,后再予化疗3个疗程(紫杉醇+卡铂)。患者放化疗期间因出现汗多、心慌、乏力、气短等症,来我科寻求中医治疗。

刻下症:自汗出,动则尤甚,伴心慌气短,神疲乏力,夜寐欠安,易醒,醒后难以入睡,大便不成形,每日1~2次,手足指麻木,纳尚可,小便调,舌暗苔白,脉沉弱。

西医诊断:子宫内膜恶性肿瘤。

中医诊断:癥瘕(气虚血瘀证)。

治法:益气养血,解毒祛瘀。

方药:补阳还五汤加减。黄芪30g,川芎10g,赤芍15g,白芍15g,郁金10g,合欢皮15g,茯苓20g,桂枝12g,白花蛇舌草15g,当归15g,炒白术30g,薏苡仁15g,7剂。

[二诊]2022年9月16日。患者心慌较前缓解,乏力自汗仍存,诉感周身酸痛,手足麻木,纳可,寐欠安,大便稀溏,日行1次,小便调,舌暗,苔白微腻,脉沉弱。加鸡血藤15g,川芎加至15g,7剂。

[三诊]2022年9月23日。心慌、腰痛好转,乏力自汗较前缓解,纳可,寐仍欠安,易醒,咽干,周身酸痛缓解,但时感足跟痛,手足麻木,大便溏薄,每日行1次,小便调,舌暗红,苔白,脉沉弱。原方加太子参15g,山萸肉15g,枸杞子15g,酸枣仁15g,7剂。

[四诊]2022年9月30日。诉自汗、足跟痛、咽干明显改善,纳寐尚可,大便成形,日行1次,小便调,舌暗红,苔白,脉沉细。效不更方,原方再进14剂。

患者放化疗期间配合中医药治疗,未见明显不良反应,顺利完成治疗疗程。后继续门诊随访,辨证施治,病情稳定。

按语:子宫内膜癌属于中医"癥瘕"范畴,正如清代《女科经纶》中所说"风冷饮食与血气相结,风冷入腹与血相结,血之所为,精聚癥瘕皆属血病",提出血瘀是妇科癥瘕的基本病机。子宫内膜癌的发生以气血阴阳亏虚为本,湿、热、痰、瘀、毒为标。本案患者年过七七,正气内虚,疾病日久,阴阳失调,加之又受癌毒的浸淫,耗伤精气,客邪留滞不去,气行不畅,而致血行瘀滞,结而成块。行手术及放化疗治疗后，正气耗散太过，再加上患者气血生化不足，而出现自汗、心慌、乏力、气短、脉沉弱的表现。脾胃为后天之本，气血生化之源，故运用益气健脾养血治疗大法。选用黄芪补气健脾；川芎、白芍、当归养血活血止痛；郁金、赤芍理气活血化瘀。夜寐欠安、易醒，加酸枣仁、合欢皮调和阴阳，悦心安神；常自汗出，以桂枝、白芍调和营卫；由于脾胃虚损，气血运行不畅，恐痰湿内生，加薏苡仁、白术益气健脾燥湿；白花蛇舌草清热解毒。全方共奏益气健脾，解毒祛瘀之效。二诊考虑患者血瘀而导致身体不通则痛，鸡血藤、川芎加量以活血行气止痛。三诊时患者仍自汗、乏力、咽干，考虑是放化疗热毒之后气阴两虚，加入太子参补气健脾，生津润肺；患者足跟痛，足跟为肝、肾二经所走行，故加入山萸肉、枸杞子滋补肝肾。纵观全方，此患者为气虚而血瘀，阴阳失调，根据患者不同时期的临床表现，调节阴阳平衡，攻补兼施，方才取得显著疗效；而中西治疗有机结合，更是起到了减毒增效、协同抗瘤之功。

病案3 潘某某，女，58岁。

[初诊] 2022年3月14日。

主诉：子宫内膜癌术后1年余，下肢肿胀疼痛半年。

2020年9月患者无明显诱因下出现阴道出血，色鲜红，量少，妇科检查阴道内可见一大小约5 cm×4 cm×4 cm 菜花状肿物，触之易出血，于2020年9月19日全麻下行"次广泛性子宫全切术＋双侧附件切除术＋盆腔淋巴结清扫术"，术后病理示子宫内膜样腺癌Ⅰ型，中低分化，肿瘤侵犯肌壁深约1/5，术后予化疗6次（紫杉醇针＋卡铂针）。患者术后出现左下肢肿胀，久治不愈，后逐渐出现胀痛麻木，并进行性加重，至我科门诊寻求中医治疗。

刻下症：左下肢非凹陷性水肿，皮温触之未见明显异常，患者诉感左下肢肿胀疼痛、麻木，局部皮肤紫暗，神疲乏力，颜面微浮，二便尚调，舌暗淡，苔白，脉沉细。

西医诊断：子宫内膜恶性肿瘤，下肢淋巴回流障碍。

中医诊断：水肿（气虚血瘀，水湿内停证）。

治法：益气活血，利水消肿。

方药：补阳还五汤加减。黄芪30 g，当归12 g，赤芍10 g，川芎12 g，桃仁10 g，红花6 g，地龙10 g，川牛膝15 g，茯苓20 g，泽兰10 g，桂枝6 g，甘草6 g，7剂。

[二诊] 2022年3月21日。患者左下肢肿胀消除大半，疼痛较前缓解，但仍觉左下肢麻木不适。原方加木瓜20 g，14剂。

[三诊] 2022年4月4日。患者左下肢肿胀、疼痛、麻木明显缓解，继以原方巩固疗效，14剂。

按语：下肢淋巴水肿多见于妇科恶性肿瘤术后，是盆腔淋巴结清扫切除术后的常见并发症之一，是由于手术过程中破坏淋巴管网，造成淋巴液在淋巴管中回流不畅，滞留于下肢皮肤及组织中而引起的软组织非凹陷性水肿。轻者随着侧支循环的建立而缓解，严重者可导致下肢功能障碍、下肢大关节活动逐渐受到限制，导致行动不便、反复感染、外观异常和乏力，对患者的生活质量造成严重的影响。在治疗方面，西医学没有特效的药物，常以低弹性绷带或弹力袜加压包扎为主，难以从根本上解决问题。张小玲认为，该案患者左下肢肿胀继发于子宫内膜癌术后，由于手术耗损正气，致气血亏虚，无力推动血行，加之手术损伤脉络，"血不利则为水"，瘀血与水湿互结停留于下肢而出现疼痛、麻木、肿胀等症。《金匮要略·水气病脉证并治》指出："诸有水者，腰以下肿，当利小便。"故治疗当采取益气活血，利水消肿为法。补阳还五汤出自清代名医王清任的《医林改错》，以气虚血瘀而立论，认为"元气既虚，必不能达于血管，血管无气，必停留而瘀"。本案以补阳还五汤为基础，方中重用黄芪补益元气，意在气旺则血行，瘀去络通；当归活血通络而不伤血；赤芍、川芎、桃仁、红花协同当归以活血祛瘀；地龙通经活络，力专善走，周行全身，以行药力；再加茯苓健脾利水、泽兰活血逐瘀、川牛膝逐瘀通经、桂枝通阳化气，气化则水湿自利；甘草调和诸药。二诊针对患者麻木之症加木瓜以舒筋活络。诸药合用，共奏益气活血，逐瘀通经，利水消肿之效，全方消补兼施，相得益彰，故疗效显著。

病案4 楼某某，女，63岁。

[初诊] 2022年8月26日。

主诉：子宫内膜癌术后近2年，夜间盗汗半个月。

2020年8月患者无明显诱因下出现阴道出血，量少，色红，于2020年8月21日行彩超，提示子宫增大，宫腔积液，宫腔内稍强回声，左附件区囊性包块（输卵管积液可能）。行分段诊刮，病理示（宫腔）恶性上皮源性肿瘤，倾向考虑子宫内膜腺癌。遂于2020年9月10日全麻下行"经腹子宫全切术＋双侧附件切除＋盆腔淋巴清扫术"，术后病理示子宫内膜腺癌（Ⅰ～Ⅱ级），浸润浅肌层,浸润深度 1/3 肌层,未累及宫颈,脉管内癌栓(一),神经侵犯(一),左右宫旁组织(一),双侧输卵管及卵巢未见癌。术后未行放化疗。半个月前患者出现潮热盗汗,来我科门诊寻求中医治疗。

刻下症:夜间潮热盗汗明显,自觉鼻腔灼热,阴道偶有淡黄色分泌物,口中时干时黏,脘闷偶作,偶有烦躁,形体消瘦,纳寐欠佳,大便偏干,小便黄,舌质红,苔黄,脉细数。

西医诊断:子宫内膜恶性肿瘤。

中医诊断:盗汗(阴虚热毒证)。

治法:滋阴降火,祛湿解毒。

方药:知柏地黄汤加减。熟地黄 12 g,山茱萸 15 g,山药 20 g,牡丹皮 10 g,泽泻 10 g,茯苓 20 g,知母 10 g,黄柏 10 g,白术 12 g,甘草 6 g,当归 15 g,地骨皮 10 g,猫爪草 15 g,桃仁 10 g,土茯苓 15 g,焦栀子 9 g,7 剂。

[二诊] 2022 年 9 月 2 日。夜间潮热盗汗较前好转,鼻腔灼热感较前减退,阴道分泌物减少,质渐清晰,烦躁稍减,夜寐一般,胃纳尚可,二便调,舌淡红,苔薄黄,脉细数。原方去焦栀子、土茯苓、桃仁,加酸枣仁 10 g,7 剂。

[三诊] 2022 年 9 月 9 日。夜间潮热盗汗明显好转,偶感鼻干、口咽干燥,阴道分泌物减少,质清晰,无烦躁,夜寐安,胃纳可,二便正常,舌淡红,苔薄微黄,脉细。原方加陈皮 9 g,桂枝 6 g,14 剂。

后患者定期门诊中药调理,病情稳定,复查全腹部 CT、肿瘤指标、血常规、血生化等未见明显异常。

按语:本案患者处于早期,术后未行任何治疗,张小玲认为此阶段邪正交争剧烈,邪盛为主,也存在正气受损的情况,治疗应遵循扶正消癌解毒的原则。初诊时,该患者表现为阴虚热毒证,此时热毒可分为肝肾阴虚化热、湿热癌毒下注两种,初诊拟知柏地黄汤打底,并加入地骨皮滋阴降火除蒸,土茯苓、焦栀子清热解毒利湿,桃仁、当归补血活血化瘀,猫爪草抗癌解毒,从而阻止癌毒与湿、热、瘀等邪搏结,侵袭下焦胞宫,以消癌毒顽固之性,全方共奏滋阴降火,祛湿解毒之效。二诊时患者病情较前好转,但夜寐仍欠佳,故原方思路不变,酌减药量,加酸枣仁除烦安神。三诊时患者病情好转,仅限鼻干、口咽干燥症状,考虑为正虚不显,阴伤渐复,酌加理气、温阳之药,动中求静,阳中求阴,阴阳相合,动静协调。总体来看,张小玲秉承分期分型论治原则,以抗癌解毒,扶正固本为纲,选择清虚热,利湿邪,化瘀解毒药物辨证施治,临床疗效理想。

病案 5 尉某某,女,56 岁。

[初诊] 2019 年 10 月 12 日。

主诉:子宫内膜癌术后 2 年余,腹痛 1 周。

2017 年 4 月患者无明显诱因出现阴道出血,色鲜红,量少,进一步检查,宫颈涂片示透明细胞癌,遂于 5 月 5 日行"腹腔镜下筋膜外全子宫切除+双侧附件切除+盆腔淋巴结清扫+腹主动脉旁淋巴结活检术",术后病理示子宫内膜透明细胞癌,大小 1.2 cm ×1 cm ×0.6 cm,浸润宫壁 1.2 cm(>1/2 宫壁,宫壁厚 1.5 cm),未见明确脉管内癌栓及神经累犯,双侧宫旁未见肿瘤累及,送检盆腔淋巴结未见癌转移,免疫组化 ER(-),PR(-),Ki - 67(+)50%,术后予以化疗 5 次(紫杉醇+卡铂),化疗出现Ⅲ级骨髓抑制,对症治疗后好转,未行放疗。因畏寒、腹痛至我科门诊寻求中医治疗。

刻下症:腹痛绵绵,时作时止,得温则缓,肢冷畏寒,常自汗出,腰膝酸软,大便稀溏,一日 4～5 次,纳寐尚可,舌淡暗,舌下络脉瘀紫,苔薄白,脉沉细。

西医诊断:子宫内膜恶性肿瘤。

中医诊断:腹痛(阳虚血瘀证)。

治法:温阳固表,化瘀散寒。

方药:桂枝茯苓丸加减。生黄芪 15 g,桂枝 10 g,茯苓 15 g,炒白芍 15 g,牡丹皮 12 g,杜仲 15 g,槲寄生 15 g,煅牡蛎 30 g,浮小麦 30 g,炒白术 15 g,炙甘草 6 g,大枣 8 枚,7 剂。

[二诊] 2019 年 10 月 19 日。腹痛较前好转,但时感腹胀,得嗳气则舒,出汗较前有所减轻但仍在,大便质软,次数仍多,夜寐安,胃纳尚可,小便调,舌淡暗,舌下络脉瘀紫,苔薄白,脉沉细。原方去大枣,加木香 10 g,炒山楂 15 g,7 剂。

[三诊] 2019 年 10 月 26 日。腹痛好转,出汗基本已不明显,大便质软,一日 1～2 次,纳寐可,小便调,舌淡暗,舌下络脉淡紫,苔薄白,脉沉细。守方续进,加太子参 15 g,7 剂。

按语:女子属阴,寒为阴邪,易从下受,最易伤人阳气,《易·乾卦·文言》曰:"同声相应,同气相求,水流湿,火就燥……本乎天者亲上,本乎地者亲下,则各从其类也。"故张小玲认为下焦之积,阳气常虚,多挟寒、挟湿,寒凝血脉,日久而化瘀。本案患者腹痛绵绵,得温则舒,肢冷畏寒,舌淡暗,舌下络脉瘀紫,苔薄白,虚、寒、瘀之候也,又见腹胀、嗳气、大便稀溏,责之中焦失运,枢纽失司。《素问·阴阳应象大论》有云："阴在内,阳之守也;阳在外,阴之使也。"阳为阴之外卫,阳虚卫外不固,则阴液外泄,故常自汗出。治疗以"温、通"为总则,方选桂枝茯苓丸加减。方中桂枝、芍药一阴一阳,茯苓、牡丹皮一气一血,调其寒温,助其正气,尤以桂枝之"辛"能化气行血而散其寒,复加黄芪益气更助血行;癥积之成,必挟湿热为窠囊,茯苓健脾渗湿,丹皮清热凉血;考虑到桂枝茯苓丸中桃仁滑利之弊,恐加重便溏,故去之;又以牡蛎、浮小麦益气固表,敛阴止汗,杜仲、牛膝补益肝肾,强壮筋骨,大枣和中顾护胃气。二诊腹痛、出汗较前有所减轻,但觉腹胀,宗原法,加木香理气降逆,与芍药调气和血;加炒山楂加强活血化瘀之功,又能消食行气除胀。三诊守方续进,考虑到长期出汗有耗气伤阴之弊,故加太子参益气养阴。

病案6　林某某,女,67岁。

[初诊] 2020年8月31日。

主诉:子宫内膜癌术后2个月余,腹泻1个月。

2020年3月患者无明显诱因阴道出血,色鲜红,量不多,检查考虑子宫内膜癌,6月17日全麻下腹腔镜行"盆腔粘连分解术＋全子宫切除术＋双侧输卵管卵巢切除术＋双侧卵巢动静脉高位结扎＋盆腔淋巴结切除术＋腹主动脉旁淋巴结切除术",术后病理示子宫内膜癌。术后予以放射治疗,放疗后出现腹泻,大便每日10余行,夹杂黏液鲜血,曾行抗炎、修复肠黏膜、调节肠道菌群等治疗,症状时有反复,遂来我科门诊寻求中医治疗。

刻下症:大便每日10余行,便质稀溏,偶夹黏液血便,肛门下坠感,下腹痛,纳差,乏力,腰部酸楚,畏寒喜暖,舌淡胖,边有齿印,苔白腻,脉弱。

西医诊断:子宫内膜恶性肿瘤,放射性肠炎。

中医诊断:泄泻(脾肾阳虚证)。

治法:健脾补肾,温阳止泻。

方药:补中益气汤合四神丸加减。黄芪30 g,党参20 g,炒白术20 g,柴胡9 g,升麻9 g,陈皮10 g,补骨脂10 g,肉豆蔻10 g,吴茱萸6 g,附子5 g,地榆15 g,仙鹤草30 g,石榴皮15 g,五味子10 g,炙甘草6 g,7剂。

[二诊] 2020年9月7日。大便次数减少,每日5～6行,无夹黏液血便,肛门下坠感消失,畏寒、乏力减轻,舌淡胖,边有齿印,苔白腻,脉沉细。上方去地榆、仙鹤草,7剂。

[三诊] 2020 年 9 月 14 日。大便每日 1～2 行,便溏、腰酸、畏寒好转,纳差,稍感乏力,舌淡红,边有齿印,苔白,脉细。方予参苓白术散加减续服 7 剂。

患者放疗期间坚持中医治疗,顺利完成放疗疗程,未见明显不良反应。

按语:本案患者为子宫内膜癌术后,辅助放疗期间出现放射性肠炎,接受西医治疗,腹泻时有反复。患者癌瘤久伏体内,素体亏虚,加之外邪"放射线"侵犯伤及脾土,导致脾失健运,水谷不化,反为湿滞,湿浊下注,肠道传导失司而致腹泻;日久脾虚,中气下陷,出现肛门下坠感、乏力;病久及肾,肾阳不足,出现腰部酸楚、畏寒喜暖;舌淡胖、边有齿印、苔白浊、脉弱为脾肾阳虚之征象。纵观病机应以健脾补肾,温阳止泻立法。补中益气汤具有补中益气,升阳举陷之功,可用于治疗脾虚气陷之泄泻;四神丸则有温补脾肾,涩肠止泻之功,善治命门火衰之泄泻。方中黄芪、党参、炒白术益气健脾,重用黄芪补气升阳;少量柴胡、升麻升举脾胃清阳之气;陈皮健脾燥湿,行气导滞;补骨脂、吴茱萸、肉豆蔻、五味子、石榴皮温补脾肾,涩肠止泻;地榆、仙鹤草收敛止血;少量附子补火助阳,温肾暖脾以治本。诸药合用标本兼治,共奏扶正固本,涩肠止泻之功。二诊患者大便次数明显减少,诸症减轻,效不更方,未再便血,故去地榆、仙鹤草。三诊患者诸症好转,临床诊疗应遵循"观其脉证,知犯何逆,随症治之"的原则,不可拘泥于一法一方。患者经过二诊治疗后,肛门下坠感消失,腰部酸楚、四肢不温好转,仅表现为大便稀溏,每日 1～2 行,伴乏力纳差,结合舌淡红、边有齿印、苔白、脉细,辨证为脾虚湿盛证,故以健脾渗湿之法治之。

第十二节　淋巴瘤

淋巴瘤是淋巴结和(或)淋巴结外部位淋巴组织或器官的免疫细胞肿瘤,来源于淋巴结细胞或组织细胞的恶变。根据病理类型可分为霍奇金(Hodgkin's lymphoma,HL)和非霍奇金淋巴瘤(non-Hodgkin's lymphoma,NHL)。淋巴瘤确切的病因及发病机制并未完全阐明,临床研究提示与下列因素关系密切:感染(包括病毒、细菌等的感染)、免疫缺陷(先天性免疫缺损或较长时间应用免疫抑制剂)、理化因素(放射线、化学药物、苯、除草剂、石棉和砷等)、药物影响(长期服用抗癫痫药、皮质激素等)。

一、病因病机

中医学无淋巴瘤这一病名,根据其淋巴结肿大等症状描述可归为"恶核""瘰疬""石疽""失荣"等范畴。其病因与禀赋不足、脏腑失调、七情内伤、饮食不节、外感六淫有密切关系。发病为多种病因杂合而致,湿、毒、痰、虚、瘀等相互交织,搏结于内,影响脏腑、气血、阴阳、津液正常生化而引发。病发于内者,则见纵隔肿块、胁下藏积、胃肠积聚;病发于外者,则见颈项、腋下、腹股沟等处聚生痰核,硬结成片。其起病缓慢,虚实错杂,以虚为主,但有偏损。同时,病性与年龄关系密切,年轻气盛,以肝郁气滞、血瘀痹阻、痰湿交织等实证居多;年老体弱,正气亏虚,以气血亏虚、阴虚内热、阴阳俱虚多见。疾病初期,脏腑气血初伤,可见痰核小且软,可移动;疾病中期,湿、毒、痰、瘀相互交织,耗气伤血,正虚邪实,可见炎核渐大,坚硬不移,或内生癥积,腹大如鼓;疾病晚期,诸虚不足,邪实亦然,可见面色萎黄,形体消瘦,卧床不起。病情相对缓和者,仅为肌肤、筋脉、腠理或某一脏腑出现病变,此时虽邪气亢盛,但正气尚存,正能胜邪,经积极治疗可趋向稳定,或向康复方面转化;反之,因治疗失当,或邪气过盛,导致气血阴阳损分,疾病逐渐发展,蔓延全身,疾病趋向加重或恶化。因此,疾病的发生和发展过程,与患者体质、病因性质、邪气程度、治疗及调护措施是否得当等多种因素密切相关。张小玲指出,痰、瘀是疾病发展及预后转归的核心要素,既为病理产物,又可转化为致病因素。因此在临床上,治疗以化痰活血解毒为主,同时兼以扶正。

二、诊治观点

1. **中药配合,分期辨治**　化疗是淋巴瘤的重要治疗手段,但放化疗对机体有一定的毒副作用。张小玲主张在治疗前对患者进行辨证分型,再按分型治以中药,可起到缓解临床症状、提高治疗效果、降低毒副反应程度的作用。张小玲一般将化疗前患者大致分为虚证和实证,其中虚证以肝脾肾亏虚为主,实证则以寒痰凝滞、痰瘀互结为主,辨证施治;随着化疗的进行,根据主症变化加减用药,能提高患者生活质量,有利于放化疗的继续进行,化疗期间予中医药可减轻不良反应,若出现恶心呕吐、胸闷等症状,考虑湿阻中焦,多治以旋覆代赭汤或香砂六君子;若出现贫血、白细胞减少,考虑化疗导致气血亏虚,多用八珍汤;若出现便秘、腹胀等,考虑热毒内结,但此时患者正气虚弱,故多用小承气汤;在化疗结束后,根据患者症状变化继续服用中药治疗,可使患者机体加快康复,同时也能防止淋巴瘤的复发和转移,巩固疗效,化疗结束后患者多见乏力、免疫功能低下,故多用养血补肾之法,提高患者的生活质量和免疫功能,恢复体力,巩固疗效。

2. 化痰活血,引药入经 《丹溪心法》中云:"凡人身上、中、下有块物者,多是痰。"又云:"痰挟瘀血,遂成窠囊。"基于淋巴瘤痰瘀互结的致病特点,张小玲指出在用药时可多用理气化痰、活血化瘀之品,如浙贝母、半夏、天南星、夏枯草、白芥子、玄参等化痰散结;活血不宜太过,用药可选郁金、川芎等,并佐以半枝莲、白花蛇舌草、石见穿、山慈菇等解毒之品。但攻伐之药大多伤正,因此应谨慎处方,结合患者病程及西医治疗,寻求攻补之间的平衡,力图解决疾病现阶段主要矛盾。

由于淋巴瘤可以发生于鼻咽、颈部、纵隔、腹腔、腹股沟等全身各处,侵袭部位广泛,选用合适的引经药是提高中药疗效的关键。张小玲总结多年临床经验,认为病发于头颈者,可加羌活、桂枝等引经药,羌活主升,可达颈、肩、背及胸中而上行;桂枝引诸药上行于颈部、鼻咽,直达淋巴瘤癌毒痰瘀聚集之所,除痈疽败血;病位在纵隔、胸腔,则选用桔梗载药行上行表,直达病所,使其气血流通。《神农本草经》言:"芍药主治邪气腹痛,除血痹,破坚积……疝瘕,益气。"淋巴瘀毒结聚于腹腔,则以芍药引诸药行于腹腔,改变其他解毒散结药物的作用方向和部位,并自能破除血痹坚积。对病发于下者,如累及腹股沟或下肢者,可加牛膝。《神农本草经百种录》言:"凡物之根皆横生,而牛膝独直下,其长细而韧,酷似人筋,所以能舒筋通脉,下血降气,为诸下达药之先导也。"张小玲在临证时充分结合药物特性,选择合适的引经药,达到事半功倍的效果。

三、验案举隅

病案 1 邬某某,女,70 岁。

[初诊] 2020 年 1 月 18 日。

主诉:淋巴瘤半年余,失眠 2 个月。

2019 年 4 月患者无意中触及右颈部一肿块,黄豆大小,质中,无压痛,固定,于 2019 年 4 月 27 日查颈部淋巴结彩超,示双侧颈部淋巴结肿大(淋巴结构欠清者建议重视)。胸部 CT 示左肺上叶小结节,两侧胸膜下散在结节样灶,两侧斜裂胸膜略增厚,两侧腋下数枚小淋巴结。2019 年 7 月无明显诱因下出现发热,双侧颈部均可及肿块,性质同前,无明显消瘦,2019 年 7 月 20 日行 PET - CT 示全身多发肿大淋巴结(具体不详)。于 2019 年 7 月 23 日行"左颈深部淋巴结切除术",病理示(颈部)弥漫性大 B 细胞淋巴瘤首先考虑。化疗 5 次(具体方案不详),未行放疗,治疗结束后患者失眠明显,故来我院肿瘤科中药调理。

刻下症:夜寐易醒,每日睡眠时间 4～5 小时,平素焦虑多思,胸闷,伴胁下胀闷不舒,神疲乏力,胃纳可,大便稀,每日 1～2 次,舌淡红,苔薄白,脉弦细。

西医诊断:弥漫大 B 细胞淋巴瘤。

中医诊断:恶核(肝郁脾虚证)。

治则:疏肝理气,健脾和胃。

方药:柴胡疏肝散加减。柴胡 15 g,白芍 15 g,枳实 12 g,炒当归 15 g,茯苓 30 g,白术 15,远志 9 g,酸枣仁 20 g,首乌藤 15 g,赤芝 20 g,合欢皮 12 g,鳖甲 15 g,芡实 15 g,五味子 15 g,山萸肉 15 g,龟板 15 g,炙甘草 6 g,14 剂。

[二诊] 患者睡眠较前好转,乏力改善,胸闷及胁下胀闷仍存。上方去山萸肉、赤芝,加川芎 9 g,香附 12 g,郁金 9 g,继续服用 2 周。嘱患者适量外出活动,多听舒缓的音乐。

[三诊] 患者胸闷及胁下胀闷较前明显改善,每日睡眠时间较前增加,约 6 小时,乏力好转。上方加浙贝母 15 g,山慈菇 6 g。

按语:张小玲指出,淋巴瘤患者因长期治疗,且治疗过程复杂,不良反应较多,易焦虑、愤怒、善郁、易躁。同时反复化疗容易出现神疲乏力、便溏、口腔溃疡等症状,每于情志刺激时发病或加重。《素问·六微旨大论》:"气之升降,天地之更用也……故高下相召,升降相因,而变作矣。""是以升降出入,无器不有。"可见,气的升降出入是气化活动表现的基本形式,是人体进行新陈代谢、维持生命活动的基础。因此,气机升降运动在临床辨证论治中具有重要的意义。中医学认为,肝主疏泄,具有疏通、畅达全身气机之功能,可以促进精血津液之运行,调畅情志。脾土生万物而属阴,其体淖泽,其性壅滞,滞则易郁,必须借助肝木之条达活泼,升散疏泄之性,才不至于阴凝壅滞,从而使纳食得以正常运化,升降之机才能维持正常。肝气郁结,失于疏泄条达,或肝气升发太过,气机逆乱,则乘脾胃,致脾运失健,胃降失司,气机运行紊乱,气血津液运行不畅,故见胸闷、胁下胀闷;同时忧思伤脾,化疗药物损伤脾胃,导致脾失健运,不能运化水湿,故见大便溏薄。故此类患者应治以疏肝理气,健脾和胃。故张小玲治以四逆散加减。四逆散出自《伤寒论》,由柴胡、白芍、枳实、炙甘草四味组成,被后世誉为调和肝脾之首方,具有疏肝解郁,调畅气机之妙效。二诊时加用川芎、香附、郁金加强理气活血之力;三诊时,患者诸症较前明显改善,故治疗时佐以解毒散结之品。

病案 2 华某某,男,77 岁。

[**初诊**] 2021 年 10 月。

主诉:全身乏力 2 个月。

2021 年 8 月患者因"急性上呼吸道感染"于当地医院检查,胸部 CT 示两侧腋下、锁骨下及纵隔见多发肿大淋巴结影,上腹部见多枚肿大淋巴结影,左肾见占位性病变。进一步腹部增强 CT 示左肾及肾周不规则肿块病灶,考虑淋巴瘤,左上腹、腹膜后、肝胃间多发肿大淋巴结。家属拒绝行手术及化疗,为求中药治疗来我院肿瘤科门诊。

刻下症:乏力明显,面色萎黄,气短懒言,倦怠喜卧,腹部胀满,胃纳欠佳,食少无味,夜寐不安,多梦易醒,舌淡,苔薄白,脉沉细。

西医诊断:淋巴瘤。

中医诊断:恶核(气血亏虚证)。

治则:益气养血。

方药:八珍汤加减。生黄芪 50 g,薏苡仁 30 g,生晒参 12 g,茯苓 40 g,白术 15 g,当归 12 g,甘草 6 g,山药 30 g,炒麦芽 20,川朴 15 g,枳实 15 g,制大黄 10 g,鳖甲 10 g,重楼 8 g,升麻 15 g,14 剂。

[**二诊**] 乏力均较前改善,饮食逐渐增加,每日下床活动时间较前增多,腹胀减轻,仅进食后偶有腹胀。上方去枳实、制大黄,加枳壳 10 g,陈皮 10 g,炒鸡内金 20 g。此后患者长期口服中药,未行放化疗,每次复查病情稳定,无明显进展。

按语:淋巴瘤属血液系统疾病,为慢性消耗性疾病,病属"内伤劳倦"范畴,加之放化疗属外邪入里,以致阴阳失调,当以顾护脾胃,益气升阳为先,兼以理气养血为辅。故张小玲在临证中施以补中益气汤加减。此方中黄芪为补阳之要药,亦为君药,可补气升阳,生津养血,以闭腠理,在临床应用中非常广泛,常用此药剂量在 30～120 g 不等;组方除黄芪外,还有人参、白术、陈皮、升麻、柴胡、当归、甘草,健脾益气,疏肝养血,升阳举陷,共奏调和脏腑气血阴阳之功。如见贫血、白细胞减少或血小板低下者,常配伍女贞子、旱莲草、鸡血藤等;如见口干舌燥者,太子参加玄参效佳。患者脾胃虚弱,恐无以运气,故初诊时加厚朴、枳实行气消积;二诊时诸症改善,枳实久用易破气耗气,故易枳实为枳壳,加陈皮、鸡内金理气消食。

本患者根据症状及影像学检查,临床诊断为"淋巴瘤",因考虑患者年老,恐不能耐受手术及放化疗,一直中药保守治疗,带瘤生存至今。《素问·六元正纪大论》提出"大积大聚,其可犯也,衰其大半而止,过则死",指出大积大聚这一类恶性肿瘤疾病不可过度治疗,而应"衰其大半而止",否则过度治疗可能带来医源性死亡,这确定了带瘤生存理念在治疗积聚类疾病中的地位。至于明代陈实功在《外科正宗》提出"带病延年"的理念,清代吴谦在《医宗金鉴》中提到"带疾而终天",高秉钧《疡科心得集》有记载"一大方中有四绝证,风、痨、臌、膈是也。疡科中亦有四绝证,谓失荣、舌疳、乳岩、肾岩翻花是也",认识到诸多晚期癌症是难治性疾病,并提出"细论之,发于脏者为内因……如荣、舌疳、乳岩之类,治之得法,止可带疾终天而已",进一步提出不可根治的恶性肿瘤疾病可以通过恰当的治疗,达到"带疾终天"的目标。张小玲强调,带瘤生存并非消极地放弃治疗,而是对于不可根治的恶性肿瘤,采用保守和姑息治疗,缓解患者的痛苦,改善生存质量,延长生存时间。

病案3　陈某某,女,60岁。

[初诊]2023年2月。

主诉:左侧胸背部疱疹10日。

患者于2021年12月无明显诱因下触及颈部淋巴结肿大,2022年3月7日行"右颈部淋巴结穿刺活检术",病理示弥漫大B细胞淋巴瘤,进一步骨髓穿刺病理检查,免疫组化(骨髓,活检)骨髓组织一条,长2 cm,组织较碎,造血组织约占30%,粒细胞与红细胞比值尚可,红系形态尚可,粒系畸形核偶见,中幼以下各阶段可见,以成熟粒为主;巨系数量形态尚可,小淋巴细胞轻度间质性增生,免疫组化未见特殊。进一步PET-CT检查示双颌下、颏下、颈部、锁骨上、双腋窝、腹盆腔、腹膜后及双侧腹股沟多发肿大淋巴结,FDG摄取增高,考虑淋巴瘤,不排除外淋巴结炎。2022年3月22日起予化疗共8次。2022年7月19日行自体移植术(具体不详)。10日前无明显诱因出现左侧胸背部皮肤疼痛明显,疼痛区域出现簇集状水疱,皮肤科就诊考虑带状疱疹,今为求进一步中西医结合来我院肿瘤科门诊求诊。

刻下症:左侧胸背部皮肤疼痛明显,放射至左上肢,NRS评分4分,疼痛区域出现簇集状水疱,疱液澄清,周围红晕,偶感神疲乏力,汗出,心急易怒,大便偏干,舌质红,苔干黄稍腻,脉弦滑数。

西医诊断:淋巴瘤,带状疱疹。

中医诊断:蛇串疮(肝经湿热证)。

治则:清肝泄热,祛邪止痛。

方药:龙胆泻肝汤加减。柴胡15 g,黄芩15 g,炒山栀子12 g,地黄20 g,车前子15 g,白芍15 g,麦冬15 g,枸杞子15 g,天花粉15 g,龙胆草6 g,泽泻15 g,生黄芪45 g,薄荷6 g,鳖甲15 g,知母15 g,甘草6 g,7剂。

西药予更昔洛韦片口服抗病毒,甲钴胺分散片口服营养神经,胸腺法新皮下注射调节免疫。

[二诊]患者诉症状明显改善,无新疱疹出现,用药2日后胸背部疼痛减轻,4日后疼痛大减,心急易怒等症缓解。现大便通畅,偶有腹泻,查体疱疹处开始结痂。原方减栀子为9 g,龙胆草减为3 g,继服7剂。

[三诊]患者诉无新发疱疹,无疼痛后遗症,活动后神疲乏力仍存,心烦易怒偶有,夜寐不安,查体未见疱疹,仅有色素沉着,舌淡红,苔白燥,脉沉细。调整方为:柴胡15 g,炒山栀子12 g,炒当归15 g,茯苓30 g,白术15 g,远志9 g,酸枣仁20 g,首乌藤15 g,赤芝20 g,合欢皮12 g,鳖甲15 g,麦冬15 g,五味子15 g,山萸肉15 g,白芍15 g,龟板15 g,牛膝15 g。后随访,患者带状疱疹未见复发,目前身体状况良好。

按语:张小玲在多年临床工作中发现,血液肿瘤患者发生带状疱疹的概率较一般肿瘤患者高。这是由于血液病患者常常伴有一定程度的免疫功能损伤,另外放化疗也会在一定程度上破坏机体免疫系统,进而导致潜伏性皮肤感染的发生率增加。淋巴瘤患者发生带状疱疹病理特点为正虚邪实,与普通人有异。患者癌毒内蕴,后天脾胃受其侵袭,以致水谷津液无以濡养全身。人体正气亏虚是其根本,又因外邪侵袭、情志失调等促使癌毒酿生,气血运行不畅,导致气滞、痰湿等病理产物的产生,最终演变为肿瘤。放化疗后虽能除因治本,但易伤及人体正气,残留火热毒邪壅盛,蒸灼津液,湿热内蕴,从而诱发带状疱疹。

本患者经过多疗程化疗、自体移植术，免疫功能受损，《黄帝内经》言："正气存内，邪不可干。""邪之所凑，其气必虚。"正气亏虚，外邪易犯，火热毒邪内稽，再加情志失调，肝气郁结，久易化火。胸背部疱疹处灼热刺痛，伴有红晕，心急易怒，大便偏干为肝经实火，消灼阴液；舌质红，苔干黄稍腻，脉弦滑数实为下焦湿热。方用龙胆泻肝汤清泻肝胆湿热，龙胆草大苦大寒，为"凉肝猛将"，上泻肝胆实火，下清下焦湿热，为泻火除湿，两擅其功的主药；佐以黄芩、栀子清泻三焦火热以防肝火犯肺，《本草分经》言"泽泻治一切湿热之病"，泽泻、车前子引湿热从水道排出，清热利湿；配伍柴胡、薄荷疏肝清热，以防木郁克土，加重脾胃虚损；祛邪同时不忘扶正，重用黄芪补脾益肺，急补庚金，亦可敛疮生肌；辅以地黄、白芍滋养肝经阴血以防苦寒之药伤阴，调补正气，顾护脾胃。二诊时症状明显改善，但服药后偶有腹泻，考虑应用大苦大寒药物后脾胃运化失常，导致患者脾胃虚寒，故将龙胆草、栀子量稍减。三诊时患者疱疹基本痊愈，但仍有心烦、乏力等症，考虑邪实已去，本虚之症开始显露，故治以疏肝健脾，予逍遥散加减，并佐以补肾养阴，养血安神之品，补其先后天之气使正气健复，统筹兼顾，标本同治。

病案 4 郁某某，男，79 岁。

[**初诊**] 2011 年 1 月 10 日。

主诉：乏力 1 年余。

2009 年 1 月患者无明显诱因出现脐旁隐痛不适，呈持续性，时轻时重，与进食无关。2009 年 2 月 2 日查 B 超示结肠肿瘤，遂于 2009 年 2 月 18 日全麻下行"右半结肠切除术"，术后病理示回盲部非霍奇金淋巴瘤-弥漫大 B 细胞型。肿瘤组织累及肠壁全层，上、下切缘及阑尾未见明显肿瘤累及，肠周淋巴结可见肿瘤累及(1/6)。术后恢复良好，先后行 CHOP 方案化疗 6 次，毒副反应可，未行放疗。此后患者出现全身乏力，睡眠差，为进一步行中西医综合治疗来我院肿瘤科门诊。

刻下症：乏力明显，面色萎黄，食欲欠佳，夜寐不安，多梦易醒，大便稀，每日 3~4 次，自觉排便不尽，舌暗红，边有瘀点，苔薄白，脉细涩。

西医诊断：淋巴瘤，睡眠障碍。

中医诊断：恶核(气虚血瘀证)。

治则：益气养血，活血化瘀。

方药：补中益气汤加减。黄芪 30 g，白术 20 g，茯苓 30 g，半夏 9 g，党参 20 g，陈皮 10 g，当归 6 g，甘草 6 g，升麻 6 g，山药 30 g，薏苡仁 30 g，炒山楂 15 g，炒麦芽 20 g，藤梨根 20 g，赤芝 15 g，白芍 15 g，丹参 12 g，芡实 20 g，14 剂。

予我科特色芪术贴外贴足三里、三阴交、血海、阴陵泉、天枢，并予艾灸足三里补气养血。同时予口服双歧杆菌三联活菌胶囊调节肠道菌群。

[二诊] 睡眠好转，每日排便 2～3 次，较前成型，舌苔薄白腻，脉沉细。前方加浙贝母 15 g，夏枯草 15 g，继续口服 14 剂。予前方案中医外治法，并口服益生菌。

[三诊] 乏力明显好转，每日解成型软便 2 次，食欲较前改善，近 2 周体重增加 1kg 左右，原方更进。

按语：张小玲认为，痰和瘀是淋巴瘤发展及预后转归的关键因素。本患者系结肠淋巴瘤，合并多种慢性病。年老体弱，正气亏虚，邪毒乘虚而入，机体阴阳失调，气血功能障碍，从而导致气滞痰凝血瘀，日久成瘤。根据患者舌脉，现阶段痰湿不显而血瘀较重，血瘀导致经络闭塞不通，气血运行不畅，因实致虚，形成恶性循环，故治当益气养血，活血化瘀。《灵枢·百病始生》："凝血蕴里而不散，津液涩渗，著而不去，而积皆成矣。"朱丹溪认为积聚痞块是由痰饮、血瘀而成，治疗当"淬火，清痰，行死血块去，必用大补，当用消积药使之融化"。《素问·举痛论》曰："寒气客于小肠膜原之间，络血之中，血泣不得注于大经，血气稽留不得行，故宿昔而成积矣。"并提及其治则为"疏其血气，令其调达"，当"屡攻屡补，以平为期"。

肿瘤患者应用活血化瘀法历来有争议，多数临床和实验研究证实，活血化瘀中药可以通过改善血液流变性和凝固性，降低血液黏度，消除微循环障碍，发挥抗肿瘤转移作用。但是，仍有部分研究结果不支持对恶性肿瘤患者使用活血化瘀治法。张小玲指出，对于肿瘤患者，活血应适当且力度不宜过大。正气亏虚乃致病之本，故主张对患者治以补气行气，气行则瘀自去，因此本患者初诊时予补中益气汤加减，加入当归、白芍、丹参养血活血，养血益气以滋周身脏腑。二诊时诸症好转，结合淋巴瘤痰瘀互结的病因病机，在前方基础上加入浙贝母、夏枯草解毒散结。这两者是治疗淋巴瘤常用中药，文献表明，浙贝母及其制剂抑制 P-糖蛋白的外排活性，进而逆转肿瘤细胞的多药耐药性。夏枯草有散结消肿，清热泻火，明目之功效。现代研究发现，其散结消肿之功在治疗淋巴结肿大、乳腺增生、甲状腺肿大等时效果较好。本例病案随访至今,病情稳定,患者按时来诊,随证加减。

参考文献

[1] 张艳美,魏晶晶,朱中博,等.半夏泻心汤防治 GC 作用机制研究进展[J].中国实验方剂学杂志,2023,29(10):65-72.

第四章
张小玲肿瘤康复养生

第一节　肿瘤术后的中医调养

一、手术在肿瘤治疗中的应用范围

外科手术是治疗肿瘤最古老的方法,约在公元前1600年,古埃及就已经有手术切除肿瘤的记载,我国东汉时代华佗首创手术治疗内脏肿瘤。现代外科手术切除肿瘤则可追溯至1809年。近30年来,随着显微外科技术、微创外科技术、麻醉水平的提高及抗菌药物的广泛应用,使肿瘤外科更进一步发展,除了根治性切除外,更有器官移植、重建和康复手术的应用。目前,约60%的肿瘤以手术为主要治疗手段,大多数实体肿瘤都可以采用手术治疗。手术是治疗肿瘤的主要手段,亦是临床上公认治疗效果最好的方法。

肿瘤外科的手术类型主要有以下几种:① 诊断性手术,为获得病理诊断所需要的组织样品而进行的手术。② 预防性手术,切除组织或器官而达到预防肿瘤发生的效果。③ 根治性手术,对原发灶的广泛切除,连同其周围的淋巴结转移区域的整块组织切除,尽可能地达到"根治"的目的。④ 姑息性手术/减瘤术,指已失去根治性手术机会,为缓解患者无法耐受的症状、防止可能发生的严重并发症,或为其他非手术治疗创造条件,通过造瘘、改道、转流或对原发灶进行全部或部分切除的手术。⑤ 探查性手术,是一种针对深部的内脏肿物,在经过各种检查不能确定其性质,需要切取一小块活组织快速冰冻切片检查的手术,它一方面可以明确诊断,另一方面又时刻做着进一步手术的准备。它与诊断性手术的不同之处在于,一旦明确诊断并能够彻底清除,就可转化为根治性手术。⑥ 重建性手术与康复性手术,其目的是最大限度恢复患者

的器官形态与功能。

迄今,外科手术在肿瘤治疗中仍占有极其重要的地位,然而任何手术都伴随着风险以及各种术后不良反应、后遗症,常常会影响患者术后的生活质量。

二、手术导致的不良反应

手术中可能出现的并发症和手术后的副作用与手术类型、手术团队的相关经验、使用药物以及患者整体健康情况相关。一般来说,手术越复杂,产生副作用的风险就越大;手术团队经验越丰富,副作用和并发症也会相对减少。许多副作用可随着时间的推移而消失,而有些副作用会持续很久,甚至可能无法消失。常见的副作用主要包括以下几点。

1. 出血 手术后出血可发生于术后 24 小时内(称为原发性出血)和术后7～10 日左右(称为继发性出血)。术中止血不彻底、小血管断端痉挛、血凝块覆盖,使创面出血暂停而使部分出血点被遗漏,这些都是导致原发性出血的主要原因。后期手术野感染、消化液外渗等因素,使部分血管壁发生坏死、破裂,可导致术后继发性出血的发生。

2. 血栓 深静脉内血栓形成的相关因素有:术后长期卧床,下肢静脉回流缓慢;手术创伤和组织破坏后,大量凝血物质进入血流;盆腔和下腹部手术,可引起静脉壁的损伤,有利于血栓的形成;严重的脱水,血液浓缩,血流缓慢。血栓好发于下肢的深静脉内,尤其是多见于左侧腓肠肌静脉丛内,栓子可向上蔓延到股静脉和髂静脉内。已经形成的血栓容易脱落,可引起肺梗死或致死性的肺动脉栓塞。

3. 感染 切口感染的发生与患者体质和病变性质有一定关系。腹部切口感染的病原菌具有内源性和混合性的特点,主要致病菌有金黄色葡萄球菌、粪链球菌、铜绿假单胞菌和大肠埃希氏菌。近年来,肠道内的无芽孢厌氧菌,特别是脆弱类杆菌受到临床的重视。切口感染发生的时间大多在术后 7～10日,个别发生较晚,在 3～4 周后。

4. 疼痛 疼痛是组织损伤或潜在组织损伤所引起的不愉快感觉和情感反应。根据疼痛的持续时间以及损伤组织的愈合时间将疼痛划分为急性疼痛和慢性疼痛。急性疼痛持续时间通常短于 1 个月,常与手术创伤、组织损伤或某些疾病状态有关;慢性疼痛为持续 3 个月以上的疼痛,可在原发疾病或组织损伤愈合后持续存在。

5. 其他器官、神经的损伤　手术可能损伤神经以及其他器官,造成相关功能暂时或永久性损害。

三、术后不良反应的中医辨治

手术是一种有创伤性的疗法,由于疾病消耗、手术打击、调理失当,而致脏腑功能失调、津液代谢失常、气血阴阳亏虚。手术损伤脉络,致气血流失,临床可见头晕、颜面失荣、体倦乏力等气血亏虚症状。脉络受损,气血津液运行障碍,气血凝滞则可见局部疼痛、结块、出血紫暗、面唇青紫、舌质紫暗见瘀斑、脉迟涩等表现。肿瘤需要对原发病灶的部分甚至完全切除,根据病灶部位的不同临床表现各异,在上焦可出现咳嗽胸闷、心悸气短等表现;在中焦可出现纳呆食少、肋痛气郁等表现;在下焦则可出现腰酸肢冷、二便失常等表现。津液代谢失常,三焦运化不利,聚湿成痰,积于不同部位可出现悬饮、支饮、溢饮、痰饮等表现,在上焦主要表现为咳嗽痰多,在中焦主要表现为恶心、呕吐清水痰涎,在下焦则主要表现为腰部酸胀、淋证。若癌肿毒根深藏,穿孔透里,单纯外科手术很难完全根治,即便是早期癌症,亦难免有复发的风险。因此,术后仍兼具癌毒残留的表现,根据病灶部位的不同,临床表现也各有不同。

因此,术后不良反应的基本病机可归纳为"气血亏虚,脏腑失调""痰瘀内生,癌毒未清"。根据肿瘤分期、手术方式不同,术后表现各异,一般在肿瘤早期,手术简易,对机体影响小,术后恢复快;如果是中晚期的姑息性手术,术式复杂,气血流失较多,脏腑功能失调,毒瘀互结,病情变化复杂。

根据术后不良反应的病因病机及证候特点,其基本治法主要有补气养血、活血化瘀、化痰利湿、以毒攻毒。① 补气养血:气为血帅,血为气母,有形之血不能速生,无形之气所当急固,临床上常补益肺脾之气以资气血生化。常用人参、黄芪、党参、太子参等,配以红枣、阿胶、熟地黄、当归、白芍等滋养阴血。② 活血化瘀:脉络受损,气血运行不畅,致使气滞血瘀。临床常用中药有丹参、三七、红花、桃仁、川芎、益母草、乳香、没药等。③ 化痰利湿:脏腑功能失调,三焦运化失常,聚湿成痰。常用中药有半夏、胆南星、海浮石、甘遂、大戟、芫花等。④ 以毒攻毒:肿瘤之毒根深蒂固,非热毒、寒毒、疫疠等毒邪,临床常用以毒攻毒之法。常见药物有斑蝥、蟾蜍、白花蛇舌草等。

四、术后康复期的中医调养

1. 起居调养　中国的传统起居养生法有着数千年的历史。早在2 000年前，中医典籍《素问·上古天真论》中就有一段有关起居养生的论述："上古之人，其知道者，法于阴阳，和于术数，食饮有节，起居有常，不妄作劳，故能形与神俱，而尽终其天年，度百岁乃去。"首先要保证居住环境的舒适安全，其次要起居有常。传统养生学认为"精、气、神"为人生之三宝，神为生命的主宰，能够反映人体的脏腑功能和体现生命的活力，故有"失神者死，得神者生"之说。术后患者起居有常，作息合理，能够保养人的精神，使人精力充沛。

2. 情志调养　很多术后患者情绪都比较紧张、低落、忧郁，中医学认为喜、怒、忧、思、悲、恐、惊，七情过激或长期的不正常情志活动都会损伤脏腑功能，都不利于疾病康复。因此，保持心情舒畅、精神愉悦非常重要，尤其是肿瘤患者，重视情志调养对术后患者是非常重要的，可以采用言语开导、移情易性、情志导引、情志相胜及顺情从欲等方法。

3. 饮食调养　术后饮食以清淡为主，但要保证营养充足，恰到好处。在选择食物时，要味性调和，这样才有利于健康。肿瘤术后患者容易出现食欲差、口干、大便干结等，可多服用养阴生津，清热降火的食物，如苦瓜、胡萝卜、番茄、莲藕等；如出现胸闷气急、咳嗽，肺功能减弱等症状，可多食用核桃仁、黑木耳、香菇、百合、玉竹等养阴润肺，益气养血的食物；如出现脾胃功能减退，导致脾胃不和，可多食用如薏米粥、山楂、淮山药等健脾和胃之品。

4. 中医外治　中医外治法可谓源远流长，早在两千年前的《黄帝内经》中已有记载。如《灵枢·痈疽》曰："发于腋下，赤坚者，名曰米疽，治之以砭石，欲细而长，疏砭之，涂以豕膏。"外治鼻祖吴师机在《理瀹骈文》中提出："外治之理，即内治之理，外治之药，即内治之药，所异者法耳。"临证善用敷、熨、熏、擦等各种外治方法，改善术后不良反应，提高生活质量。临床常用的中医外治方法有敷贴、浸洗、针刺、灸法等。

（1）敷贴疗法：将鲜药捣碎或将干药研成细末，制成膏药、药饼，或直接涂敷于患处或穴位上的一种外治法。敷贴疗法给药途径直接，药源广泛，药物取材多较简单，且便于随时观察病情的变化，随时加减更换，很少发生副作用，具有稳定可靠的特点。适用于术后局部肿胀疼痛、胸腹水、体表结节肿块等并发症。

（2）浸洗法：与现代理疗学中的水疗法相似，有所不同的是，水疗法只是利用水的冷热温凉等物理性能来治病，而浸洗法兼有发表、祛寒、行气、活血、退热、解毒等作用，扩大了治病范围。适用于术后的肢端麻木、肢体水肿等。

（3）针刺：即用毫针等工具，加上一定的操作手法，通过经络、腧穴的传导，起到活血散瘀，疏通经络，拔引蓄毒，调和气血等作用，临床应用方便。肿瘤术后虚实夹杂，根据疾患所在脏腑经络不同，选用不同经络穴位补虚，或补气，或补血，或温阳，或滋阴；邪实不外乎痰湿阻滞、气滞血瘀、癌毒内结等。补气常选用太渊、内关、中脘、脾俞、关元、气海等腧穴，养血常选用内关、心俞、血海、三阴交等腧穴，祛痰常选用丰隆、天突、巨阙、痰喘等腧穴。

（4）灸法：灸法具有温通气血，宣经通络，回阳补虚，祛寒逐湿的作用，可增强机体抵御外邪的能力，不仅能够治疗疾病，而且还能预防疾病。对于术后食欲下降，可灸中脘、气海、关元、脾俞、胃俞；术后发热，可灸百会、大椎等穴；痰稀且多，可灸中脘、丰隆；术后喘憋，可灸关元、气海；术后乏力，可灸足三里、关元等；术后腹胀，可灸神阙、天枢。

第二节　肿瘤放疗后的中医调养

一、放疗在肿瘤治疗中的应用范围

放射治疗至今已有一百多年的历史，自 1895 年德国物理学家伦琴发现了 X 射线，1896 年法国科学家柏克勒尔发现了含铀物质的自发放射以及科学家居里夫妇发现了镭之后，放射线便被发现并应用于治疗恶性肿瘤。据世界卫生组织（WHO）统计，45％的恶性肿瘤是可治愈的，其中 22％由手术治愈，18％由放疗治愈，5％由化疗治愈，可见放疗在恶性肿瘤的治疗中有着重要地位。在中国约有 2/3 的肿瘤患者在其疾病的某一阶段可能接受放疗，所以放疗已成为肿瘤治疗的主要手段之一。

常用的放疗照射方式可分为远距离照射和近距离照射两种。远距离照射，又称外照射，是将放射源置于患者体外一定距离，集中照射患者病变部位。外照射是现代放疗实施的主要形式。放疗的根本目标是在保护正常组织尤其是危及器官的前提下，给予靶区尽可能高的剂量，以便最大限度地杀死癌细胞、治愈肿瘤。从物理技术的角度看,实现这一根本目标的途径就是使高剂量分布尽可能地适合靶区的形状,并且靶区边缘的剂量尽可能地快速下降。目前在临床上运用的外照射技术有传统放疗即二维放疗技术、适形放疗技术、调强放疗技术、立体定向放疗和图像引导放疗技术。近距离照射是将密封的放射源直接置入患者被治疗的组织内或器官腔内或皮肤表面的一种治疗方式。其基本特性是放射源可以最大限度地贴近肿瘤组织,使肿瘤组织得到有效的杀伤剂量,而周围正常组织受量较低。根据施治技术,近距离照射包括腔内照射、管内照射、组织间植入、敷贴照射和术中照射等。从放射源在人体置放时间长短划界,近距离放疗又可分为暂时性驻留和永久植入两类,后者常称为放射性粒子植入。

放射治疗是一种局部治疗手段,某些对放射敏感的肿瘤可被根治。目前,以放疗为主要治疗手段可以根治的疾病包括鼻咽癌、头颈部肿瘤、前列腺癌、恶性淋巴瘤、宫颈癌、乳腺癌、精原细胞瘤、肛管癌、皮肤癌、视网膜母细胞瘤等,部分良性或低度恶性肿瘤也可以通过放疗达到根治,如骨巨细胞瘤、侵袭性纤维瘤病、朗格汉斯组织细胞增生症等。对于不能根治的肿瘤患者,解除症状、改善生活质量便是放疗的目的。放疗可解除肿瘤压迫、止痛、止血等,具有较好的姑息作用。对临床容易发生转移的脏器进行预防照射,如白血病、小细胞肺癌的预防性全脑照射,鼻咽癌颈部淋巴区域的预防性照射等,这些治疗常常有积极作用。某些恶性肿瘤通过放疗和手术、化疗、内分泌治疗、靶向、免疫等综合治疗,可以提高疗效,同步放化疗在部分恶性肿瘤的治疗中已成为标准治疗方案。

二、放疗导致的不良反应

不同部位放疗引起的不良反应是不一样的,一般与放疗的剂量、受照射的体积和被照射的部位密切相关,而且个体之间也存在较大差异,主要包括全身反应和局部放射性损伤。全身反应通常在放疗后 1～2 日出现,表现为头晕乏力、食欲减退、恶心呕吐、骨髓抑制等。局部放射性损伤是指照射野内正常组织或器官经放疗后发生的不良反应。

除了皮肤癌等浅表肿瘤外,放疗使用的射线需要穿过正常组织才能达到肿瘤部位,杀灭肿瘤细胞。即使进入精准放疗时代,射线穿过正常组织也会不可避免地造成一些损伤。通常将放疗开始后 90 日内发生的因放射线所导致的反应称为急性放射性损伤,一般发生于增殖能力较高的组织中,如骨髓、表皮或消化道黏膜组织等。将放疗开始 90 日以后发生的不良反应称为晚期放射性损伤,主要发生于放疗照射过的组织中,主要由器官的实质细胞、血管内皮细胞损伤,以及成纤维细胞激发,造成器官功能的部分损伤。主要的局部放射性损伤如下。

1. 肺　肺放射损伤在胸部肿瘤的放疗中较为常见,包括急性放射性肺炎与慢性放射性肺纤维化。患者可出现胸闷气短、咳嗽咳痰、发热、肺功能减退等表现。

2. 消化道　急性表现为消化道黏膜的炎症,如放射性食管炎,表现为进食疼痛、吞咽困难等;放射性肠炎,出现腹泻、便血等。后期的损伤可表现为消化道狭窄、穿孔、坏死等。

3. 膀胱　急性损伤临床可见尿血、尿频等症状;后期损伤表现为膀胱纤维化、挛缩,导致膀胱排尿无力。

4. 皮肤　皮肤放射损伤有一个潜伏期,与一般的烧伤不同。当局部皮肤受到一定辐射后,不会立即出现临床症状,潜伏期的长短主要取决于局部皮肤接受的剂量和辐射的频率。辐射剂量越大,潜伏期越短。皮肤及其附属器都是放射敏感组织,其中最敏感的是皮脂腺,以下依次是毛囊、表皮、汗腺。早期表现为红斑、水肿、脱发、脱皮和干性皮炎;后期表现为皮肤色素沉着、皮肤变薄、皮肤纤维化、毛细血管扩张,较严重的可出现经久不愈性溃疡或坏死。

5. 口腔黏膜　放射性口腔黏膜炎是头颈部肿瘤放疗最常见的并发症,主要表现为口腔黏膜充血、水肿、糜烂、白膜形成、口腔溃疡、疼痛等。

三、放疗不良反应的中医辨治

放射线作用于人体后,可造成热毒内盛,津液受损,进而灼津烁血,耗气伤阴,以致气血津液损伤,脏腑功能失调。从致病特点看,放射线与六淫邪气中"火(热)"类似。根据中医基础理论,火(热)为阳邪,其性炎上,常侵犯人体上部,导致如头痛耳鸣、咽喉肿痛、口舌糜烂等症状;易致阳亢之候,出现如面红目赤、口渴喜饮、发热心烦等表现。火(热)易伤津耗气,一是迫津外泄,使津液丢失;二是消灼煎熬,使津液暗耗于内。当阳热亢盛时,也损耗人体的阳气,其邪迫津外泄的同时,气随津泄,使气更加耗伤,临床可见体倦乏力、少气懒言等气虚症状。火邪易致疮痈,火热入血分,壅聚局部,腐蚀血肉发为痈肿疮疡,见局部红肿热痛、溃破等。随着放疗次数的增加,射线剂量的逐渐累积,患者的毒副反应也相应加重,更为符合火(热)致病的特性。射线的火(热)邪性质在初期主要表现在火热灼津,伤阴耗气方面;后期则突出表现为津伤阴亏。由于气虚鼓动乏力,阴津亏少,血稠难行,也容易造成血瘀证候。但它又与单纯的"火(热)"邪致病特性不完全一致,兼具"毒"邪的特征,具有明显的攻击性、杀伤性和持续性。因此,放疗不良反应的基本病理因素可归纳为"热""毒""瘀",三者相互作用,相互影响。基本证候特征为毒瘀互结,气阴两虚。一般在放疗初期患者多实,表现毒瘀互结,火热亢盛之候;放疗后期患者体质多虚,表现气阴两虚,虚火灼热之候。但在大多情况下患者表现虚实错杂,只是侧重点不同,中晚期的病情变化复杂。

　　由于放射线照射人体不同的部位,患者亦会出现该部位脏腑组织损伤所表现的临床症状。肺司呼吸,为娇脏,不耐寒热,热毒射线直中脏腑血络,毒瘀壅肺,肺失濡养,宣肃失职,则表现为咳嗽咳痰或干咳无痰、咳痰带血、胸闷胸痛、咽燥口渴、呼吸困难等;脾胃为后天之本,主升清降浊,放射线使其功能受损,热毒炽盛,气血凝滞,通降失职而见恶心呕吐、吞咽困难、腹痛腹泻、里急后重、便血等症;热毒伤及脉络,湿热下注,毒瘀互结膀胱,表现为尿频、尿急,甚至尿血、小便灼热刺痛等;放射热毒作用于体表皮肤,损伤皮肤组织,表现为皮肤发红、脱屑、破损,甚或溃烂、黄水淋漓、局部疼痛难忍等;火热毒邪煎灼口鼻津液,则表现为口咽干燥难忍、鼻干唇燥、口腔黏膜红肿糜烂疼痛等。

　　根据放疗不良反应的病因病机及证候特点,其基本治法为解毒化瘀,益气养阴。解毒,放射线为火热之毒,临床上多用以清热解毒之法,常用中药有栀子、黄连、黄柏、黄芩、板蓝根、野菊花、山豆根、连翘、夏枯草、白花蛇舌草、半枝莲等;化瘀,热毒蕴结,阻滞气机,气血运行不畅,致使血瘀气滞,临床常用中药有三七、丹参、延胡索、红花、桃仁、川芎、益母草、乳香、没药等;益气,包括益脾气、益肺气、益肾气、益元气等,根据放疗照射的不同部位和患者所表现的不同症状进行辨证论治,临床上常补益肺脾之气以资气血生化,常用人参、黄芪、白术、党参、太子参、山药、西洋参等;养阴,指滋养阴液,包括补肺阴、补胃阴、补肝阴、补肾阴等,临床上常补肺胃之阴,因为肺为娇脏,胃阴易亏,放射线对肺胃影响较大,故补肺胃之阴以循常道,而放疗后期患者多表现为肝肾阴虚,临床常用中药有麦冬、石斛、天冬、玉竹、北沙参、南沙参、黄精、枸杞子、墨旱莲、女贞子等。

四、放疗康复期的中医调养

1. 饮食调养　总体来说,放疗后的饮食建议清淡为主,饮食搭配谨守"三高一低"的原则,即高维生素、高蛋白、高热量,低脂肪,保证营养充足。采取少量多餐的原则,合理补充水分来帮助排除体内代谢废物。多食易消化的食物,注意保持大便通畅,尤其是血小板下降时,更要避免大便干燥引起便血。

放疗患者临床常见口干舌燥、苔红光剥、脉弦细数等邪热伤津之症,可选择寒凉、平性的食物,如猪肉、鸭肉、白菜、芹菜、苦瓜、茄子、冬瓜、梨、西瓜、柑橙、柿子、绿豆、小米、牛乳、赤小豆、黑豆、丝瓜、百合、莲子、大枣、花菜、土豆、鸭蛋、鸡蛋、山药、杏仁、葡萄、桃子等,对于热性食物如羊肉、牛肉或狗肉等则尽量少吃,不吃煎炸、烧烤食物。放射治疗部位不同,饮食的选择也有差异。头颈部肿瘤放疗后,建议多服用滋阴生津,清热降火之品,如苦瓜、胡萝卜、番茄、莲藕、海蜇、白菜等,主食以半流质或烂软食物为宜。胸部肿瘤放疗后,可发生肺部放射性纤维变性,肺功能减弱,出现气急、胸闷、咳嗽症状,建议多服滋阴润肺,补气养血,止咳化痰之品,如冬瓜、丝瓜、山药、百合、莲子、核桃仁、白木耳、香菇、燕窝等。腹部肿瘤放疗后,建议多服健脾和胃,养血补气之品,如薏苡仁粥、山楂、鸡蛋、猪肝、鱼等。泌尿生殖系统肿瘤放疗后,建议多服补肾养肝清热之品,如枸杞子、无花果、苦瓜、泥鳅、鸡蛋、牛奶等。放疗可抑制骨髓造血功能,使红细胞、白细胞、血小板数量下降,多食含铁较多的食品如菠菜、芹菜、番茄、蛋黄、动物的肝脏、心脏等,水果可以选择杏、桃子、李子、葡萄等。

2. 情志调养　放疗能够有效杀灭癌细胞,延长生存期,但随着放疗次数及剂量的增加,极易产生诸多不良反应。放疗期间,患者除遭受疾病折磨外,还需承担昂贵的医疗费用,身心压力巨大,多伴有焦虑、抑郁等不良情绪,致使其在面对生活应激事件时易采取消极应对方式,影响疾病治疗及预后。

放疗期间,患者的情绪与心态很重要,平常心对待,积极配合医生,遵照医嘱,多与家人朋友分享沟通,可释放压力,缓解焦虑不安,减轻自身的负重感。中医基础理论认为七情与五脏之间关系密切,七情太过容易损伤相应脏腑,如"思伤脾""忧(悲)伤肺""恐伤肾"等。若遇情志刺激,容易导致旧病复发或者反复发作。七情太过可致气机逆乱,妨碍疾病的继续治疗,影响患者的预后。中医情志疗法是以中医理论为基础,结合患者心理状态与身体状态共同治疗,具有事半功倍的效果,主要包括:① 情志相胜法。主动与患者交流,鼓励其进行情感宣泄和表达,中医五行认为忧(悲)属金、怒属木、思属土、恐属水、喜属火,具有相生相克的联系,运用中医五行生克理论,通过讲笑话、分享励志故事等形式营造轻松愉快的环境,达到"以喜胜忧(悲)"的效果,调节患者忧虑不安等不良情绪,增强其战胜疾病的信心和治疗依从性。② 五音疗法。中医将角、徵、宫、商、羽五音与五行联系在一起,日常播放中国传统五行音乐可以达到疏泄情绪,调理气机的效果。③ 移情易性法。在放疗结束后,患者可以通过看电视、做手工、绘画、打太极拳等方式丰富自己的日常活动,在娱乐和社会活动中培养兴趣爱好,分散和转移注意力。④ 情志导引法。患者可以通过呼吸结合形体动作如深呼吸、轻声哼歌等来排解负性情绪。

3. 运动调养　放疗后患者常感觉虚弱和易于疲劳,在此期间必须注意休息,注意保养身体和保持营养物质的充分摄入,待身体逐渐恢复后,可适当调整作息时间,选择适合自己的运动项目,如散步、太极拳、八段锦等。"导引功法"是中医学的重要组成部分和宝贵遗产,在我国具有几千年的历史。据《吕氏春秋·古乐》记载,远在陶唐氏之始,天多阴雨,河水泛滥,潮湿阴冷,引起人们气滞血瘀,筋骨蜷缩不舒,"故作舞以宣导之","作舞"便是古代导引的最初形式。导引功法不仅能够促进患者身体的功能康复,也能够改善患者的心理状态。例如对于肺癌放疗的患者,呼吸训练是放疗康复期需要做的最主要的康复训练,其目的是改善肺部、胸部的弹性,进而促进肺功能的恢复、增强患者的体质。八段锦功法作为中医导引的精华,其中"双手托天理三焦""左右开弓似射雕"及"五劳七伤往后瞧"三段,主要作用就包含了舒胸、顺气、提高心肺功能的功效,有益于肺脏和肺功能的恢复。而八段锦中其他各段功法也在恢复体力、培养气血、调理脾胃、固肾培元、愉悦身心等方面起到了积极作用。中医气功吐纳法尤其注重呼吸调理和训练,对普通呼吸训练可起到很好的辅助作用。吐纳功法通过吐字的口型不同,唇齿喉舌的用力不同,以达到牵动不同脏腑经络运行的效果。如"呬"字诀吐纳功法就起到了补肺气,养肺阳的效果。八段锦结合气功吐纳"六字诀",则更能增进患者肺功能的恢复。严格说来,导引功法也并不完全是单纯的练功,而是通过练功的形式,不仅掌握一种祛病强身的方法,更重要的是调心、调息、调身的过程。所谓调心,就是调整、控制自己的思维意识活动,做到恬淡虚无、百虑俱消、物我两忘,也就是导引功法所强调的"入静";调息,则是调整呼吸,使呼吸顺乎自然,做到"细""静""匀""长";

调身,就是练功时要保持一定的姿势,这是强身的主要手段。通过调心、调息、调身,使患者注重自身精神的修养,怡情养性、恬静愉快、不伤七情,从而建立起坚定的康复信心。放疗患者在进行运动调养时,一定要注意控制运动的强度,以运动及运动后微微出汗但无明显不适为宜,切忌运动过量。

4. 中医外治　中医外治是以突出"非药物疗法"为特色的中医疗法,和内治法一样,都是以中医的整体观念和辨证施治思想为指导,运用不同的方法,将药物、手法或器械施于皮肤、腧穴、孔窍等部位,以发挥其疏通经络,调和气血,解毒化瘀,扶正祛邪等作用,使失去平衡的脏腑阴阳得以重新调整和改善,从而促进机体功能的恢复。

(1)艾灸:艾灸是用艾绒产生的艾热刺激体表穴位或特定部位,通过激发经气的活动来调整人体生理功能的一种方法,广泛应用于虚、实、寒、热等多种病症,具有温阳扶正,活血化瘀,温通经络及防病保健等作用。例如,艾灸中脘、关元、三阴交、足三里,能够缓解放疗引起的食欲减退、恶心呕吐、骨髓抑制等不良反应;艾灸神阙、关元、气海,能够明显缓解腹痛腹泻及便中带血的症状,有效降低放射性直肠炎的发生率;艾灸太阳、合谷、大椎、风池,可改善放疗引起的头痛、目眩等症状;艾灸肺俞、列缺、太渊,有助于改善咳喘症状。

(2)针刺:针刺是根据中医理论,采用毫针对人体的腧穴进行直接刺激,以达到增强身体功能,疏通经络气血,调和阴阳,扶正祛邪作用的一种方法。针刺在防治放疗副作用方面具有确切疗效。例如,针刺中脘、足三里、内关、胃俞,可缓解放疗诱发的恶心呕吐;针刺下关、颊车、足三里,可延缓局部组织纤维化;针刺夹廉泉、风池、下关及翳风,配合使用电针,可改善鼻咽癌患者放疗后的吞咽障碍;针刺翳风、听宫、率谷、完骨等穴,可改善放疗后耳鸣、耳聋等听力损伤。

(3)耳穴压豆:耳穴压豆是将中药王不留行籽对准耳穴贴紧并稍加压力,使患者耳朵感到酸麻胀或发热。中医认为,人的五脏六腑均可以在耳朵上找到相应的位置,当人体有病时,耳廓上的相关穴区会出现反应,刺激这些相应的反应点,可起到防病治病的作用。例如,选取双耳腮腺、耳尖、屏尖、面颊、肾上腺、肾、胰胆、对屏尖等穴,可改善放疗后腮腺胀痛、痰多等症状;选取双耳脾、肾、交感、神门、牙点、口、渴点等穴,可改善放疗后口干症状;选取双耳心、肾、神门、皮质下、内分泌、交感等穴,具有宁心安神的功效,可改善放疗相关睡眠障碍。

（4）外洗涂擦：对于放射性皮肤损害，可选择合适的中药，制成不同的制剂，或外敷或涂擦或浸洗，施用于患处，使其能直达病所，减轻患者的自觉症状，使皮肤损伤消退，缓解疼痛。

（5）穴位按摩：穴位按摩是中医学的重要组成部分，具有简单易行、安全有效的特点，患者及其家属在家就能够进行操作。穴位按摩通过作用于人体的特定部位或穴位，以达到疏通经络，调整脏腑，调和气血，平衡阴阳的效果。例如，点按合谷、攒竹、内关，可缓解恶心、呕吐、呃逆等症状；取穴肺俞、足三里、肾俞进行按摩，可改善咳嗽咳痰、胸闷气促等症状；头部穴位众多，多做按摩，可以疏通经络之气，舒缓头晕、头痛等症状，常取百会、四神聪、印堂、太阳、风池等穴。

第三节　肿瘤化疗后的中医调养

一、化疗在肿瘤治疗中的应用范围

1942 年 12 月，Gilmen 和 Philips 在美国耶鲁大学开始了世界上第一项用氮芥治疗淋巴瘤的临床试验，这项研究惊人的疗效标志着近代肿瘤化学药物治疗的开始。1957 年 Arnold 和 Duschinsky 分别合成了环磷酰胺和氟尿嘧啶，20 世纪 70 年代初顺铂和多柔比星问世，这些都是肿瘤内科治疗发展进程中重要的里程碑。

化疗，即是用化学合成药物治疗疾病的方法，通过药物影响 DNA、RNA、蛋白质的合成和有丝分裂，从而杀伤癌细胞或阻止其增殖。根据化疗可达到的效果、不同的治疗目的，制定相应的策略和治疗方案，化学治疗可分为以下几种：① 根治性化疗。对于化疗可治愈的部分肿瘤，应采取积极的全身系统化疗，争取近期完全缓解、远期无病生存，必要时应配合手术、放疗等方法进行综合治疗。根治性化疗必须使用由作用机制不同、毒性反应各异且单用有效的药物所组成的联合化疗方案多个疗程，间歇期尽量缩短以求完全杀灭所有癌细胞。② 辅助化疗。手术或放疗后进行的化疗，目的是杀灭微小转移灶，防止复发和转移。③ 新辅助化疗。手术或放疗前先行化疗，以缩小局部肿瘤，降低病期，使局部晚期的肿瘤得以手术切除，也可以杀灭微小转移灶，改善预后。④ 姑息性化疗。对大部分不能手术、化疗疗效不佳的晚期肿瘤进行的化疗,目的是减轻痛苦、缓解症状、提高生活质量、延长生命。

化疗虽然能弥补手术和放射治疗所不能达到的效果,但是多数化疗药物缺乏理想的选择性作用,它既能杀伤癌细胞,也会杀死人体正常细胞,给机体带来损伤,所以在抑制肿瘤的同时,往往对机体组织细胞、中枢神经系统及重要脏器都有不同程度的影响。主要表现在骨髓造血功能的抑制,消化道胃肠反应,心脏、肾脏、肝脏及神经组织的损害,特别是对机体免疫功能的影响,有的药物还具有远期毒性。

二、化疗导致的不良反应

化疗药物为细胞毒性药物,其对肿瘤细胞的杀灭起到至关重要的作用,但在减轻肿瘤负荷的同时免不了对机体免疫、消化、骨髓、神经系统等多方面造成一定的损伤,出现骨髓抑制、胃肠道反应、神经毒性、器官功能损伤等不良反应。

(1)骨髓抑制:化疗药物可诱导骨髓中分裂旺盛的造血细胞凋亡,导致白细胞、血小板和红细胞数量的减少。临床表现为疲乏无力、面色萎黄或苍白、头晕眼花、贫血、出血倾向及引发免疫功能低下等。

(2)消化道反应:化疗药物对消化系统黏膜有刺激作用,是最为常见的不良反应,大多发生在用药后的 2～28 小时内。主要包括恶心、呕吐、食欲不振、腹泻、腹痛、口腔溃疡等,而一些较为严重的患者还有可能出现胃肠道出血、肠穿孔。

(3)心脏毒性:主要为心肌损害,与剂量呈正相关,常由蒽环类化疗药物引起。

(4)肝毒性:化疗药物引起的肝脏反应可以是急性而短暂的肝损害,包括坏死、炎症,也可以是由于长期用药引起的肝慢性损伤。

(5)神经毒性:有些化疗药物具有末梢和(或)中枢神经毒性,导致神经功能受损,表现为感觉异常、肌无力、肢体麻木等。

(6)皮肤毛发:皮肤干燥和脱屑、脱发等。

(7)泌尿系毒性:某些化疗药物可能对泌尿系造成损害,表现为尿频、尿急、尿痛等症状,或造成肾功能异常。

三、化疗不良反应的中医辨治

化疗药属外来之"邪毒""药毒",进入人体后易形成瘀毒互结,热毒内蕴之证,伤骨髓,耗精气,损伤脾胃,导致脾肾亏虚,本源受损,表现"虚虚实实"之象,病理因素主要为"虚、瘀、痰、毒"。张小玲根据临床表现,辨证使用清热解毒、化痰除湿、扶正固本、活血化瘀等治法,可明显减轻化疗相关不良反应:① 化疗药之邪毒攻伐脾胃,导致脾胃亏虚,升清降浊功能失司,脾运失常,胃气上逆,出现恶心、呕吐,治疗常予以健脾益气,和胃降逆之剂,如香砂六君子汤、二陈汤等;化疗药毒致脾胃运化功能失调,肠道分清泌浊、传导功能失司,脾运失常,痰湿内生,下走肠间,临床上常可见腹泻、完谷不化、隐隐腹痛等症,治疗予以补益脾胃,化湿止泻之剂,采用半夏泻心汤或参苓白术散加减。② 毒邪侵犯脾肾,肾主骨生髓,肾气亏虚,不能化生血髓,肾虚精不化血,而出现头晕心悸、面色㿠白、唇舌淡白、疲乏肢软等症,治疗上以健脾生血,补肾养精,或脾肾双补为主,可选补中益气汤、归脾汤、左归丸等加减。③ 药毒耗伤心肌,致心之气阴亏虚,气血阴阳亏损,脏腑功能失调,则心神失养、心神不安;或痰火扰心,水饮凌心,心血瘀阻,气血运行不畅,可出现心悸、心慌、气短、眩晕、疲乏、失眠等,治疗以益气养血,温通心阳为主,可用生脉散、归脾汤、炙甘草汤等加减。④ 化疗耗气伤血,以致气血亏虚,不能荣养肌肤,毛发根空、脱落,或热毒内盛,湿热蕴结,血热生风,津液内耗,风热上扰,窜于巅顶,毛发失荣而秃落,中医辨证为肝肾亏虚,气血虚弱,治以滋补肝肾,益精填髓,益气养血,可用六味地黄丸合二至丸为主方,加制首乌、黑芝麻、旱莲草、女贞子、枸杞子等补肝肾,益精血之品。

中医药能扶正培元,驱邪解毒,既能减轻化疗的毒副作用,防止和保护机体正常组织细胞和脏器遭受化疗的损害,又能增强机体免疫系统抑制癌细胞,对化疗起增效作用,提高疗效。因此,化疗与中医药的结合,是提高肿瘤治疗疗效的一条重要途径。

四、化疗康复期的中医调养

1. **饮食调养**　《黄帝内经》对合理膳食有精辟而生动的论述:"五谷为养,五果为助,五畜为宜,五菜为充。"对化疗后的食疗要做到营养化、均衡化、多样化,以"三高一多"为原则,即高热量、高蛋白质、高纤维、多饮水。摄入高热量食物,可保证机体的基本生理需要,将体重维持在正常水平;摄入高蛋白食物有助于皮肤、毛发等在遭受化疗损伤后的修复。营养学家认为,在化疗期间患者所需要的蛋白质应比一般情况下增加50%,所需要的热量增加20%,所需要的水分应增加50%。

中医有"药食同源"的说法,食疗在中医中占有重要地位,是中医的一大特色。食疗也广泛应用于肿瘤康复治疗中,其原则是:扶正固本,保护胃气,调理阴阳。化疗药物在清解癌毒的同时大伤人体精血正气,造成患者严重阴阳失调,气血亏损,因而扶正固本为化疗康复期食疗的首要原则,且临证时需衡量气血阴阳辨证施"膳"。气虚者可食用山药清汤、薏苡仁莲子粥等;阳虚者可食用羊肉汤、牛肉羹等;血虚者可食用桂圆红枣粥等;阴虚者可食用地黄粥、黄精玉竹粥等。古人云"有胃气则生,无胃气则死""胃气一败,百药难施",因此肿瘤的康复治疗关键在于保护胃气,可选用糯米粥、豇豆粥、红枣粥、鸭汁粥等;提高食欲促消化可选陈皮鸭、白萝卜饼、山楂神曲粥等。食疗应遵循"虚则补之""实则泻之"的原则进行调补,以恢复机体阴阳之间的动态平衡。

化疗后出现口腔溃疡、口干舌燥、舌质偏红、苔薄少等胃阴亏虚证候时,可适当服用补阴的食物,如蜂蜜、百合、银耳、鸭肉、莲子、枸杞子等。患者应避免食用太热、酸性强、粗糙、生硬、刺激性强的食物与饮料,同时可适当补充B族维生素。进餐后用软毛牙刷刷牙,或用温水、漱口液漱口,除去食物碎屑,以保持口腔清洁。化疗后出现白细胞下降时,可适当食用猪肝、骨髓、猪脚、瘦肉、桂圆、核桃、甲鱼等。化疗后出现血小板减少时,宜多吃清热凉血的食物,如莲藕、黄瓜;多吃富含铁的食物,如猪肝、猪血、瘦肉、鱼、鸡蛋、黑木耳等;多吃稀软容易消化的食物,少吃粗纤维及粗糙的食物。化疗间歇期宜多摄取具有补血、养血、补气作用的食品,以提高机体的抗病能力,如鸡汤、灵芝、菌菇类、冬虫夏草汤等,并鼓励多吃新鲜蔬菜和水果,以提高机体免疫力。

2. 情志调养　中医对"情志致瘤"的认识始于《黄帝内经》。《灵枢·邪气脏腑病形》曰:"若有所大怒,气上而不下,积于胁下,则伤肝。"《灵枢·百病始生》云:"内伤于忧怒,则气上逆……而积皆成也。"提出情志不遂可通过妨碍气机而致瘤。情志内伤通过影响人身气血运行、脏腑功能,形成气滞、血瘀、痰凝、毒聚等,在此基础上,"内虚"与郁火、血瘀、痰凝、毒邪等合而为患,促使恶性肿瘤的发生,故情志调养对肿瘤患者来说尤为重要。多数肿瘤患者知悉自己病情后会出现紧张恐惧和抑郁不安等不良情绪,精神不振,心气涣散,食之无味,睡不能眠,对治疗丧失信心,陷入惊慌恐惧。故应说理开导解忧思,消除诱因防惊恐,稳定情绪以安神定志。患者在化疗时会因为药物不良反应导致身体不适,产生恐惧、烦躁等情绪,情绪波动过大可致阴阳失调,气血不和,脏腑功能紊乱或正气耗损,加重病情或药物不良反应。然而化疗又是抗肿瘤治疗过程中很难绕开的路,同时也可能是最充满荆棘的一条路。因此化疗前应向患者尤其是初次化疗的患者做好宣教和解释工作,对患者进行耐心开导劝解,增加其战胜疾病的信心,并开展适合的娱乐活动,转移患者注意力,宣泄患者积郁之情,达到调畅情志的目的。

3. 运动调养 八段锦是一种古老的中医健身功法,也称为八段锦气功。它由八个动作组成,主要通过调节呼吸、舒缓身心、活络筋骨的方式来促进身体的健康。被称为"百步汗戏"的五禽戏也是不错的选择。五禽戏是传统康复疗法中重要的组成部分之一,长期进行五禽戏练习,能疏通经络,调畅气血,改善脏腑功能。研究表明,五禽戏的运动负荷强度符合体育健身的基本原理,适合中老年健身,对改善肺活量有明显效果,对机体免疫功能的调节起到积极作用。

4. 起居调养 中医强调"天人合一"的观点 ,正如《黄帝内经》所云:"人以天地之气生,四时之法成。"生活起居必须适应大自然的变化,"顺四时,调阴阳,避时邪,养形神",做到起居有常。患者应注意春防风、夏防暑、长夏防湿、秋防燥、冬防寒,以免六淫之邪侵袭机体,加重病情,影响治疗,避免去人多拥挤的公共场所,慎防感冒及传染病。化疗期间,应为患者创造良好的生活环境,保持居处安静,温湿度适宜,空气流通。

5. 中医外治

(1) 艾灸:通过艾绒燃烧后温和刺激局部穴位从而发挥防治疾病的功效,具有疏通经络,扶正祛邪,调整阴阳的基本作用。根据中医对化疗副作用的认识,艾灸治疗应当以补虚为主,强壮穴作为基础穴位被选用。依照"急则治其标,缓则治其本"的原则进行配穴,例如,骨髓抑制,可选用四花穴养血补血;恶心呕吐,可选用内关、合谷降逆止呕;腹泻,可选用神阙缓急止泻;四肢麻木、肢端感觉迟钝等,可选择相应的井穴以疏通经络。

(2) 针刺:针刺刺激经络可调节气血流动,维持阴阳平衡。足三里是足阳明胃经之合穴,胃腑之下合穴,针刺该穴可健脾益气,调理胃肠;针刺公孙、内关可理气平冲,健脾和胃;针刺百会、神庭、印堂及双侧神门、足三里、三阴交穴可宁心安神；针刺足三里、涌泉、照海等可缓解口干、潮热症状；针刺足三里、合谷、内关和阿是穴可缓解癌痛。

（3）耳穴压豆：中医认为"耳为宗脉之聚，十二经通于耳"，将王不留行籽贴于诸穴，按压力度以穴位局部有酸胀感为准，通过耳与经脉的联系，可发挥调节阴阳，疏通气血之效，保证脏腑各功能相对协调。睡眠障碍是癌症患者化疗后最常见的不良反应之一，取穴"心"能宁心安神，取穴"肝"能疏肝解郁，取穴"交感"能调节自主神经功能，取穴"皮质下"和"神门"能平衡大脑的兴奋和抑制功能。多个穴位联合应用，共促宁心安神，疏肝解郁，平衡阴阳，调畅气血之效。有研究显示刺激神门、交感、内分泌等穴对缓解患者疼痛、失眠及化疗后引起的恶心呕吐都有积极作用，从而可以间接缓解患者焦虑、抑郁等不良情绪。

（4）穴位贴敷：穴位贴敷利用了药物透皮吸收的原理，药物对皮肤直接作用，渗透至相应的肌理、穴位，对病灶产生疗效。化疗药物往往损伤人体正气，导致气血不足，下元亏损，肠失温润，传导无力；同时耗伤津液，致肠道失润，粪质干燥，从而容易导致便秘。化疗引起的便秘，多属虚秘范畴，可采用穴位敷贴，贴于患者的合谷、天枢、上巨虚、膻中、太冲、太溪等穴位，能取得良好的疗效。因合谷、天枢、上巨虚分别是大肠的原穴、募穴、下合穴，可调理胃肠，疏通大肠腑气，腑气通则传导功能恢复正常；膻中、太冲条达肝木，调理气机；太溪、太冲可滋阴养血，增水行舟，润燥排便；诸穴合用，共奏扶正养血，行气排便之效。

第四节　肿瘤靶向治疗的中医调养

一、靶向治疗在肿瘤治疗中的应用范围

肿瘤分子靶向治疗是 21 世纪提出的一个新概念，它是针对肿瘤细胞与正常细胞之间的差异，将药物或其他具有杀伤肿瘤细胞的活性物质选择性地运送到肿瘤部位，把治疗作用或药物效应尽量限定在特定的肿瘤靶细胞、组织或器官内，而不影响正常细胞、组织或器官的功能，从而提高疗效、减少毒副作用的一种治疗方法。

根据靶向药物的作用靶点或药物性质，目前临床上常用的靶向药物主要可分为：小分子酪氨酸激酶抑制剂、抗肿瘤血管生成药物、单克隆抗体、多靶点抗肿瘤药物。

靶向药物能够选择性作用于肿瘤相关分子靶点，对肿瘤细胞具有选择性的杀伤作用，与传统化疗药物相比，具有更高的疗效和更轻的毒副作用，而且靶向药物的不良反应表现与传统化疗药物也有所不同。靶向药物常见的不良反应包括过敏反应、皮肤反应、心血管反应、间质性肺炎和免疫抑制等。总的来说，靶向药物的不良反应较传统化疗药物明显降低，但随着靶向药物在临床的广泛应用及患者对生活质量的要求不断提高，这类药物的一些特异性不良反应越来越被重视。

二、靶向治疗导致的不良反应

靶向治疗常见的不良反应包括：① 过敏反应，多见于单克隆抗体类的靶向药物，如利妥昔单抗、西妥昔单抗、曲妥珠单抗、贝伐单抗等，多发生于初次使用时，常规首次应用这些药物前应给予抗组胺处理，并且在用药过程中控制滴速，过敏反应经减缓给药或停药并给予支持治疗后一般可缓解。② 皮肤反应，多见于表皮生长因子（EGF）的药物，如易瑞沙（吉非替尼片）、特罗凯（盐酸厄洛替尼片）、爱必妥（西妥昔单抗注射液）等，多表现为皮疹和手足皮肤反应，通常发生在用药初期，一般在用药后 2 周时最为严重，主要临床表现为手脚麻木、感觉迟钝或异常、皮肤肿胀或红斑、脱屑、皲裂、硬结样水疱或严重的疼痛等。③ 心血管反应，主要表现为高血压、左室射血分数下降、心肌缺血或梗死、QT 间期延长等，老年及伴有心血管疾病的患者较易发生，贝伐珠单抗可显著增加所有级别高血压的发生率；曲妥珠单抗可损伤心肌，引发心悸、胸闷、心动过速和心律失常，严重时可出现呼吸困难、端坐呼吸、肺水肿、S3 奔马律或射血分数降低。④ 胃肠道反应，常见腹泻、恶心呕吐、食欲降低，其中腹泻为最常见的症状。⑤ 血液毒性，靶向药物引起的血液毒性多为轻度，通常不需中断治疗或减量治疗，需定期进行血常规监测。

三、靶向治疗不良反应的中医辨治

本病的发生主要是由于患者素体禀赋不足，血热内蕴，复感药物特殊之毒，引起气血失调，脏腑功能紊乱。靶向治疗不良反应多表现为乏力、口干、纳差、疱疹、皮肤干燥、舌红、脉细等气阴两虚,热毒内蕴的证候。从中医角度考虑可能为热毒之品,易耗气伤津,加之肿瘤患者本身多为气阴两亏之体,使用靶向药物后,导致气阴更亏,热毒内蕴。从致病特点来看,一是风湿热毒为患,外达肌肤则见皮肤反应,临床表现为皮疹、手足麻木、水疱等;二是热毒化火,燔营灼血,内攻脏腑,则见胃肠、心血管反应,临床表现为腹泻呕吐、食欲降低、胸闷心悸等;病久药毒灼伤津液,气阴两伤,肌肤失养;或久病阴液耗竭,阳无所附,浮越于外,病重而危殆。因此,靶向药物不良反应的基本病理因素可归纳为"湿""热""毒",三者相互作用,相互影响,其基本证候特征为湿热内蕴,气阴两虚。一般在治疗初期,患者多见皮疹为红斑、丘疹、内团、水疱,甚则糜烂渗液,伴灼热剧痒,口干,大便秘结,小便黄赤,伴发热,舌红苔黄,脉滑数等风热袭表,湿毒蕴肤之候;继而出现火毒炽盛,热毒入营之候,表现为皮疹鲜红或紫红,甚则为紫斑、血疱,灼热疼痛,伴高热,神志不清,口唇焦燥,口渴不欲饮,大便干结,小便短赤,舌红绛,苔少,脉洪数;严重药毒后期出现皮疹大片脱屑,伴低热,神疲乏力,气短,口干欲饮,舌红少苔,脉细数等阴液耗竭,气阴两虚之候。

根据靶向治疗不良反应的病因病机及证候特点,其基本治法为清热利湿解毒,益气凉血养阴,针对不同部位的毒性辨证选择,有的放矢:① 皮肤毒性,采用清热解毒,养血润燥的中药材,如生地黄、当归、麦冬、黄芪等,方用消风散加减以消风清热。② 消化道反应,采用健脾和胃,理气消食的中药材,如陈皮、半夏、山楂、麦芽等,方用二陈汤加减以健脾化湿。③ 心血管反应,采用活血化瘀,养心安神的中药材,如丹参、三七、首乌、酸枣仁等,方用丹参饮加减活血安神。④ 肺部毒性,采用养阴清热,宣肺止咳的中药材,如沙参、麦冬、杏仁、浙贝母等,方用沙参麦冬汤加减养阴解毒。

四、靶向治疗的中医调养

1. 饮食调理　合理的饮食不仅有助于提高患者的营养状况,还能减轻不良反应,提高治疗效果。保持饮食营养均衡,多吃蔬菜、水果、粗粮等富含纤维的食物,以促进肠道蠕动,减轻便秘等症状。靶向治疗期间,患者的蛋白质需求量会增加,建议多吃富含优质蛋白质的食物,如鱼、虾、瘦肉等。补充适量的维生素和矿物质有助于提高机体免疫力,减轻治疗副作用。可适当食用动物肝脏、绿叶蔬菜等富含维生素和矿物质的食物。辛辣、刺激性食物容易导致口腔溃疡、腹泻等不良反应,建议避免食用。

2. 情志调护　患者往往会因为疾病和治疗副作用而产生焦虑、抑郁等不良情绪，影响治疗效果。鼓励患者表达内心的感受和困惑，以减轻心理压力。医生或专业护理人员可以提供必要的心理疏导和支持。鼓励患者进行适当的锻炼、参加有益的活动，以转移注意力，减轻不良情绪。可以借助音乐、冥想等手段进行自我情绪调节，缓解焦虑、抑郁等不良情绪。鼓励患者与家人、朋友等交流，寻求社会支持，增强治疗信心。

3. 生活方式　良好的生活习惯有助于提高患者的免疫力和治疗效果，减轻不良反应。保持充足的睡眠有助于机体恢复，减轻疲劳和乏力等症状，建议制定合理的作息时间表，避免熬夜和过度劳累。适当的运动有助于提高机体免疫力，缓解疲劳，建议根据自身情况选择合适的运动方式，如散步、太极拳等。抽烟和饮酒容易导致病情恶化，影响治疗效果，建议戒烟限酒，避免不良生活习惯。保持良好的卫生习惯有助于预防感染和其他并发症，建议勤洗手、保持个人卫生等。

4. 中医外治　中医外治方法具有操作简便、副作用小等特点，可以有效地缓解靶向治疗的不良反应。在实践中，应根据不良反应的类型和患者的具体情况，选择合适的外治方法进行干预。

（1）药物外敷：是一种通过将中药敷在患处或特定穴位来缓解靶向治疗不良反应的方法。其治疗原理主要是通过中药的渗透作用，促进血液循环，缓解炎症反应，从而达到缓解不良反应的目的。根据靶向治疗不良反应的类型，可以选择不同的药物进行外敷。例如，对于皮肤不良反应，可以使用黄芩、连翘等中药进行外敷；对于消化道不良反应，可以使用山楂、木香等中药进行外敷。

（2）针灸疗法：是一种通过刺激穴位来调节人体内部功能，缓解靶向治疗不良反应的方法。其治疗原理主要是通过刺激穴位，调节经络，使气血畅通，从而达到缓解不良反应的目的。根据靶向治疗不良反应的类型，可以选择不同的针灸方法进行治疗。例如，对于失眠等神经系统不良反应，可以采用耳针或头针等方法进行治疗；对于疼痛等躯体症状，可以采用体针或灸法等方法进行治疗。

（3）拔罐疗法：是一种通过负压吸引作用，促进局部血液循环，缓解靶向治疗不良反应的方法。其治疗原理主要是通过负压吸引作用，使局部血液循环增加，促进新陈代谢，从而达到缓解不良反应的目的。根据靶向治疗不良反应的类型，可以选择不同的拔罐方法进行治疗。例如，对于腰背部疼痛等局部症状，可以采用局部拔罐方法进行治疗；对于疲劳等全身症状，可以采用全身拔罐方法进行治疗。

(4)推拿按摩：是一种通过手法按摩来缓解靶向治疗不良反应的方法。其治疗原理主要是通过手法按摩，促进血液循环，缓解肌肉紧张，从而达到缓解不良反应的目的。根据靶向治疗不良反应的类型，可以选择不同的推拿按摩方法进行治疗。例如，对于关节僵硬等运动系统不良反应，可以采用按摩推拿方法进行治疗；对于焦虑等情绪问题，可以采用心理按摩方法进行治疗。

(5)艾灸疗法：是一种通过燃烧艾叶对人体特定穴位进行热刺激来缓解靶向治疗不良反应的方法。其治疗原理主要是通过热刺激，温通经络，行气活血，从而达到缓解不良反应的目的。根据靶向治疗不良反应的类型，可以选择不同的艾灸方法进行治疗。例如，对于脾胃不和等消化系统不良反应，可以采用艾灸中脘、足三里等穴位进行治疗；对于失眠等神经系统不良反应，可以采用艾灸神门、肾俞等穴位进行治疗。

(6)中药泡洗：是一种通过将中药煎汤泡洗患处或全身来缓解靶向治疗不良反应的方法。其治疗原理主要是通过中药的渗透作用，促进血液循环，缓解炎症反应，从而达到缓解不良反应的目的。根据靶向治疗不良反应的类型，可以选择不同的中药泡洗方法进行治疗。例如，对于皮肤瘙痒等局部症状，可以使用清热解毒的中药煎汤泡洗患处；对于全身疲劳等全身症状，可以使用益气养血的中药煎汤泡洗全身。

(7)中药熏蒸：是一种通过将中药煎汤熏蒸患处或全身来缓解靶向治疗不良反应的方法。其治疗原理主要是通过中药的渗透作用，促进血液循环，缓解炎症反应，从而达到缓解不良反应的目的。根据靶向治疗不良反应的类型，可以选择不同的中药熏蒸方法进行治疗。例如，对于关节疼痛等局部症状，可以使用祛风湿的中药煎汤熏蒸患处；对于咳嗽等呼吸系统症状，可以使用宣肺止咳的中药煎汤熏蒸全身。

第五节　肿瘤姑息期的中医调养

一、肿瘤姑息治疗

肿瘤姑息期是指恶性肿瘤患者进入肿瘤晚期，无法根治或治愈的阶段。

此时,患者的治疗重点不再是治愈疾病,而是缓解症状,减轻痛苦,提高生活质量。随着目前医疗技术的提升,大家注重的不光是病痛本身,更多地还注重病痛带来的心理、社会及精神等各方面问题的治疗,希望能够给予患者精神支持和对生命本体的尊重,所以姑息治疗并不是试着拖延病患的死亡,更不是加速病患的死亡。对于晚期患者的姑息治疗,主要是通过临床医师、护士、心理学专业人员、营养师等各学科人员之间的相互配合进行。目前姑息治疗的概念已经深入人心,姑息治疗的五大基本原则包括:① 控制疼痛和其他给患者带来痛苦的症状,加入心理和心灵方面的照顾,尽量使患者能主动生活。② 在整个过程中对患者的家属提供支持,使他们能妥善照顾患者,正确处理后事。③ 最大限度地对患者本身起到正面积极的影响,提高其生活品质。④ 姑息治疗应尽早地运用于疾病的早期,与其他治疗综合进行。⑤ 鼓励患者培养强大的心理,将人的生死之事看淡,把生死看作是人生的自然过程。

中医辨证施治是肿瘤姑息治疗的重要手段之一,根据患者的症状、体征和病因,采用个体化的治疗方案,以达到调理身体、缓解症状、延长生存期的目的。

二、肿瘤姑息期的常见症状

肿瘤姑息期患者通常会出现一系列症状,如疼痛、食欲不振、恶心呕吐、乏力等。中医认为,这些症状与气血不和、脏腑功能失调等因素有关,气血不和会导致疼痛的发生和发展,脏腑功能失调则会加重患者的病情。

1. **疼痛**　在肿瘤姑息期,疼痛是常见的症状之一。疼痛可能由肿瘤本身引起,也可能是治疗或疾病进展的结果。为了有效缓解疼痛,医生通常会采用多种方法,包括药物治疗、放疗、化疗等。在处理疼痛时,医护人员会根据患者的具体病情选择最适合的治疗方法。

2. **恶病质**　恶病质是肿瘤患者常见的不良反应之一,主要表现为体重下降、肌肉萎缩、疲劳等。恶病质的发生可能与肿瘤消耗、炎症反应、代谢异常等因素有关。为了预防和应对恶病质的发生、发展,医护人员会指导患者合理饮食、适当运动,并给予营养支持和药物治疗等。

3. **发热**　肿瘤患者经常会出现发热症状,可能是由于肿瘤本身引起,也可能是由于感染或其他并发症所致。医护人员会根据患者的具体情况进行诊断,并采取相应的治疗措施,如抗感染治疗、物理降温等。

4. 疲劳　肿瘤患者的疲劳感通常比较严重,这是由于疾病本身以及治疗过程中所产生的副作用所致。为了缓解疲劳,医护人员会建议患者保持良好的作息时间,适当运动,并给予相应的药物治疗。

5. 失眠　失眠是肿瘤患者常见的不良反应之一,主要表现为睡眠质量差、入睡困难等。为了改善失眠症状,医护人员会建议患者保持良好的睡眠环境,建立规律的作息时间,并给予相应的药物治疗。

6. 情绪低落　肿瘤患者的情绪低落症状比较严重,这是由于疾病本身以及治疗过程中所产生的副作用所致。为了改善情绪低落症状,医护人员会建议患者保持良好的心态,积极面对疾病,并给予相应的心理治疗和支持。

7. 呼吸困难　肿瘤患者出现呼吸困难常常是由于肿瘤压迫气管、支气管或肺部转移所致。为了缓解呼吸困难症状,医护人员会建议患者在医生的指导下进行相应的治疗措施,如吸氧、药物治疗等。

8. 食欲不振　肿瘤患者的食欲不振症状比较常见,这是由于疾病本身以及治疗过程中所产生的副作用所致。为了改善食欲不振症状,医护人员会建议患者保持良好的饮食习惯,增加食物的多样性,并给予相应的药物治疗和支持。

三、肿瘤姑息期的中医辨治

中医学认为"正气内存,邪不可干,邪之所凑,其气必虚"。任何疾病的发病机制都不外乎"内因"和"外因",肿瘤也不例外。外因是毒邪的入侵,聚于脏腑经络;内因是正气不足,情志抑郁,阴阳长期失调,气血运行失常,导致气滞血瘀,痰湿凝聚,郁结壅塞而渐成肿物。肿瘤姑息期的病理特征主要包括恶性肿瘤的生长和扩散。中医认为,肿瘤的生长扩散与气血不和、脏腑功能失调等因素有关。气血不和会导致肿瘤的发生、发展,脏腑功能失调则会加重患者的病情。因此,肿瘤姑息期的基本病理因素可归纳为"虚""痰""瘀""毒",四者相互作用,相互影响。基本病理特征为脏腑亏虚,瘀毒内阻。

正气虚损是肿瘤发生的基础,邪气入侵是肿瘤发生的条件,情志不畅则会影响肿瘤的发展。因此,中医在肿瘤姑息期的治疗注重扶正祛邪、调理情志,以达到缓解症状、延缓病情的作用。整体观念、辨证施治是中医的精髓,必须从整体出发,注意辨证阴阳、气血的盛衰以及脏腑、经络的虚实,注意邪正双方力量的对比,对扶正与祛邪的轻重缓急加以权衡,辨证施治。肿瘤晚期患者往往表现出虚实寒热错杂的情况,如阴虚内热、阳虚寒凝等,中医治疗时需根据患者的具体证型,采取补虚泻实、平调寒热的方法,以达到阴阳平衡。肿瘤晚期患者也常出现脏腑功能受损,如脾胃虚弱、肝肾亏虚等,中医治疗时需针对不同脏腑的亏损情况,采取相应的补益方法,以恢复脏腑功能。肿瘤晚期患者往往还伴有气血瘀滞,从而导致疼痛、肿块等症状,对此中医治疗需采用活血化瘀,行气止痛的方法,以改善气血循环。

肿瘤姑息期癌细胞的生长扩散可能压迫周围组织,影响正常的生理功能,出现各种不同的临床表现,临床常见证型有:① 气阴两虚型:表现为神疲乏力、口干、腹胀纳呆、五心烦热等症,舌红,少苔或无苔,临证可采用黄芪、太子参、麦冬、五味子等中药益气养阴。② 脾肾亏虚型:表现为腰膝酸软、食欲不振、腹泻等症状,舌淡,苔白,脉沉,临证常用党参、白术、山药、附子、菟丝子等中药健脾补肾。③ 气血两虚型:表现为面色苍白、头晕心悸、气短等症状,舌淡,苔薄,脉细,临证常用黄芪、当归、地黄、白芍等中药益气补血。④ 痰瘀互结型:表现为疼痛、肿胀、胸闷、气促等症状,舌紫暗,苔薄,脉滑涩,临证常用半夏、桃仁、红花、川芎等中药化痰活血。

四、肿瘤姑息期的中医调养

1. 饮食调护　在肿瘤姑息期,患者的饮食状况往往直接影响其生命质量和治疗效果。因此,合理的饮食调护显得尤为重要。肿瘤患者往往存在营养不良的风险,饮食上应注意荤素搭配,摄入足够的蛋白质、脂肪、碳水化合物、维生素和矿物质。例如,瘦肉、鱼类、蛋类、新鲜蔬菜和水果等。避免过于油腻、过甜、过咸的食物,这些食物可能会加重患者消化系统和肾脏的负担,不利于病情控制。建议选择清淡易消化的食物,选择蒸、煮、炖等烹饪方式,适量食用富含蛋白质、维生素的食物,如豆类、坚果、菌类等食物富含蛋白质和多种维生素,有助于提高患者的免疫力和抵抗力。

2. 情志调护　情志调护在肿瘤姑息期同样重要。良好的情志状态有助于患者更好地应对疾病,提高治疗效果。保持乐观积极的心态,树立对抗疾病的信心,相信自己能够战胜病魔。这有助于提高患者的生命质量和治疗效果。避免过度紧张、焦虑和恐惧,这些情绪可能会导致患者失眠、食欲不振等不良症状,甚至影响病情。患者可以通过冥想、深呼吸、听音乐等方式进行放松,与家人和朋友分享自己的感受和想法,参加病友交流会等活动,减轻心理压力,并有助于互相鼓励和支持。

3. 起居调护　良好的生活起居习惯对肿瘤姑息期的患者至关重要。良好的睡眠质量有助于患者恢复体力,提高免疫力,建议每日保证7～8小时的睡眠时间,并尽量让作息时间规律化。熬夜和过度疲劳可能会影响患者的免疫系统和病情控制,建议患者每日保持足够的休息时间,避免过度劳累。感冒等感染性疾病可能会加重患者的病情,因此应注意保暖,避免接触感染源,在季节变化时,应及时增减衣物,预防感冒发生。

4. 中医外治　随着医学模式的转变和临床治疗观念的更新,肿瘤姑息期治疗受到越来越多的关注。中医外治法作为肿瘤治疗的重要手段之一,在肿瘤姑息治疗中具有独特优势。以下介绍针灸治疗、推拿按摩、艾灸治疗、中药灌肠、中药离子导入、中药熏蒸、中药敷贴、中药外洗、气功疗法等中医外治方法在肿瘤姑息期治疗中的应用。

(1) 针灸治疗:是利用针刺和艾灸等刺激穴位的方法,调节人体气血阴阳,达到扶正祛邪,缓解症状的目的。在肿瘤姑息期治疗中,针灸可以缓解疼痛、恶心呕吐、乏力等症状,同时能够提高患者的生活质量和生存期。常用的针灸穴位包括足三里、三阴交、合谷等。

(2) 推拿按摩:是通过手法按摩人体特定部位,促进气血流通,达到舒筋活络,缓解疼痛的目的。在肿瘤姑息期治疗中,推拿按摩可以缓解疼痛、失眠、便秘等症状,同时能够改善患者的心理状态和生活质量。常用的推拿按摩手法包括揉法、捏法、推法等。

(3) 艾灸治疗:是利用艾叶制成的艾条刺激穴位的方法,温通经络,驱寒除湿,达到缓解疼痛,提高免疫力的目的。在肿瘤姑息期治疗中,艾灸可以缓解疼痛、乏力、食欲不振等症状,同时能够改善患者的免疫功能和生存期。常用的艾灸穴位包括足三里、神阙、关元等。

(4) 中药灌肠:是利用中药煎煮成汤剂,通过直肠给药,达到清热解毒,软坚散结的目的。在肿瘤姑息期治疗中,中药灌肠可以缓解恶心呕吐、腹泻等症状,同时能够改善患者的生存期和生活质量。常用的中药灌肠方剂包括三承气汤、桃核承气汤等。

(5) 中药离子导入:是利用中药煎煮产生的离子导入人体特定部位,达到舒筋活络,缓解疼痛的目的。在肿瘤姑息期治疗中,中药离子导入可以缓解疼痛、失眠等症状,同时能够改善患者的生存期和生活质量。常用的中药离子导入方剂包括川芎嗪注射液、丹参注射液等。

参考文献

［1］ Wyld L, Audisio RA, Poston GJ. The evolution of cancer surgery and future perspectives[J]. Nat Rev Clin Oncol, 2015, 12(2)：115-124.

［2］ 沈芳,陈国华,钱小毛,等.腹部手术部位感染病原菌分布及耐药性分析[J].中华医院感染学杂志,2015,25(1)：69-71.

［3］ 熊杰,丁佑铭,沈雄山,等.腹部外科感染性疾病致病菌分布的变迁及耐药性分析[J].实用医院临床杂志,2014,11(1)：158-161.

［4］ 汤钊猷.现代肿瘤学[M].3版.上海：复旦大学出版社,2011：565.

［5］ 王绿化,朱广迎.肿瘤放射治疗学[M].2版.北京：人民卫生出版社,2021：3.

［6］ 姜胜攀.中医药防治放疗毒副反应的思路和方法探讨[J].光明中医,2011,26(1)：49-50.

［7］ 张玉智.辨证施护在肺癌放疗患者康复期辅助康复有效性的研究[J].中国中医药现代远程教育,2021,19(22)：172-175.

［8］ 罗定新.化疗相关理论及概念的临床阐释[J].中医临床研究,2010,9(2)：119-122.

［9］ 储真真,陈信义,李宏.对化疗后骨髓抑制的中医临床理论探讨与防治对策[J].中华中医药杂志,2005,20(11)：676-678.

［10］ 詹琼.肿瘤分子靶向治疗药物的应用进展[J].上海医药,2011,32(12)：577-581.

［11］ 徐敬根.肿瘤靶向治疗中常见的副作用表现和应对策略[J].保健文汇,2020(7)：18.

［12］ 黄小玲,林久茂,陈武进.中医药治疗恶性肿瘤靶向药物所致不良反应概述[J].中国民间疗法,2021,29(2)：113-117.

［13］ 李旭,彭绵.姑息治疗在ICU晚期恶性肿瘤患者中的应用价值研究[J].中国现代药物应用,2023,17(1)：177-180.

［14］ 王薇,王红,张凤鸣.对晚期恶性肿瘤患者进行姑息治疗的效果研究[J].中国社区医师,2021,37(29)：55-56.

［15］ 贾文魁,段春鹏,王洪艳,等.中药姑息治疗中晚期肿瘤探讨[J].山西中医,2016,32(3)：1-3.